Hefte zur Unfallheilkunde
Beihefte zur Zeitschrift „Der Unfallchirurg"

Herausgegeben von:
J. Rehn, L. Schweiberer und H. Tscherne

197

H. Tscherne M. L. Nerlich (Hrsg.)

Repositionstechnik bei Frakturen und Luxationen

35. und 36. Hannoversches Unfallseminar

Unter Mitarbeit von
A. Alken F. Barsekow V. Bühren M. Fellinger G. Giebel
B. Hilka H.-G. Höllerhage R. Hoffmann Ch. Josten W. Klaes
C. Krettek R. Laszig R. Letsch P. Lobenhoffer K. Neumann
H.-J. Oestern J. Passler R. Reschauer O. J. Russe D. Schaps
E. Scola W. Seggl N. Südkamp H. Towfigh N. Wuelker und
H. Zwipp

Mit 202 Abbildungen

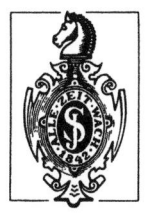

Springer-Verlag
Berlin Heidelberg New York
London Paris Tokyo

Reihenherausgeber

Prof. Dr. Jörg Rehn
Mauracher Straße 15, D-7809 Denzlingen

Prof. Dr. Leonhard Schweiberer
Direktor der Chirurgischen Universitätsklinik München-Innenstadt
Nußbaumstraße 20, D-8000 München 2

Prof. Dr. Harald Tscherne
Medizinische Hochschule, Unfallchirurgische Klinik
Konstanty-Gutschow-Straße 8, D-3000 Hannover 61

Bandherausgeber

Prof. Dr. Harald Tscherne
Priv.-Doz. Dr. Michael L. Nerlich

Medizinische Hochschule, Unfallchirurgische Klinik
Konstanty-Gutschow-Straße 8, D-3000 Hannover 61

ISBN-13: 978-3-540-50096-4   e-ISBN-13: 978-3-642-73941-5
DOI: 10.1007/978-3-642-73941-5

CIP-Kurztitelaufnahme der Deutschen Bibliothek:
Repositionstechnik bei Frakturen und Luxationen/H. Tscherne; M. L. Nerlich (Hrsg.).
Unter Mitarb. von A. Alken ... – Berlin; Heidelberg; New York; London; Paris; Tokyo: Springer, 1988
(Hefte zur Unfallheilkunde; 197)

NE: Tscherne, Harald [Hrsg.]; Alken, A. [Mitverf.]; GT

Dieses Werk ist urheberrechtlich geschützt. Die dadurch begründeten Rechte, insbesondere die der Übersetzung, des Nachdrucks, des Vortrags, der Entnahme von Abbildungen und Tabellen, der Funksendung, der Mikroverfilmung oder der Vervielfältigung auf anderen Wegen und der Speicherung in Datenverarbeitungsanlagen, bleiben, auch bei nur auszugsweiser Verwertung, vorbehalten. Eine Vervielfältigung dieses Werkes oder von Teilen dieses Werkes ist auch im Einzelfall nur in den Grenzen der gesetzlichen Bestimmungen des Urheberrechtsgesetzes der Bundesrepublik Deutschland vom 9. September 1965 in der Fassung vom 24. Juni 1985 zulässig. Sie ist grundsätzlich vergütungspflichtig. Zuwiderhandlungen unterliegen den Strafbestimmungen des Urheberrechtsgesetzes.

© Springer-Verlag Berlin Heidelberg 1988

Die Wiedergabe von Gebrauchsnamen, Handelsnamen, Warenbezeichnungen usw. in diesem Buch berechtigt auch ohne besondere Kennzeichnung nicht zu der Annahme, daß solche Namen im Sinne der Warenzeichen-Gesetzgebung als frei zu betrachten wären und daher von jedermann benutzt werden dürfen.

Produkthaftung: Für Angaben über Dosierungsanweisungen und Applikationsformen kann vom Verlag keine Gewähr übernommen werden. Derartige Angaben müssen vom jeweiligen Anwender im Einzelfall anhand anderer Literaturstellen auf ihre Richtigkeit überprüft werden.

Satz, Druck und Einband: Ernst Kieser GmbH, 8902 Neusäß
2124/3140-543210 – Gedruckt auf säurefreiem Papier

Vorwort

Die Repositionstechnik nimmt eine zentrale Rolle bei der Behandlung von Frakturen und Luxationen ein. Die von *Lorenz Böhler* aufgestellten Grundgesetze der Knochenbruchbehandlung des *Einrichtens*, des ununterbrochenen *Festhaltens* der Bruchstücke und des *Übens* möglichst aller Funktionsabschnitte haben auch heute noch volle Gültigkeit.

Der entscheidende erste Schritt in der Behandlung von Frakturen und Luxationen ist die möglichst schonende Reposition der verschobenen Frakturenden bzw. die Einrichtung luxierter Gelenkanteile.

Die heute allgemein verbreitete operative Frakturbehandlung hat leider häufig die früher üblichen Repositionsmanöver der konservativen Bruchbehandlung zurückgedrängt und manche Tricks in Vergessenheit geraten lassen.

Die frühzeitige geschlossene Reposition z. B. von instabilen Lendenwirbelsäulenverletzungen zur Vermeidung oder Behebung neurologischer Störungen wird häufig aus Unwissenheit und in der Erwartung auf die spätere operative Behandlung unterlassen, obwohl die überall durchführbare rasche Reposition schwerste Dauerschäden vermeiden könnte. Auch wird die korrekte geschlossene Reposition operationspflichtiger Verletzungen primär nicht konsequent genug betrieben, was sich bei Inoperabilität aus anderen Gründen später rächt.

Diese täglichen Eindrücke veranlaßten uns, die Problematik der geschlossenen und offenen Repositionstechniken bei Frakturen und Luxationen systematisch anzugehen. Da die Indikationen zur operativen oder konservativen Frakturenbehandlung im deutschen Sprachraum unterschiedlich gestellt werden, sollte die Darstellung der Repositionstechniken, die von der Indikationsstellung abhängig ist, einheitlich für das gesamte Skelettsystem durch die Hannoversche Unfallchirurgische Schule erfolgen.

Dies wurde im Rahmen der regionalen Fortbildungsveranstaltungen der Unfallchirurgischen Klinik der Medizinischen Hochschule Hannover, im 35. und 36. Unfallseminar erstellt, die Beiträge intensiv diskutiert und vereinheitlicht. Der Schwerpunkt wurde auf die praktische Durchführung der Repositionsmanöver und ihre anschauliche Präsentation gelegt. Basierend auf anatomischen Besonderheiten der einzelnen Körperregionen und auf den biomechanischen Grundlagen der Verletzungsentstehung und der Dislokation der Fragmente durch die Muskelzüge wurden die Möglichkeiten, aber auch die Grenzen der geschlossenen direkten und indirekten Repositionstechniken aufgezeigt. Gesondert dargestellt wurde bei der operativen Behandlung die Indikation zur offenen Reposition und ihre Technik. Besonderer Wert wurde auf die Darstellung von Tricks und Tips gelegt, die nur die tägliche Praxis lehrt und die in der Regel nicht in einem Lehrbuch erscheinen.

In 24 Beiträgen wurde das gesamte Skelettsystem umfassend abgehandelt. Der unterschiedlichen Indikationsstellung bei kindlichen Verletzungen wurde in jedem Beitrag Rechnung getragen. Nach einer Abhandlung über die grundlegenden Prinzipien der Repositionstechnik, der Schmerzausschaltung und den dringlichen Maßnahmen am Unfallort wurden, nach anatomischer Lokalisation gegliedert, die Repositionstechniken bei Verletzungen des

Schädels, der oberen Extremität, der Wirbelsäule, des Beckens und der unteren Extremität dargestellt.

Ohne Anspruch auf Vollständigkeit hoffen wir, daß die nachvollziehbare Darstellung der gedeckten Repositionstechniken, sinnvoll kombiniert mit den offenen Verfahren, ein aktuelles Konzept zur Durchführung der geeigneten Repositionsmethode für jeden bietet, der mit Brüchen und Verrenkungen aller Art konfrontiert wird.

Hannover, im Oktober 1988   H. Tscherne und M. L. Nerlich

Inhaltsverzeichnis

I. Allgemeines 1

Allgemeines zur Technik der geschlossenen und offenen Reposition (V. Bühren) 3
Schmerzausschaltung (A. Alken und D. Schaps) 11
Reposition am Unfallort (B. Hilka) 17

II. Kopf 21

Schädelbrüche (H.-G. Höllerhage) 23
Gesichtsschädel und Unterkiefer (F. Barsekow) 28
Nasenbein (R. Laszig) 31

III. Obere Extremität 35

Klavikula (N. Südkamp) 37
Schulterluxation (R. Hoffmann) 50
Proximaler Oberarm (G. Giebel) 57
Oberarmschaft (M. L. Nerlich) 60
Distaler Oberarm, Ellenbogengelenk und proximaler Unterarm (R. Letsch) 66
Unterarmschaft (N. Wuelker und H. Zwipp) 81
Distaler Radius (H.-J. Oestern) 85
Handwurzelknochen (H. Towfigh) 90
Mittelhand und Finger (W. Klaes) 98

IV. Wirbelsäule 105

Halswirbelsäule (C. Josten) 107
Brust- und Lendenwirbelsäule (O. J. Russe und K. Neumann) 119

V. Becken und Acetabulum 153

Becken und Acetabulum (K. Neumann und O. J. Russe) 155

VI. Untere Extremität 177

Hüftgelenk und proximaler Oberschenkel (R. Hoffmann und M. L. Nerlich) 179
Oberschenkelschaft (C. Krettek) 187
Knie und Tibiakopf (P. Lobenhoffer) 202
Tibia (M. Fellinger, J. Passler und W. Seggl) 213
Oberes Sprunggelenk (H. Zwipp und E. Scola) 221
Fuß (R. Reschauer) 231

Sachverzeichnis 235

Autorenverzeichnis

Alken, A., Dr.; Zentrum Anaesthesiologie, Abt. I, Medizinische Hochschule Hannover, Konstanty-Gutschow-Straße 8, D-3000 Hannover 61

Barsekow, F., Priv.-Doz. Dr.; Niederrheinische Kieferklinik, Johannisstraße 21, D-4100 Duisburg 17

Bühren, V., Dr.; Unfallchirurg. Abteilung der Chirurg. Univ.-Klinik, Oskar Orth-Straße, D-6650 Homburg/Saar

Fellinger, M., Dr.; Chirurg. Univ.-Klinik, Department Unfallchirurgie, Auenbruggerplatz 5, A-8036 Graz

Giebel, G., Priv.-Doz. Dr.; Kolbeweg 37, D-3000 Hannover 51

Hilka, B., Dr.; Zentrum Chirurgie, Medizinische Hochschule Hannover, Konstanty-Gutschow-Straße 8, D-3000 Hannover 61

Höllerhage, H.-G., Priv.-Doz. Dr.; Neurochirurg. Klinik, Medizinische Hochschule Hannover, Konstanty-Gutschow-Straße 8, D-3000 Hannover 61

Hoffmann, R., Dr.; Unfallchirurg. Klinik, Medizinische Hochschule Hannover, Konstanty-Gutschow-Straße 8, D-3000 Hannover 61

Josten, C., Dr.; Chirurg. Univ.-Klinik, BG-Krankenanstalten „Bergmannsheil", Hunscheidtstraße 1, D-4630 Bochum

Klaes, W., Dr.; Abt. für Unfallchirurgie, Chirurg. Klinik, Univ.-Klinikum der GHS Essen, Hufelandstraße 55, D-4300 Essen

Krettek, C., Dr.; Unfallchirurg. Klinik, Medizinische Hochschule Hannover, Konstanty-Gutschow-Straße 8, D-3000 Hannover 61

Laszig, R., Priv.-Doz. Dr.; HNO-Klinik, Medizinische Hochschule Hannover, Konstanty-Gutschow-Straße 8, D-3000 Hannover 61

Letsch, R., Dr.; Abt. für Unfallchirurgie, Chirurg. Klinik, Univ.-Klinikum der GHS Essen, Hufelandstraße 55, D-4300 Essen

Lobenhoffer, P., Dr.; Unfallchirurg. Klinik, Medizinische Hochschule Hannover, Konstanty-Gutschow-Straße 8, D-3000 Hannover 61

Nerlich, M. L., Priv.-Doz. Dr.; Unfallchirurg. Klinik der Medizinischen Hochschule Hannover, Konstanty-Gutschow-Straße 8, D-3000 Hannover 61

Neumann, K., Dr.; Chirurg. Univ.-Klinik, BG-Krankenanstalten „Bergmannsheil", Hunscheidtstraße 1, D-4630 Bochum

Oestern, H.-J., Prof. Dr.; Unfallchirurg. Klinik des Allgemeinen Krankenhauses, Siemensstraße 4, D-3100 Celle

Passler, J., Dr.; Chirurg. Univ.-Klinik, Department Unfallchirurgie, Auenbruggerplatz 5, A-8036 Graz

Reschauer, R., Prof. Dr.; Unfallchirurg. Klinik, Allgemeines Krankenhaus, Krankenhausstraße, A-4020 Linz

Russe, O. J., Dr.; Chirurg. Univ.-Klinik, BG-Krankenanstalten „Bergmannsheil", Hunscheidtstraße 1, D-4630 Bochum

Schaps, D., Prof. Dr.; Zentrum Anaesthesiologie, Abt. I, Medizinische Hochschule Hannover,
Konstanty-Gutschow-Straße 8, D-3000 Hannover 61

Scola, E., Dr.; Unfallchirurg. Klinik, Medizinische Hochschule Hannover, Konstanty-Gutschow-Straße 8, D-3000 Hannover 61

Seggl, W., Dr.; Chirurg. Univ.-Klinik, Department Unfallchirurgie, Auenbruggerplatz 5, A-8036 Graz

Südkamp, N., Dr.; Unfallchirurg. Klinik, Medizinische Hochschule Hannover, Konstanty-Gutschow-Straße 8, D-3000 Hannover 61

Towfigh, H., Priv.-Doz. Dr.; Unfallchirurg. Abteilung, Malteserkrankenhaus St. Josef, Albert-Struck-Straße 1, D-4700 Hamm 4

Wuelker, N., Dr.; Unfallchirurg. Klinik, Medizinische Hochschule Hannover, Konstanty-Gutschow-Straße 8, D-3000 Hannover 61

Zwipp, H., Priv.-Doz. Dr.; Unfallchirurg. Klinik, Medizinische Hochschule Hannover, Konstanty-Gutschow-Straße 8, D-3000 Hannover 61

I. Allgemeines

Allgemeines zur Technik der geschlossenen und offenen Reposition

V. Bühren

Unfallchirurgische Abteilung, Chirurgische Universitätsklinik, D-6650 Homburg/Saar

Stellenwert der Reposition

Wird ein beliebiger Verletzungsablauf als Kreis abgebildet, sollte sich dieser idealerweise mit dem Ausheilungsergebnis zum gesunden Ausgangszustand wieder komplett schließen (Abb. 1). Auch wenn dieses ideale Resultat in der Praxis kaum zu erreichen ist, so bildet doch die Reposition der knöchernen Dislokation einen wichtigen Teilabschnitt des Zirkels auf dem Wege zum bestmöglichen Resultat. Planung und Durchführung des Eingriffs sind dabei untrennbar mit der Analyse der Dislokation und der Festlegung einer geeigneten Stellung, die angestrebt werden soll, verbunden. Mit der Reposition soll ohne oder durch möglichst geringe weitere Traumatisierung eine geeignete Stellung der Gewebe erreicht werden, die sich ausreichend lange und stabil retinieren läßt und zu einem günstigen Funktionsergebnis führt.

Einfluß verschiedener Gewebekomponenten

Die knöcherne Dislokation durch eine Fraktur oder durch Luxation einer gelenkigen Verbindung stellt nicht nur eine Traumatisierung des betroffenen Skelettanteils, sondern auch eine Schädigung der umgebenden Weichteile und begleitenden Leitungsbahnen dar. Diese besitzen beispielsweise als verspannende und stützende Elemente für die Stabilität der Körper-

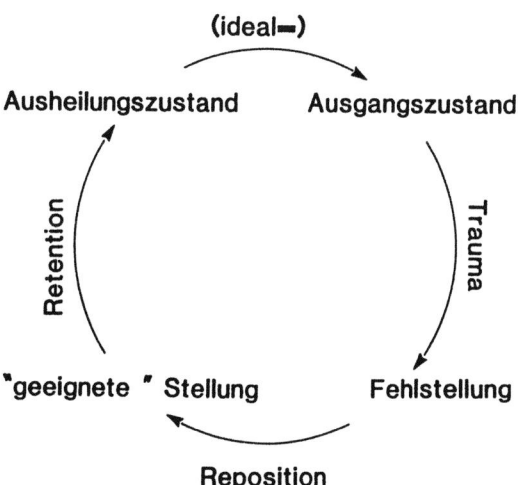

Abb. 1. Ablaufschema zur Frakturbehandlung

abschnitte ebenfalls eine hervorragende Bedeutung. Zu ihrer Rolle speziell für die Repositionstechnik lassen sich 3 Gewebetypen definieren:

- Die überwiegend der Steifigkeit und Druckfestigkeit dienenden Gerüstbausteine – im folgenden „statische Komponente" genannt –, der in erster Linie Knochen und knorpelige Strukturen zuzurechnen sind.
- Eine „plastische Komponente", die verschiedenste stabilisierende Aufgaben, wie beispielsweise die aktive und passive Gurtung, wahrnimmt und die sich durch eine Vielzahl von Gewebearten und -eigenschaften auszeichnet.
- Die Leitungsbahnen der Extremitäten bzw. die Organe im Kopf- und Rumpfbereich, die für die Statik relativ geringe Bedeutung besitzen, aber aufgrund ihres „edlen Charakters" großen Einfluß auf Indikation, Zeitpunkt und gewählte Technik der Reposition haben.

Zur Bedeutung von Zug- und Reibungskräften

An einem vereinfachend schematisierten Frakturmodell lassen sich jene Kräfte veranschaulichen, die prinzipiell bei der Reposition überwunden werden müssen (Abb. 2):

- Die Zugkräfte der sich verkürzenden plastischen Komponente, deren Hauptanteil typischerweise von der Muskulatur gebildet wird.
- Die Reibungskräfte zwischen den Fragmenten der statischen Komponente, die zum einen durch den Anpreßdruck der Weichteile mitbestimmt werden, andererseits aber von der Oberflächenbeschaffenheit und der stattgefundenen Strukturzerstörung abhängig sind.

Eine besondere und gegenläufige Bedeutung haben die genannten Kräfte für die Durchführbarkeit der Reposition bzw. Festigkeit der Retention. Eine glatte Fragmentoberfläche, aber auch eine ausgedehnte Trümmerzone, insbesondere in Verbindung mit einer schwach ausgebildeten plastischen Komponente, erlauben zwar die einfache Reposition, bereiten in

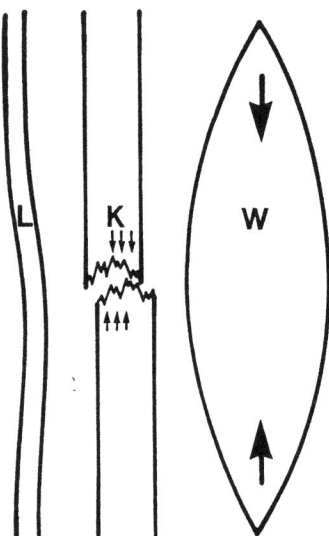

Abb. 2. Kräfte im Frakturmodell: Verkürzung der Weichteile *(W)*, Reibung zwischen den Knochenfragmenten *(K)*; Leitungsbahnen *(L)*

dieser Kombination jedoch erhebliche Schwierigkeiten für die Retention. Umgekehrte Verhältnisse finden sich bei einer guten Paßform der statischen Komponente, wie sie bei knöchern intaktem Gelenk oder gezacktem Frakturlinienverlauf ohne Zertrümmerung vorliegt. Vor allem in Verbindung mit einem kräftigen Weichteilzug wird die Festigkeit weiter erhöht. Diese Kombination verspricht zwar eine stabile Retention, erschwert jedoch die Reposition und behindert sie im Extremfall bis zur sog. Verhakung (Abb. 3 und 4).

Zur Bedeutung der Weichteilphysiologie

Wichtige Hinweise zur Repositionstechnik liefert die Analyse der physiologischen Eigenschaften der plastischen Komponente. Beispielhaft seien hier wegen ihrer überragenden Bedeutung für den klinischen Alltag relevante Merkmale der Muskulatur aufgeführt:

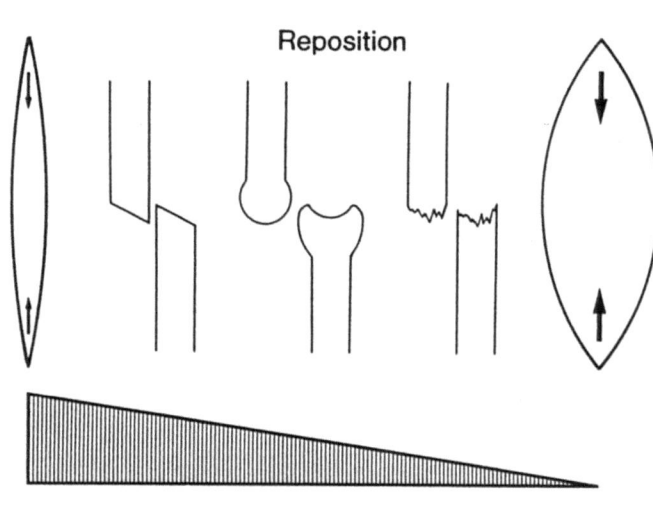

Abb. 3. Gute Repositionsbedingungen: Geringer Weichteilzug, glatte Fragmentkontaktflächen

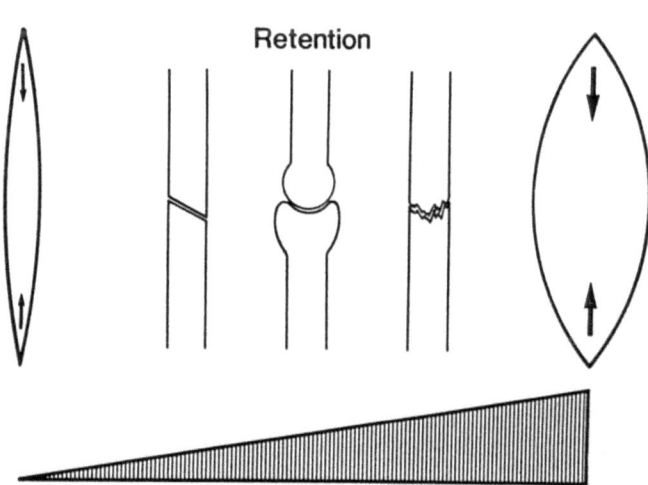

Abb. 4. Gute Retentionsbedingungen: Verhakende Fragmentoberflächen, ausgeprägter Weichteilzug

- Das Spannungsverhalten der Muskulatur nimmt bei Aufzeichnung einer Kraft-Dehnungs-Kurve einen exponentiellen Verlauf. Eine ideale Feder würde dem Hooke-Gesetz entsprechend einen linearen Anstieg zeigen. Das bedeutet, daß unabhängig vom Spannungszustand jeweils eine bestimmte Zugkraft eine entsprechende konstante Vergrößerung der Auslenkung bewirkt. Demgegenüber erfolgt der Kurvenanstieg bei der Muskulatur exponentiell. Mit zunehmender Vorspannung muß eine immer höhere Kraft aufgewendet werden, um den Muskel um eine weitere konstante Wegstrecke zu dehnen. Die klinische Bedeutung liegt in der günstigen Lagerung einer Extremität zur Reposition. In der Entlastungsstellung der Gelenke – beispielsweise Spitzfuß- und Kniebeugung für den M. gastrocnemius – gelingt der Längenausgleich wesentlich einfacher als bei erheblicher muskulärer Vorspannung – im Beispiel bei Kniestreckung und Dorsalflexion des Fußes.
- Das Leistungsvermögen des Muskels zeigt einen ähnlichen logarithmischen Kurvenverlauf mit einer starken Zeitabhängigkeit im Arbeitsdiagramm. Schon nach einigen Minuten statischer Arbeit kann die Muskulatur nur noch 15% der anfänglichen Haltekraft aufbringen. Umgekehrt wird die maximal mögliche Anspannung nur für Sekunden erbracht. Als klinische Konsequenz folgt, daß ein langdauernder, konstanter Zug den Muskel wesentlich effektiver dehnt als ein kurz dauerndes, mit großer Kraft durchzuführendes Manöver.
- Die komplexe nervale Steuerung der Muskulatur mit hierarchisch angeordneten Efferenzen und Afferenzen erlaubt eine medikamentöse Beeinflussung der Spannung auf den verschiedensten Ebenen. Die Möglichkeiten reichen von der kortikalen Dämpfung bis zur Lähmung der motorischen Endplatte. Über die beatmungsabhängigen Narkoseverfahren hinaus bietet sich dem Chirurgen damit ein ganzes Spektrum klinisch zur Reposition anwendbarer Anästhesiemethoden.

Prinzipien der Zug-, Gegenzug- und Seitdrucktechnik

Das wohl bekannteste Schlagwort zur eigentlichen Repositionstechnik wird durch den Begriff „Zug und Gegenzug" gebildet. Diesem sollte das Adjektiv „gerichtet" beigegeben werden. Durch den Zug des distalen Fragmentes in jene Richtung, in die das proximale weist, wird die dislozierende Kraft der plastischen Komponente neutralisiert. Nach entsprechender Peilung werden gleichzeitig Achsen- sowie Drehabweichungen korrigiert. Nach erfolgtem Längenausgleich wird durch direkten Druck die seitliche Fehlstellung beseitigt, bei ausgeprägtem Weichteilmantel tritt ein selbstreponierender Effekt der Muskulatur hinzu (Abb. 5).

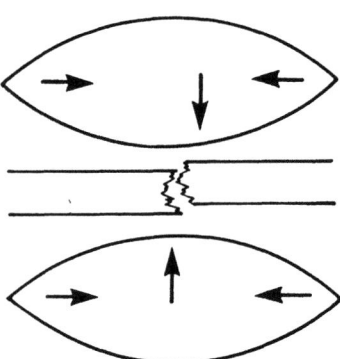

Abb. 5. Selbstreponierender Effekt einer Schaftfraktur bei ausgeprägtem Weichteilmantel

Diese Technik eignet sich prinzipiell für die Mehrzahl der Frakturen und Luxationen vorzugsweise an den Extremitäten. Bei offenem Vorgehen kann durch direkten Seitdruck auf den Röhrenknochen eine anatomische Stellung erreicht werden. Spongiöse Einstauchungen in Gelenknähe sind mit dieser Methode nur dann zu heben, wenn der Zug über Bandstrukturen eingeleitet werden kann. Ein starker Weichteilmantel erfordert oft trotz Muskelrelaxierung ein so kräftiges Handling, daß zum Zweck einer Feindosierung auf Hebeltechniken zurückgegriffen wird.

Prinzipien der Hebeltechnik

Nach dem physikalischen Gesetz von „Kraft · Kraftarm = Last · Lastarm" lassen sich die Zugkräfte der plastischen Komponente unter Inkaufnahme eines langen Arbeitswegs mit jedoch nur geringem Kraftaufwand überwinden. Die Wirkung des Hebels ist um so größer, je näher der Stützpunkt an der Dislokation zu liegen kommt, da so der Kraftarm unter gleichzeitiger Verkürzung des Lastarms verlängert wird. Idealerweise liegt der Angriffspunkt direkt in der Fraktur. Es muß jedoch bedacht werden, daß bei solch extremer Ausnutzung der Hebelgesetze im Stützpunkt außerordentlich hohe Druckkräfte in das Gewebe eingeleitet werden.

Auch die verschiedenen als Repositionshilfe entwickelten Instrumente arbeiten nach den Hebelgesetzen und ermöglichen so bei geringem Kraftaufwand eine effektive Reposition. In der einfachsten Form arbeiten sie nach dem sog. Brecheisenprinzip, so der in den Frakturspalt eingeführte Hohmann-Hebel, der seinen Stützpunkt direkt am Knochen nimmt. Weiterentwickelte Instrumente besitzen einen in der eigenen Konstruktion integrierten Angriffspunkt. Dieser ist beispielsweise bei den diversen Repositionszangen im Schloß lokalisiert.

Zug- versus Hebeltechnik am Beispiel einer Schaftfraktur

Schon Lorenz Böhler hat in seinem Standardwerk der Knochenbruchbehandlung die Repositionstechnik unter Verwendung des Längszugs derjenigen unter Zuhilfenahme einer Hebel-Kipp-Methode am Beispiel einer Fraktur eines langen Röhrenknochens gegenübergestellt [1]. In Abb. 6 wird vereinfacht die Fraktur nach Korrektur der Verkürzung und der Achsen gezeigt. Durch Seitdruck muß lediglich noch die Seitverschiebung ausgeglichen

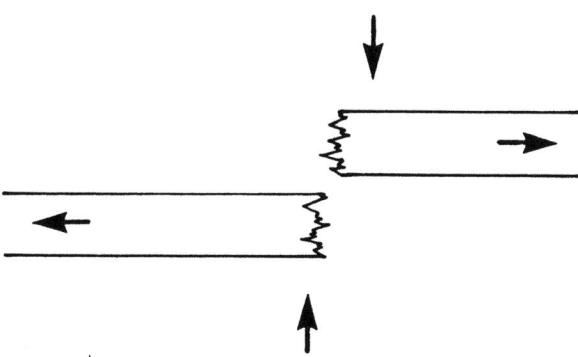

Abb. 6. Reposition durch gerichteten Zug und Gegenzug mit Seitdruck nach Längenausgleich

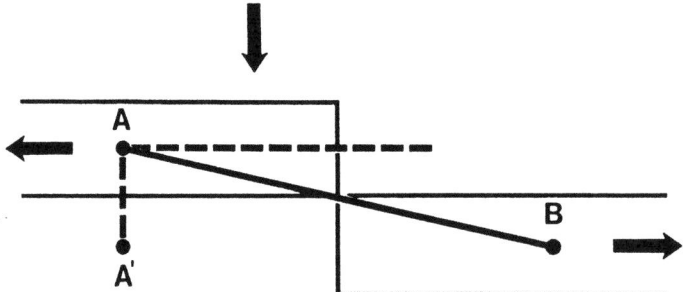

Abb. 7. Wegkurve bei Zugtechnik. (Erläuterung s. Text)

werden. In Abb. 7 werden die gleichen Verhältnisse noch stärker schematisiert gezeigt. Zusätzlich wurde eine gewebige Verbindung beider Fragmente mit den als *A* bzw. *B* benannten Ansatzpunkten eingezeichnet. Die gestrichelte Linie gibt die Wegkurve des Weichteilansatzes *A* während des Repositionsmanövers bis zur Endstellung *A'* an. In Abb. 8 ist nun die gleiche Kurve *gepunktet* für eine Reposition eingetragen, die Böhler in seinem Vorschlag als Kippmethode bezeichnet. Dabei wird das distale Fragment zunächst weiter bis in eine Lotrechtstellung zum proximalen disloziert. Anschließend werden die korrespondierenden Kortikalisenden aufeinandergestellt und das distale Fragment wird gewissermaßen in das proximale hineingekippt.

Böhler beschreibt diese zweite Methode als die für die Weichteile schonendere, da diese weniger unter Zug gerieten. Für die vorliegende Konstruktion trifft dies jedoch nicht zu, wie sich durch Übereinanderprojektion der beiden Wegkurven zeigen läßt (Abb. 9). Unstrittig ist jedoch die Tatsache, daß die Reposition nach der Kippmethode leichter fällt, was aus der konsequenten Anwendung der Hebelgesetze in einer idealen Konstellation resultiert. Das gesamte distale Fragment bildet den Kraftarm, der Stützpunkt liegt maximal günstig direkt in der Fraktur. Als Nachteil darf jedoch die sehr hohe Druckbelastung im Hebelangriffspunkt *C* nicht übersehen werden, die dort zu einer Strukturzerstörung führen kann (Abb. 8).

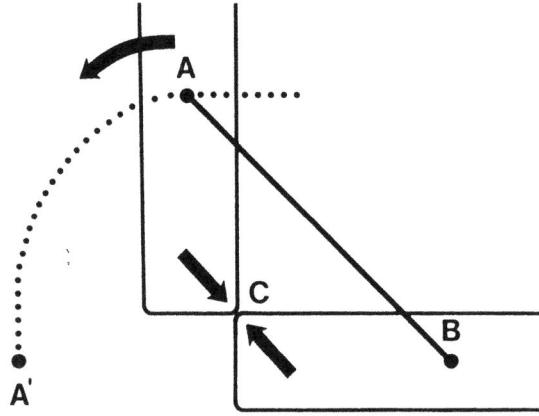

Abb. 8. Wegkurve bei Kipptechnik. (Erläuterung s. Text)

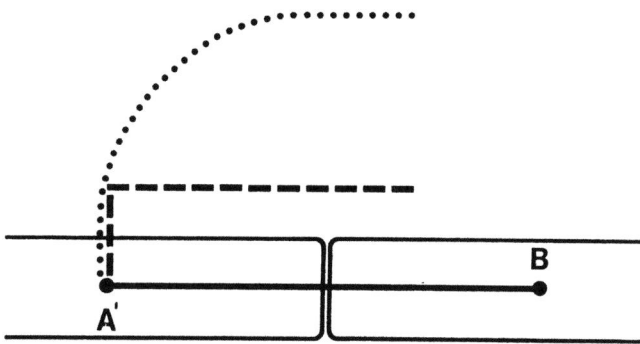

Abb. 9. Aufeinanderprojektion der Wegkurven aus Abb. 7 und 8. (Erläuterungen s. Text)

Zug- und Hebeltechniken in der klinischen Anwendung

Für eine Vielzahl klinischer Indikationen existieren alternative Vorschläge zur Repositionstechnik. Häufig steht dabei eine reine Zug- zu einer Hebeltechnik in Konkurrenz. Bei der typischen Radiusfraktur wird bei der hebelnden Reposition ein Holzbänkchen als Hypomochlion zur Druckeinleitung benutzt. Das Zugverfahren findet beispielsweise als längerdauernde Extension mit Mädchenfängern Anwendung, wobei die Restdislokation durch direkten Druck beseitigt wird. Eine Reihe von teilweise kombinierten Verfahren wurden für die Schulterluxation angegeben. So verbindet die Methode nach Hippokrates den Längenausgleich durch Zug mit einer Hebeltechnik, die den Fuß des Arztes als Hypomochlion benutzt. Einige geschlossene Verfahren setzen teilerhaltende Strukturen bei knöcherner Verletzung voraus, die der Druckaufnahme bei hebelnder Kraft standhalten können. So ist eine intakte Hinterkante die Voraussetzung für die Aufrichtung des Wirbelkörpers im Durchhang.

Beim offenen Vorgehen werden häufig Instrumente als Repositionshilfe eingesetzt. Besonders elegant arbeiten dabei die sog. Outriggerwerkzeuge, da sie die Kraft schonend frakturfern einleiten und beispielsweise über Spindelgetriebe fein zu dosieren sind. In den geschädigten Bezirk selbst wird dann idealerweise nur eine Zugbelastung übertragen. Eine ähnliche Arbeitsweise ist auch als gedecktes Verfahren beispielsweise über perkutan eingebrachte Steinmann-Nägel möglich.

Zusammenfassung

Auch die moderne Repositionstechnik bedient sich altbekannter mechanischer Prinzipien. Die Einrichtung gelingt nur dann möglichst schonend, wenn Handhabung und Instrumentation bei ausgewogener Indikation unter Berücksichtigung von Weichteilanatomie und -physiologie durchgeführt werden. Die eingeleiteten hohen Kräfte erfordern insbesondere beim Einsatz der Hebeltechnik eine gründliche Kenntnis der Pathomechanik, um keine weiteren Schäden im verletzten Gewebe zu setzen. Nach genauer Analyse der Dislokation ist die Reposition mit Erreichen einer geeigneten Stellung anzustreben, die nicht mit der anatomischen identisch sein muß. Sie muß sich vielmehr ausreichend lange retinieren lassen und soll zum möglichst günstigen Funktionsergebnis führen.

Literatur

1. Böhler L (1977) Die Technik der Knochenbruchbehandlung, Bd I, 17. Auflage. Maudrich, Wien München Bern

Schmerzausschaltung

A. Alken und D. Schaps

Zentrum Anaesthesiologie, Abt. I, Medizinische Hochschule Hannover, Konstanty-Gutschow-Str. 8, D-3000 Hannover 61

Von der ersten Schmerzausschaltung bei einem chirurgischen Eingriff wird uns schon im Alten Testament, 1. Buch Mose, Kap. 2, Vers 21, berichtet: „Da ließ Gott der Herr einen tiefen Schlaf fallen auf den Menschen und er entschlief, und nahm seiner Rippen eine und schloß die Stätte zu mit Fleisch."

Adam hat Narkose und Operation blendend überstanden, obwohl seine Thoraxübersicht schlimm hätte aussehen können. Danach wurde es schwieriger:

Heute muß ein Anästhesist wenigstens 30 Finger haben, denn entgegen der landläufigen Meinung gibt es keine großen und kleinen Narkosen oder Räusche, sondern nur gute und schlechte Anästhesien.

Gleichgültig, für welches Anästhesieverfahren man sich entscheidet, muß immer eine ausführliche Anamnese – insbesondere das kardiopulmonale System, das ZNS, Leber- und Nierenfunktion und das Gerinnungssystem betreffend – erhoben werden. Wichtig ist herauszufinden, ob eine chronische oder akute Einnahme von Medikamenten erfolgt ist, wie z. B. Beruhigungs- oder Herz-Kreislaufmittel, aber auch Mittel gegen Stoffwechselerkrankungen. Eine körperliche Untersuchung, zumindest eine Auskultation, ist unabdingbar. EKG, eine Röntgenaufnahme des Thorax und der Kaliumwert im Serum sollten nicht außer acht gelassen werden. Auch hier bestätigen Ausnahmen die Regel: Ein 15jähriger Fußballspieler muß nicht unbedingt zum Belastungs-EKG. Konsiliaruntersuchungen sollten ihre Berücksichtigung finden, obwohl vor einer internistischen Narkoseempfehlung dringend gewarnt werden muß.

Aus diesem Gesamtbild ergibt sich die Einteilung der Patienten in eine bestimmte Risikogruppe.

Grundsätzlich kann man jedoch sagen, daß Eingriffe im Bereich des Kopfes und des Halses sowie im Thoraxbereich als Domäne der Allgemein- bzw. Intubationsnarkose angesehen werden. Die Regionalanästhesie wird schwerpunktmäßig bei Eingriffen an den Extremitäten eingesetzt.

Gesichtsschädeltraumen

Bei schweren Gesichtsschädeltraumen besteht die Gefahr, daß die Atemwege durch starke Blutungen, herausgebrochene Zähne oder instabile Frakturen verlegt werden, insbesondere, wenn der Patient bewußtlos ist. Deshalb sollten Gesichtsschädeltraumen primär orotracheal intubiert werden, wozu sich beim wachen Patienten kurzfristig wirkende Relaxantien und Narkosemittel anbieten [3, 9].

Nasenbeinfrakturen

Nasenbeinfrakturen können i. allg. bei frischen Brüchen durch Infiltrationen des Frakturhämatoms mit Lokalanästhetika für das Repositionsmanöver ausreichend schmerzfrei gemacht werden [5].

Die rasche Verteilung des Anästhetikums im Frakturhämatom führt zu beschleunigter Resorption. Deshalb ist die Anwendung kleinstmöglicher Konzentrationen mit Adrenalinzusatz angezeigt, z. B. 2 – 3 ml einer 1%igen Xylocainlösung mit Adrenalin.

Schwere Nasenbeinfrakturen, die mit massiver Blutung einhergehen, sollten in Intubationsnarkose reponiert werden [2].

Oberkieferfrakturen

Oberkieferfrakturen gehen fast immer mit einer Nasenblutung einher. Bei 25% der Patienten besteht eine Nasenliquorfistel. Wird der Oberkiefer gegen die Pharynxhinterwand gedrückt, kann die Atmung behindert werden, so daß bis zur orotrachealen Intubation das Freihalten der Atemwege mittels des Esmarch-Handgriffs angezeigt ist.

Unterkieferfrakturen

Für die operative Versorgung von Unterkieferfrakturen ist eine nasotracheale Intubation in Vollnarkose erforderlich. Besteht eine orale Blutung, so daß Intubationsschwierigkeiten zu erwarten sind, sollte der Patient im Wachzustand unter Sedierung intubiert werden. Bei Patienten mit Mittelgesichtsverletzungen und Kieferklemme ist eine elektive Tracheotomie in Lokalanästhesie angezeigt.

Schlüsselbeinfrakturen und Schulterluxationen

Bei Schlüsselbeinfrakturen und Schulterluxationen sind Analgesie und Muskelrelaxation unabdingbare Voraussetzung zur Reposition. Hier bieten sich 2 unterschiedliche Anästhesieverfahren an: Einmal die Interskalenusblockade nach Winnie [10], und zum anderen die Allgemeinanästhesie.

Das Winnie-Verfahren ist insofern bei Operationen und Manipulationen im Bereich des Schultergelenkes und des Schlüsselbeines indiziert, als der Plexus cervicalis schon im Bereich C_3 bei Verwendung hoher Volumina des Lokalanästhetikums mit erfaßt wird. Ansonsten liegt der Schwerpunkt bei C_4-Th_1 im Schulterbereich.

Die Einstichstelle liegt im Bereich der interskalinären Furche in Höhe des Krikoids; die Kanüle zielt auf den Querfortsatz von C_6.

Als Dosierung werden 20 – 40 ml eines Lokalanästhetikums verwendet, wobei die Wahl des Mittels von untergeordneter Bedeutung ist, entscheidend ist die Trefferquote, die bei 90 – 95% liegt.

Als Komplikationen sind die intraarterielle Injektion zu nennen, die insbesondere die A. vertebralis betrifft, die Diffusion des Lokalanästhetikums durch die Wand der A. vertebralis, die subarachnoidale Injektion, die zur totalen Spinalanästhesie führt, und die peridurale Injektion, die einer hohen Periduralanästhesie gleichkommt.

An Nebenwirkungen kann es durch Blockade des Ganglion stellatum zum Horner-Syndrom kommen. Die Blockade des N. phrenicus bewirkt eine einseitige Zwerchfellähmung, und eine einseitige Recurrensparese führt zu Heiserkeit. Durch hohe Volumina kann es zur Einengung des Lumens der A. carotis kommen, was bei vorbestehender Stenose zu Komplikationen (Schlaganfall) führen kann.

Über die Allgemeinanästhesie wollen wir uns hier nicht weiter verbreiten. Sie richtet sich vorwiegend nach der Manipulationsbereitschaft der Chirurgen und kann entweder als Masken-, oder aber als Intubationsnarkose, z. B. mit Hilfe von Barbituraten und kurzwirksamen Muskelrelaxanzien, durchgeführt werden.

Oberarmfrakturen

Für die Oberarmfrakturen bieten sich drei Anästhesieverfahren an:
- die interskalenäre Blockade nach Winnie (s. o.),
- die supraklavikuläre Blockade des Plexus brachialis nach Kulenkampff [7] und
- die Masken- oder Intubationsnarkose.

Der Plexus brachialis wird im supraklavikulären Bereich an der Kreuzungsstelle der 1. Rippe aufgesucht.

Ganz große Könner behaupten, alle 3 Fascikel einzeln aufsuchen zu können. Im allgemeinen genügt jedoch eine entsprechende Menge des Anästhetikums, um den gesamten Plexus auszuschalten. In vereinzelten Fällen kann allerdings der Musculocutaneus so hoch abgehen, daß er nicht mit erfaßt wird.

Die Dosierung richtet sich nach dem Körpergewicht, wobei der Wahl des Anästhetikums wiederum keine entscheidende Bedeutung zukommt.

Hier in Hannover bevorzugen wir eine 1,5%ige Xylocainlösung.

An Komplikationen ist an erster Stelle der Pneumothorax zu nennen, wobei bei Kindern die Gefahr durch die noch hochgezogene Pleurakuppe besonders groß ist. Plexusläsionen können sehr hartnäckig sein.

Hohe Spinal- oder Periduralanästhesien erfordern schon ein „großes Können", und Hämatombildungen führen *nicht* selten zu Komplikationen.

Beim supraklavikulären Plexus ist man froh, wenn man die A. subclavia anpunktiert, denn genau lateral davon liegt der Plexus.

An Nebenwirkungen sind wieder das Horner-Syndrom, die Phrenicus- und die Recurrensparese zu nennen.

Als spezielle Kontraindikation gelten die mangelhafte Kooperation des Patienten, kontralaterale Phrenicus- oder Recurrensparesen und der kontralaterale Pneumothorax, auf den besonders bei ambulanten Patienten zu achten ist. Dazu zählen außerdem Lungenerkrankungen wegen der Gefahr von Pneumothorax und/oder der Phrenicusparese sowie die kontralaterale Lobektomie oder die Pneumektomie und Gerinnungsstörungen jeglicher Genese.

Frakturen und Luxationen im Unterarmbereich

Bei Frakturen und Luxationen im Unterarmbereich vom Ellbogen abwärts können grundsätzlich alle Formen der Plexusanästhesie (intraskalenär, supraklavikulär oder axillär) angewandt werden, selbstverständlich auch die Allgemeinnarkose oder aber die i. v.-Regionalanästhesie. Aufgrund der bereits angezeigten Komplikationen sollte hier jedoch der axillären Plexusblockade der Vorzug gegeben werden, die ein fast komplikationsloses Verfahren ist [4, 6]. Zu beachten ist, daß der Musculocutaneus den Plexus sehr hoch verläßt und daher für die Anästhesie am schwierigsten – wenn überhaupt – zu erreichen ist.

Die Punktionstechnik ist ebenfalls verhältnismäßig einfach, die Analgesie mit 30 – 40 ml Lokalanästhetikum sicher zu erreichen. Eine in unserem Haus entwickelte Methode ist der axilläre Plexuskatheter [8], der sich auch hervorragend zur postoperativen Schmerzausschaltung eignet.

Bei der i. v.-Regionalanästhesie [1] werden nach Auswickeln des Armes und Anlegen einer Blutleere 40 – 60 ml eines Lokalanästhetikums injiziert, so daß es zu einer kompletten Anästhesie distal der Druckmanschette kommt. Die Problematik dieser Methode liegt darin, daß nach Öffnen der Blutleere das Lokalanästhetikum schlagartig in den Kreislauf gelangt. Intermittierendes Öffnen der Manschette bringt nur geringe Abhilfe. Deshalb stellen insbesondere kreislaufgefährdete Patienten und vagotone Reaktionslagen eine absolute Kontraindikation dar.

Die periphere Blockade von Radialis, Medianus und Ulnaris bietet jedem Chirurgen ein breites Betätigungsfeld, denn es muß ja nicht immer die Vollnarkose sein.

Bei *Hüftluxationen* und *Beckenfrakturen* sind Analgesie und Muskelrelaxation unabdingbare Voraussetzung zur Reposition. Hier bietet sich die Allgemeinanästhesie an, die entweder als Masken- oder als Intubations-Narkose mit Hilfe von Barbituraten und kurzwirksamen Muskelrelaxanzien durchgeführt werden kann.

Neben der Allgemeinanästhesie kommen bei *Schenkelhals-* und *Oberschenkelfrakturen* 2 weitere Anästhesie-Verfahren in Frage:

- die Spinalanästhesie,
- die Periduralanästhesie.

Die Entscheidung zur *Spinalanästhesie* hängt von zahlreichen Faktoren ab. Die wichtigsten sind:

- Zustand des Patienten,
- Art und Dauer der Operation,
- Möglichkeit der postoperativen Nachsorge.

Grundsätzlich darf jedoch nicht nach einem starren Schema vorgegangen werden; auch sollte beachtet werden, daß es zwingende Indikationen für eine Spinalanästhesie nicht gibt.

Als *Kontraindikationen* gelten:

- Störungen der Blutgerinnung,
- Sepsis wegen Gefahr einer septischen Meningitis,
- Hypovolämie oder Schock,

- spezifische kardiovaskuläre Erkrankungen, wie koronare Herzkrankheiten, schwere angeborene Herzfehler, Herzklappenfehler, zerebrale Arteriosklerose, Hypertonus, Hypotonus.

Relative Kontraindikationen sind schwere Deformationen der Wirbelsäule, schwere Kopf- oder Rückenschmerzen in der Vorgeschichte, Arthritis, Osteoporose, Bandscheibenprolaps sowie Wirbelsäulenmetastasen.

Die *Technik* ist ziemlich einfach und die erzielte Anästhesie hervorragend.

Der Subarachnoidalraum wird mit einer 22- oder 25-G-Spinalnadel in der lumbalen Region, gewöhnlich L_3/L_4, punktiert. Es sollten möglichst Spinalnadeln von kleinem Durchmesser verwendet werden, um die Häufigkeit von postspinalen Kopfschmerzen zu vermindern.

Die Dauer der Anästhesie hängt von der Art des verwendeten Lokalanästhetikums ab.

Für Eingriffe und Manipulationen an Hüfte und Oberschenkel eignet sich 0,5% Bupivacain (2 – 3 ml isobare Lösung).

Die folgenden Komplikationen können auftreten:

- Ein Blutdruckabfall durch die Blockade der präganglionären Sympathikusfasern tritt meist früh, innerhalb der ersten Minuten nach Injektion des Lokalanästhetikums, auf und geht gewöhnlich mit einer Bradykardie einher. Deshalb sollte vor der Spinalanästhesie immer eine weitlumige Kanüle gelegt und eine Infusion angelegt werden.

Ein stärkerer Blutdruckabfall muß sofort behandelt werden: kopftiefe Lage, Volumenzufuhr, Atropin bei Bradykardie und evtl. Vasopressoren.
- Totale Spinalanästhesie,
- Störungen der Blasenfunktion,
- Kopfschmerzen,
- Rückenschmerzen,
- neurologische Komplikationen.

Die Vorteile einer einseitigen Spinalanästhesie sind eher theoretischer Natur, weil das Verfahren in der Praxis schwer durchführbar ist.

Die *Periduralanästhesie* ist technisch schwieriger durchzuführen als die Spinalanästhesie; die Anästhesietiefe ist weniger ausgeprägt, auch sind Sensorik und Motorik nicht in gleicher Intensität betroffen. Schließlich ist die Anästhesieausbreitung weniger gut vorherseh- und steuerbar und verläuft nicht selten mehr segmentär.

Das Auffinden des Periduralraumes ist der schwierigste Teil der Periduralanästhesie. Wir bevorzugen die Wiederstandsverlusttechnik und den medianen Zugang. Die Punktion erfolgt im lumbalen Bereich L_3/L_4. Als Lokalanästhetikum werden in unserer Klinik Bupivacain mit und ohne CO_2 in 0,5% – 0,75%iger Lösung und 2%iges Xylonest angewandt.

Komplikationen sind Blutdruckabfall, subarachnoidale Injektion des Lokalanästhetikums mit totaler Spinalanästhesie, Blasenfunktionsstörungen, Kopfschmerzen, epidurales Hämatom und Traumatisierung einer Nervenwurzel.

Bei *Frakturen im Bereich des Knies* kann außer der Allgemeinanästhesie die Spinal- und Periduralanästhesie und die Blockade des N. femoralis angewandt werden.

Bei dieser Technik wird der N. femoralis ($L_2 - L_4$) unmittelbar unterhalb des Leistenbandes geblockt.

Als Komplikation kann die versehentliche Injektion des Lokalanästhetikums in die A. femoralis auftreten.

Bei *Unterschenkelfrakturen* können alle genannten Anästhesieverfahren angewandt werden.

Bei *Sprunggelenk-* und *Fußfrakturen* bieten sich 5 Anästhesieverfahren an:

- Allgemeinanästhesie,
- Periduralanästhesie,
- Spinalanästhesie,
- Blockade des N. tibialis posterior, N. suralis, N. peronaeus superficialis, N. saphenus und N. tibialis anterior,
- regionale i. v.-Anästhesie.

Literatur

1. Atkinson DI (1969) The mode of action of intravenous regional anesthetics. Acta Anaesthesiol Scand [Suppl 3]: 131 – 134
2. Becker W, Naumann CH, Pfaltz CR (1983) Hals-Nasen-Ohren-Heilkunde. Thieme, Stuttgart
3. Coplans MP, Green RA (1983) Anaesthesia and sedation in dentistry. Elsevier, Amsterdam (Monographs on anesthesiology, vol 12)
4. De Jong RH (1961) Axillary block of the brachial plexus. Anesthesiology 22: 215 – 215
5. Denecke HJ, Ey W (Hrsg) (1984) Die Operation an der Nase und im Nasopharynx. Allgemeine und spezielle Operationslehre, Bd V/1. Thieme, Stuttgart
6. Eriksson E (1969) Illustrated handbook in local anesthesia. Sorense, Copenhagen
7. Kulenkampff D (1912) Die Anaesthesierung des Plexus brachialis. Beitr Klin Chir 79: 550
8. Mehler D, Otten B (1983) Ein neues Katheterset zur kontinuierlichen axillären Plexusanästhesie. Regionalanästhesie 6: 43 – 46
9. Steiner RB, Thompson RD (1977) Oral surgery and anaesthesia. Saunders, Philadelphia
10. Winnie AD (1970) Interscalene brachial plexus block. Anesth Analg 49: 455 – 550

Reposition am Unfallort

B. Hilka

Med. Hochschule, Zentrum Chirurgie, Konstanty-Gutschow-Str. 8, D-3000 Hannover 61

Die Reposition von Frakturen und Luxationen am Unfallort muß heute zum Standard der Primärversorgung gehören. Diese erste Behandlungsmaßnahme hat die Ziele, Sekundärschäden durch Dekompression der Weichteile zu verhindern und die Schmerzen des Verletzten zu verringern. Dies gilt uneingeschränkt auch für offene Frakturen, bei denen die Infektrate höher ist, wenn sie nicht reponiert und lokal regelgerecht versorgt wurden [3].

Grundsätzliches

Die Versorgung der Extremitätenverletzung ist Bestandteil eines Behandlungskonzepts, das der Sicherung der Vitalfunktionen und einer suffizienten Schocktherapie absoluten Vorrang einräumt [1]. Vor Repositions- und Lagerungsmaßnahmen wird i. v. ein rasch wirkendes Analgetikum gegeben, bei instabilen Frakturen und bewußtlosen Patienten kann darauf evtl. verzichtet werden.

Die ersten Behandlungsmaßnahmen erfolgen dort, wo der Verletzte aufgefunden wird. Die Reposition soll bei deutlicher Fehlstellung und sicheren Frakturzeichen vorgenommen werden [2]. Ziel der Reposition kann nicht die exakt anatomische Einrichtung der Fragmente, sondern nur die Wiederherstellung der Gliedmaßenachse sein. Die Reposition erfolgt immer synchron mit der Wundversorgung und Schienung, daher muß das notwendige Material bereitliegen. Bei den meist verwendeten Luftkammerschienen greift der reponierende Helfer zuerst durch die distale Öffnung der Schiene, faßt dann die verletzte Gliedmaßen und reponiert unter kräftigem Zug nach dem Prinzip von axialem Längszug und Gegenzug. Die Zugrichtung orientiert sich am proximalen Fragment und führt dann in die Neutralstellung über. Die Kleidung ist beim Vorliegen von Wunden und bei Verdacht auf Begleitverletzungen zu entfernen, die Schuhe sollen immer ausgezogen werden. Offene Frakturen werden unter Halten der Reposition mit Kompressen von grobem Schmutz gesäubert, die Wunde mit Jod-Alkohol-Lösung desinfiziert und steril verbunden. Dann wird die Schienung vervollständigt. Luftkammerschienen sollen soweit mit Luft gefüllt sein, daß der senkrecht auf die Luftkammer gedrückte Finger leicht die Oberfläche der Extremität fühlen kann.

Die Schienung soll dem Prinzip folgen, die der Fraktur benachbarten Gelenke mit ruhigzustellen. Bei proximalen Humerus- und Femurfrakturen ist dies nur durch Verlängerung der Schiene und Fixierung am Rumpf, z. B. durch zusammengerollte Tücher, möglich.

Nicht durchgeführt werden sollen Repositionsmanöver bei proximalen Oberarmfrakturen und bei Frakturen des koxalen Femurendes, hier reicht einfache Ruhigstellung aus. Ebenso werden Schulter- und Hüftgelenkluxationen nicht am Notfallort reponiert, sondern wie vorgefunden unterpolstert und ruhiggestellt.

Repositionstechnik obere Extremität

Die Reposition des Armes führt zu einer Funktionsstellung mit angelegtem Oberarm, rechtwinkliger Ellenbogengelenkbeugung und Hand in Mittelstellung.

Der reponierende Helfer ergreift jeweils mit seiner gleichseitigen Hand die Hand des verletzten Armes. Oberarmfrakturen werden durch Längszug reponiert, das Ellenbogengelenk dann gebeugt und durch Druck auf die proximale Unterarmbeugeseite stabilisiert.

Unterarmfrakturen werden stets bei Rechtwinkelstellung im Ellenbogengelenk reponiert, wobei die gegenhaltenden Hände über der distalen Oberarmbeugeseite liegen.

Bei der Ellenbogengelenkluxation wird das Gelenk weiter gestreckt und unter Längszug reponiert. Der Arm wird dann in Rechtwinkelstellung geschient. Ellenbogengelenkluxationsfrakturen erfordern die subtile Einstellung der Rechtwinkelstellung.

Repositionstechnik untere Extremität

Ober- und Unterschenkelfrakturen werden am liegenden Verletzten durch Längszug bei 30°-Hüftbeugung reponiert. Dabei umgreift eine Hand oberhalb der Knöchel den Unterschenkel und stützt sich auf dem Achillessehnenansatz ab. Die andere Zughand umgreift die Fußwurzel und hält den Fuß in Rechtwinkelstellung. Bei regulärer Längsachse stehen Großzeh, Patella und vorderer Beckenkamm in einer Linie. Ein modifiziertes Verfahren ist bei distaler Oberschenkelfraktur erforderlich. Durch das häufig nach dorsal abgekippte distale Fragment ist eine sekundäre Gefäßverletzung möglich. Reponiert wird in diesem Falle bei 30°-Kniebeugung. Die Zughände umgreifen den Tibiakopf und führen die Reposition, die durch einen zweiten Helfer durch Zug am Fuß ermöglicht wird. Dann folgt die Schienung des Beins wie beschrieben.

Luftkammerschienen können auch bei Kindern eingesetzt werden, hier z. B. durch synchrone Ruhigstellung beider Beine und beim Kleinkind durch zusätzliches Einkrempeln des oberen Schienenanteils.

Sehr wichtig ist die Reposition der Sprunggelenkverrenkungsfraktur, bei der rasch schwere Folgeschäden der Weichteile entstehen, falls eine Entlastung unterbleibt. Die Zughände umgreifen Ferse und Fußrücken und bringen den Fuß unter Längszug in Rechtwinkelstellung. Diese Achsenkorrektur erfolgt bei gestrecktem Knie, wobei ein zweiter Helfer den Unterschenkel seitlich stabilisiert.

Repositionstechnik Wirbelsäule

Gezielte Repositionen dürfen bei Wirbelsäulenverletzten nicht vorgenommen werden. Auch bei deutlichen Fehlstellungen im Wirbelsäulenabschnitt soll als Notfallmaßnahme lediglich eine grobe Ausrichtung entsprechend der Körperachse erreicht werden. Bei Verletzungen im BWS-LWS-Abschnitt wird der Verletzte unter Längszug an Armen und Beinen flach auf dem Rücken gelagert. Liegt die Verletzung im Halswirbelsäulenbereich, erfolgt die Lagerung unter vorsichtig dosierter Längsextension. Stets sind Flexionsbewegungen zu vermeiden, da das Myelon unter Zugspannung gerät und durch Knochenfragmente eine Rückenmarkverletzung möglich ist. Gelagert wird auf der Vakuummatratze. Die HWS sollte durch eine Halskrawatte, die durch einen Kinnausschnitt auch gewisse Rotationsstabilität gewährleistet, ruhiggestellt werden.

Literatur

1. Kalbe P, Kant CJ (1988) Erstmaßnahmen am Unfallort aus der Sicht des Unfallchirurgen. Orthopäde 17: 2 – 10
2. Raible M, Ulrich C (1984) Wie werden Verletzungen des Bewegungsapparates am Unfallort versorgt? Notfallmedizin 10: 168 – 178
3. Rojczyk M, Tscherne H (1982) Bedeutung der präklinischen Versorgung bei offenen Frakturen. Unfallheilkunde 85: 72 – 75

II. Kopf

Schädelbrüche

H.-G. Höllerhage

Neurochirurgische Klinik, Medizinische Hochschule Hannover, Konstanty-Gutschow-Str. 8, D-3000 Hannover 61

Klassifikation

Schädelbrüche – auch Berstungsbrüche – ohne Dislokation bedürfen keiner besonderen Therapie, solange keine intrakraniellen Komplikationen auftreten. Schädelbasisbrüche mit Liquorrhöe müssen als Sonderform des offenen Schädel-Hirn-Traumas zwar operativ behandelt werden, stehen aber nicht im Mittelpunkt der Fragestellung nach Repositionstechniken am Schädel. Hier interessieren v. a. die Impressionsbrüche. Darunter versteht man Schädelbrüche, bei denen die Tabula externa eines Fragments unter das Niveau der Tabula interna der Kalotte verlagert ist. Man unterscheidet geschlossene und offene Impressionsfrakturen, je nachdem, ob Haut und Galea über der Fraktur mitverletzt sind oder nicht. Ist bei einer offenen Impressionsfraktur zusätzlich die Dura mater zerrissen, so liegt ein offenes Schädel-Hirn-Trauma vor. Mehr als ¾ der Impressionsfrakturen sind offen [2, 5, 7]. In etwa der Hälfte der offenen Impressionsfrakturen liegt zusätzlich eine Durazerreißung und damit eine offene Schädel-Hirn-Verletzung vor [5, 7].

Symptomatik

Die Symptomatik bei Impressionsfrakturen hängt von der Schwere des allgemeinen Schädel-Hirn-Traumas und von der Schwere der durch die Impression hervorgerufenen lokalen Hirnverletzung ab. Dementsprechend können sowohl Symptome des schwersten allgemeinen Schädel-Hirn-Traumas mit tiefstem Koma bis zum Übergang zum dissoziierten Hirntod vorliegen als auch neurologische Ausfallserscheinungen vollständig fehlen, wenn der Patient bewußtseinsklar ist und die Hirnverletzung durch die Impression gering ausgeprägt, sehr oberflächlich oder an einem neurologisch stummen Areal aufgetreten ist. Dabei ist zu berücksichtigen, daß eine protrahierte Bewußtlosigkeit eher auf ein schweres allgemeines Schädel-Hirn-Trauma als auf die Schwere der Impression hinweist, während selbst schwere offene Schädel-Hirn-Verletzungen mit Dislokation von Fragmenten bis in die Tiefe der Hirnsubstanz nicht selten ohne jeglichen Bewußtseinsverlust einhergehen [4, 8].

Diagnostik

Für die Diagnostik ergibt sich daraus, daß auch eine oberflächlich banal aussehende Kopfschwartenplatzwunde durch eine Röntgenuntersuchung in 2 Ebenen abgeklärt werden muß. Bei Verdacht auf Impression schließen sich Tangentialaufnahmen an, die eine Impression beweisen oder ausschließen. Darüber hinaus bietet die Computertomographie die Möglichkeit nicht nur den Grad der Impression, sondern auch der begleitenden Hirnverletzung eindeutig festzulegen. Bei gedeckten Impressionsfrakturen ist natürlich das gleiche Vorgehen indiziert.

Hier kommt es allerdings gelegentlich vor, daß Patienten zunächst gar nicht zum Arzt gehen und erst nach Abschwellen des subgalealen Hämatoms selbst eine Impression oder ein subgaleales Liquorkissen tasten, das sie dann veranlaßt, sich in ärztliche Behandlung zu begeben. Die Verschleppung der Diagnose bei geschlossenen Impressionsfrakturen ist allerdings weniger gefährlich, zumindest wenn keine zusätzlichen intrakraniellen Komplikationen auftreten.

Operationsindikation

Geschlossene Impressionsfrakturen

Bei geschlossenen Impressionsfrakturen ließ sich ein günstiger Effekt der Reposition im Sinne einer Verhinderung einer posttraumatischen Epilepsie oder der Besserung fokaler neurologischer Ausfälle bisher statistisch nicht sichern [3, 5]. Da aber auch in fast ¼ der Fälle eine Durazerreißung und eine Hirnlazeration vorliegen [2], wird auch hier die Operation empfohlen.

Darüber hinaus stellt eine tastbare und im Bereich der unbehaarten Kopfhaut sichtbare Impression eine kosmetische Beeinträchtigung des Patienten dar, so daß sich auch hieraus eine relative Operationsindikation ergibt. Bei geschlossenen Impressionsfrakturen über den großen venösen Blutleitern (Sinus sagittalis superior, Sinus transversus) empfehlen verschiedene Autoren wegen der Gefahr der Blutung eine konservative Therapie [1, 2]. Liegt allerdings ein erhöhter intrakranieller Druck vor, der auf eine angiographisch nachgewiesene Verlegung eines Sinus durch ein Knochenfragment bezogen werden muß, besteht eine eindeutige Operationsindikation [1].

Offene Impressionsfrakturen

Bei offenen Impressionsfrakturen besteht eine eindeutige dringliche Operationsindikation, da eine erhebliche Infektionsgefahr besteht. Durch diese Infektionsgefahr kann aus einem primär eher leichten Schädel-Hirn-Trauma eine lebensbedrohliche Erkrankung des Patienten werden [4]. Die Operation sollte, wie bei allen offenen Verletzungen, möglichst innerhalb der ersten 6 h erfolgen. Bei fehlender Möglichkeit einer sachgerechten Primärversorgung ist es allerdings günstiger, die Operation über die 6-h-Grenze hinaus zu verschieben als eine unsachgemäße Versorgung (z. B. nur oberflächliches Débridement und Naht der Kopfschwarte) durchzuführen.

Operation

Geschlossene Impressionsfrakturen

Am einfachsten ist die operative Versorgung bei einer sog. Pingpongballfraktur, die im Kindesalter auftritt.

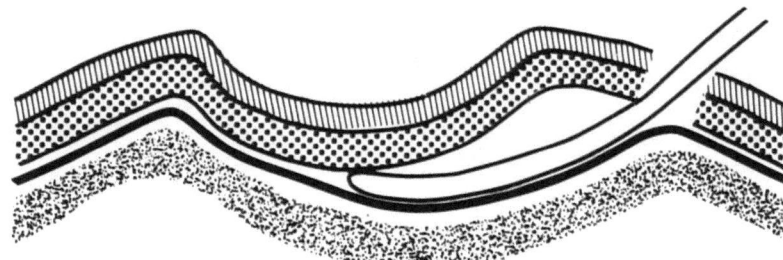

Abb. 1. Repositionstechnik bei der sog. Pingpongballfraktur

Dabei handelt es sich um eine der Grünholzfraktur an den Extremitätenknochen vergleichbare Schädelfraktur, wobei der Schädel eingedellt wird, ohne daß klaffende Frakturspalten entstehen. Man setzt hierbei ein Bohrloch unmittelbar neben die Impression und geht dann mit Dissektor oder Elevatorium epidural unter die Fraktur ein und reponiert sie durch eine vorsichtige Hebelbewegung mit dem Rand der Schädelkalotte als Hypomochlion (Abb. 1).

Schwieriger sind die Verhältnisse bei Impressionsfrakturen im Erwachsenenalter. Bei geschlossenen Impressionsfrakturen wird zunächst über einen adäquaten Hautschnitt die gesamte Impression dargestellt. Der Hautschnitt kann in gerader Linie geführt werden. Gelegentlich bietet sich ein S- oder bogenförmiger Schnitt an, da man dann mit Sperrern den Bereich besser freilegen kann. Bei Impressionen im Bereich der unbehaarten Kopfhaut legt man den Schnitt hinter die Haargrenze, z. B. durch Anlage eines Visierlappens bei Impressionsfrakturen im Stirnbereich.

Dann geht man mit einem Dissektor in den Frakturspalt ein und versucht vorsichtig, Imprimate herauszuheben. Gelingt dies nicht ohne jeglichen Kraftaufwand, verzichtet man auf dieses Manöver und legt statt dessen ein Bohrloch am Rand der Impression an. Nun wird vom Bohrloch aus mit der Stanze der Frakturspalt erweitert, bis sich das Fragment problemlos herausziehen läßt. Bei Vorliegen von Duraverletzungen zieht man sich sofort mit der Präparation aus dem Bereich der verletzten Dura zurück, geht mit der Stanze in Richtung auf die gesunde unbeschädigte Dura und stellt so den gesamten Duradefekt vom Gesunden her dar. Eine Duraverletzung wird wasserdicht vernäht. Wenn dies aufgrund starker Durazerreißung nicht primär möglich ist, wird aus dem angrenzenden Periost oder aus der Galea ein Patch präpariert und eingenäht. Lyophilisierte Dura sollte auch bei geschlossenen Impressionsfrakturen nach Möglichkeit vermieden werden. Gelingt es nicht, einen ausreichend großen Galea- oder Periostlappen zu präparieren, wird zur Deckung Fascia lata entnommen. Die Ränder der Schädelkalotte und die Knochenfragmente werden nun mit Bohrlöchern für Knochenhaltefäden versehen und mit geflochtenen, nichtresorbierbaren Fäden untereinander fixiert. Bei stark zertrümmerten geschlossenen Impressionsfrakturen kann man sich statt dessen auch zu einer primären Kalottenplastik aus Kunststoff entschließen, die anmodelliert, mit Bohrlöchern versehen und ebenfalls mit geflochtenen, nichtresorbierbaren Fäden fixiert wird.

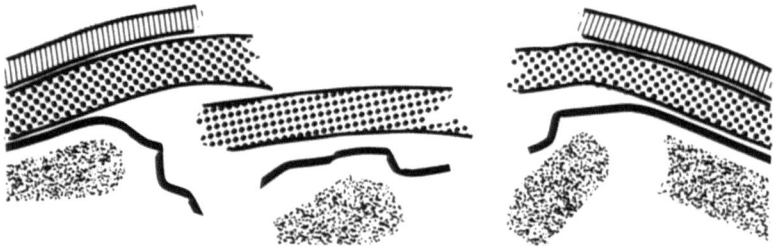

Abb. 2. Schematische Darstellung einer offenen Schädel-Hirn-Verletzung mit Zerreißung der Kopfschwarte, Impressionsfraktur, Verkantung von Fragmenten unter die Schädelkalotte und Durazerreißung

Offene Impressionsfrakturen

Bei offenen Impressionsfrakturen muß immer mit einer Duraverletzung gerechnet werden. Auch können hier verschmutzte Fragmente unter den Rand der Schädelkalotte verkantet sein, so daß eine ausgiebige Freilegung des gesamten Bezirks notwendig wird (Abb. 2). Das Vorgehen beinhaltet hier zunächst ein ausgiebiges Débridement der darüberliegenden Weichteile und Erweiterung der primären Riß-Quetsch-Wunde bis zur übersichtlichen Darstellung des imprimierten Bezirks. Das weitere Vorgehen erfolgt wie bei der geschlossenen Impressionsfraktur. Man versucht zunächst, ohne jede Kraftanstrengung ein Imprimat herauszuluxieren. Wenn dies nicht gelingt, müssen ein Bohrloch in den gesunden Bereich der Schädelkalotte eingebracht werden und vom Gesunden aus die Fragmente und die immer mögliche Duraverletzung dargestellt werden. Das Débridement umfaßt das Reinigen der Kalottenränder von eingesprengtem Schmutz sowie die sorgfältige Inspektion der Dura, im Falle der Durazerreißung auch des Subduralraums auf Hirnlazeration und eingesprengte Fremdkörper und Schmutzpartikel, die sorgfältig entfernt werden müssen. Ebenso muß lazeriertes, nekrotisches Hirngewebe entfernt werden, wobei natürlich intakte funktionelle Anteile in jedem Fall belassen werden müssen. Besonders wichtig ist bei offenen Schädel-Hirn-Verletzungen der sorgfältige wasserdichte Verschluß der Dura, wobei sich das Einbringen von lyophilisierter Dura verbietet. Hier muß zur Vermeidung von Infektionen auf jeden Fall ein Ersatz aus körpereigenem Material – Galea, Periost oder Fascia lata – erfolgen. Bei stark verschmutzten offenen Impressionsfrakturen empfiehlt es sich auf jeden Fall die Fragmente zu verwerfen und sekundär eine Schädeldachplastik aus Kunststoff vorzunehmen. Bei nur gering verschmutzten offenen Impressionsfrakturen empfehlen einige Autoren nach Durchführung des Débridements und ausgiebigem Reinigen der Knochenfragmente mit Jodlösungen das primäre Fixieren der Fragmente entsprechend der für geschlossene Frakturen beschriebenen Verfahren. Die Infektionsrate soll dabei angeblich gering sein [4, 6, 7]. Im Zweifelsfall ist allerdings das Verwerfen der Fragmente und die sekundäre Versorgung zu empfehlen.

Impressionsfrakturen über den Sinus, gleich ob geschlossen oder offen, erfordern größte Vorsicht und Erfahrung bei der Versorgung. Man muß sich darüber im klaren sein, daß der Sinus vollständig lazeriert sein kann und eine größere Blutung lediglich durch den tamponierenden Effekt eines Knochenfragments verhindert wird. In diesem Fall führt die Imprimathebung durch den Unerfahrenen zu einer Katastrophe, da es augenblicklich zu einer nicht beherrschbaren Sinusblutung und einer Luftembolie kommt. Die Versorgung verläuft im wesentlichen wie die der anderen Impressionsfrakturen mit Durazerreißung. Die Rekonstruktion des Sinus erfolgt durch Aufnähen von Galea- oder Periostpatches, wobei während des Nähens der Assistent den Sinus komprimiert und gleichzeitig spült, um eine Blutung oder Luftembolie zu verhindern. Das Lumen des Sinus muß bei der Versorgung zur Vermeidung schwerster neurologischer Komplikationen in jedem Fall erhalten bleiben. Im Einzelfall kann die Versorgng einer blutenden Sinusverletzung den mit dieser Situation nicht Vertrauten vor unlösbare Probleme stellen, so daß die Hebung von Impressionsfrakturen im Bereich der venösen Sinus neurochirurgisch nicht ausreichend ausgebildeten Operateuren nicht empfohlen werden kann.

Literatur

1. Becker DP, Miller JD, Young HF (1982) Diagnosis and treatment of head injuries in adults. In: Youmans JR (ed) Neurological surgery, vol 4. Saunders, Philadelphia, pp 1938 – 2083
2. Braakman R (1972) Depressend skull fracture: Data, treatment, and follow-up in 225 consecutive cases. J Neurol Neurosurg Psychiatry 35: 395 – 402
3. Caveness WF, Meirowsky AM, Rish BL (1979) The nature of posttraumatic epilepsy. J Neurosurg 50: 545 – 553
4. Jennett B, Miller JD (1972) Infection after depressed fracture of skull. J Neurosurg 36: 333 – 339
5. Jennett B, Miller JD, Braakman R (1974) Epilepsy after nonmissile depressed skull fracture. J Neurosurg 41: 208 – 216
6. Kriss FC, Taren JA, Kahn EA (1969) Primary repair of compound skull fractures by replacement of bone fragments. J Neurosurg 30: 698 – 702
7. Nadell J, Kline DG (1974) Primary reconstruction of depressed frontal skull fractures including those involving the sinus, orbit, and cribriform plate. J Neurosurg 41: 200 – 207
8. Salazar AM, Grafman JH, Vance PD (1986) Consciousness and amnesia after penetrating head injury: Neurology and anatomy. Neurology 36: 178 – 187

Gesichtsschädel und Unterkiefer

F. Barsekow

Niederrheinische Kieferklinik, Johannisstr. 21, D-4100 Duisburg 17

Die dislozierten Frakturen des Gesichtsschädels und Unterkiefers erfordern in den meisten Fällen keine sofortige Reposition. Im folgenden soll deshalb im wesentlichen auf die Ausnahmen eingegangen werden, in denen eine Reposition akut erforderlich ist und die ohne besondere fachspezifische Hilfsmittel durch den Allgemein- und Unfallchirurgen behandelt werden können.

Dislozierte Frakturen des lateralen Mittelgesichtes werden an der Abflachung des Jochbeinmassivs (Jochbeinfraktur) oder einer Einziehung über dem Jochbogen (Jochbogenfraktur) erkannt. Als zusätzliche Symptome können durch die mechanische Behinderung der Unterkieferbeweglichkeit eine Kieferklemme (Unvermögen, den Mund zu öffnen), aber auch eine Kiefersperre (Unvermögen, den Mund zu schließen) auftreten. Die Reposition dieser Frakturen ist häufig einfach und durch perkutanen Zug mit dem Einzinkerhaken möglich. Insbesondere, wenn sie in den ersten Tagen erfolgt, ist sie aufgrund der besonderen anatomischen Gegebenheiten in diesem Gebiet ausreichend (Einscheidung des Jochbogens durch die zweiblättrige Temporalisfaszie, Verhaken der Fragmente des Jochbeins mit dem übrigen Mittelgesicht). Der Hakenzug bei der selteneren Jochbogenfraktur (Röntgen: Jochbogen spezial, axiale Henkeltopfaufnahme) erfolgt ca. 4 cm *neben* dem lateralen Augenwinkel, bei der Jochbeinfraktur ca. 4 cm *unter* dem lateralen Augenwinkel (Abb. 1). Das „Einrasten" des Jochbeins erfolgt meist unter deutlichem Knacken. Klinisch wird der Erfolg durch Verschwinden der Stufenbildung am unteren Orbitarand geprüft (Röntgen: NNH).

Ausdruck der Dislokationen bei Frakturen des zentralen Mittelgesichtes und der Ober- und Unterkiefer ist beim bezahnten Verletzten die Okklusionsstörung („die Zähne passen nicht mehr richtig aufeinander"). Diese ist in Abb. 2 am Beispiel einer Fraktur des Collum mandibulae rechts dargestellt. Die Einstellung der Okklusion erfordert detaillierte Kenntnisse und sollte dem Mund-Kiefer-Gesichtschirurgen vorbehalten sein. Sie erfolgt im Regelfall über intraorale Schienenverbände, die mit Drahtaufhängungen und Osteosyntheseverfahren ver-

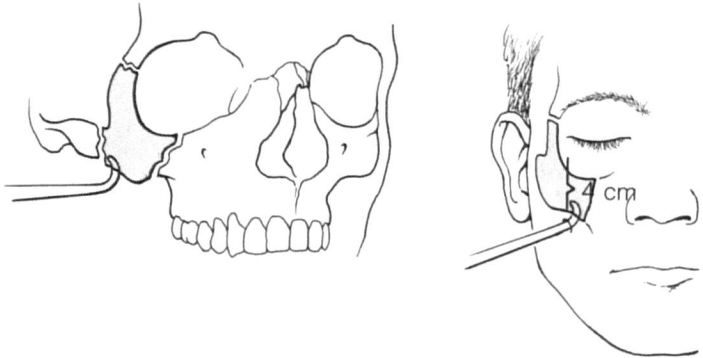

Abb. 1. Jochbeinreposition: Einzinkerhaken unter dem Jochbeinmassiv (Erläuterungen s. Text)

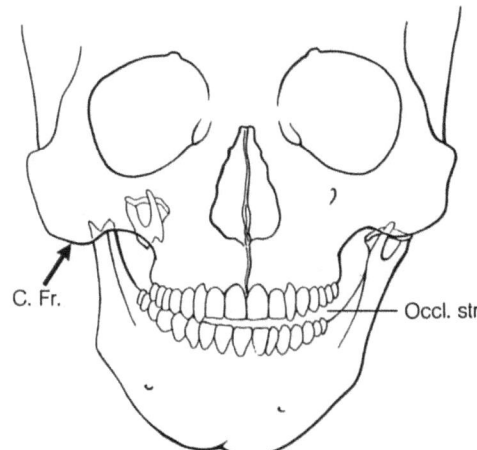

Abb. 2. Okklusionsstörung bei Gelenkfortsatzfraktur des Unterkiefers rechts. *C. Fr.* = Fraktur, *Occl. Str.* = Okklusionsstörung, seitlicher offener Biß

schiedener Art kombiniert werden können. Ausnahmsweise kann zur Reposition dislozierter Oberkieferbrüche die forcierte Mobilisation (Oberkieferrüttelung) mit der Maxillazange nach Rowe erforderlich werden [1]. In den meisten Fällen ist eine aufgeschobene Versorgung, die jedoch bis zum 10. Tag nach dem Unfallereignis erfolgen sollte, möglich.

Eine Ausnahme bildet der Unterkieferstückbruch des Kinnes (Abb. 3 a, b). Die suprahyoidale Muskulatur, der M. genioglossus und das Eigengewicht der Zunge dislozieren das mediane Fragment nach dorsokaudal, so daß der Zungengrund gegen die Rachenhinterwand fällt (Abb. 3 b). Eine akute obstruktive Atemstörung ist die Folge. Die sofortige Reposition erfolgt durch Hakenzug unter dem Kinn, die akute Atemnot ist beseitigt, eine Intubation möglich. Als Notmaßnahme kann das Kinnfragment über eine Extension [2, 3] gehalten werden.

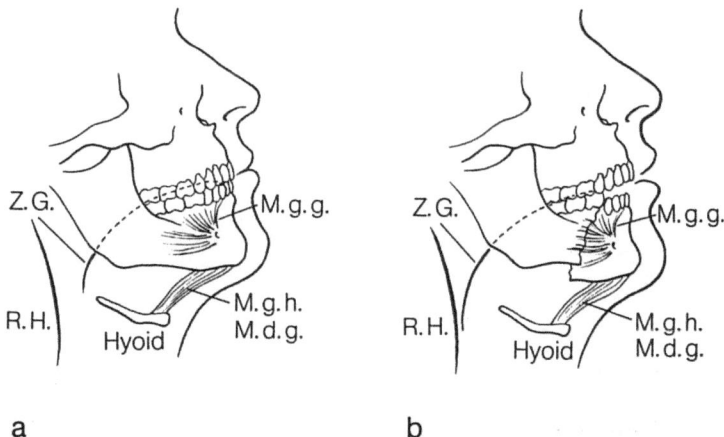

Abb. 3. a Situation ohne Fraktur. **b** Dislokation bei Stückbrüchen im Kinnbereich (Erläuterungen s. Text). *M. g. h.* = M. geniohyoideus, *M. d. g.* = M. digastricus, *M. g. g.* = M. genioglossus, *Z. G.* = Zungengrund, *R. H.* = Rachenhinterwand

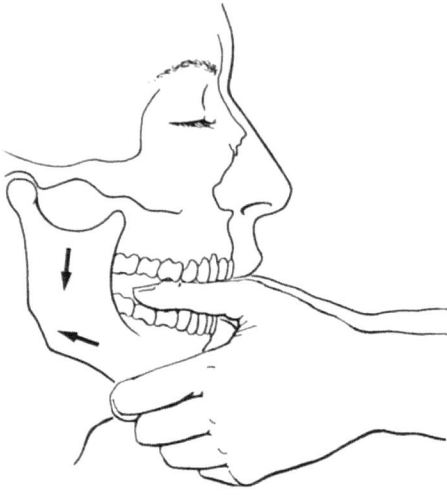

Abb. 4. Handgriff nach Hippokrates

Die Luxation im Kiefergelenk nach vorne (häufigste Form) bedingt eine Kiefersperre. Durch Verhaken des Kiefergelenkköpfchens des Unterkiefers vor dem Tuberculum articulare an der Schädelbasis kann der Mund nicht mehr geschlossen werden (einseitig: Kinn ist bei geöffnetem Mund zur nichtluxierten Seite abgewichen; beidseitig: Kinn steht bei geöffnetem Mund in der Mitte). Die Reposition erfolgt durch den Handgriff des Hippokrates (Abb. 4): Beide Hände umfassen den Unterkiefer und drücken kräftig nach unten und hinten („Buch über die Gelenke" im Corpus Hippocraticum). Um den häufig auftretenden Rezidiven vorzubeugen, sollte nach der Reposition eine „Kinnschleuder" angelegt werden.

Literatur

1. Rowe NL (1966) Spezielle Verfahren zur Reposition bei Oberkieferbrüchen. In: Schuchardt K (Hrsg) Fortschritte der Kiefer- und Gesichtschirurgie Bd 11, Thieme, Stuttgart, S. 136 – 140
2. Wassmund M (1927) Frakturen und Luxationen des Gesichtsschädels. Meusser, Berlin
3. Wassmund M (1939) Die Behandlung von Defekt-Frakturen, besonders der Schußbrüche des Unterkiefers. Dtsch Zahn Mund Kieferheilkd 6: 600 – 603

Nasenbein

R. Laszig

HNO-Klinik, Medizinische Hochschule, Postfach 180, D-3000 Hannover 61

Die Formveränderung des Nasengerüstes ist meist Folge stumpfer Gewalteinwirkung. Die lege artis ausgeführte Reposition soll funktionelle und ästhetische Gesichtspunkte berücksichtigen.

Unabhängig von der Repositionstechnik muß die Schleimhaut der Nasenhaupthöhle abgeschwollen werden. Dazu werden 10 min lang privingetränkte Spitztupfer oder neurochirurgische Watte unter den Nasenrücken sowie in den mittleren und unteren Nasengang eingelegt. Durch eine Pantocainbeimischung wird zusätzlich ein oberflächenanästhesierender Effekt erzielt. Nach dem Abschwellen lassen sich Verletzungen im Naseninneren besser identifizieren. Dazu gehören insbesondere Septumhämatome und -frakturen, die ein anderes rhinochirurgisches Vorgehen und auch die Allgemeinnarkose erfordern können.

Die eigentliche Lokalanästhesie wird durch die Injektion von Xylonest 2%ig unter Zusatz von 0,4 – 0,6 ml eines Vasokonstriktors (POR 8) unabhängig von der Menge des applizierten Xylonest im Versorgungsbereich des R. nasalis externus des N. ethmoidalis anterior sowie an der kaudalen Septumkante gesetzt (Abb. 1).

Ausreichend sind im allgemeinen 3 – 5 ml des Lokalanästhetikums, da es bei größeren Mengen zu einer weiteren Formveränderung der bereits posttraumatisch oft verschwollenen äußeren Nase kommen kann. Notwendige Instrumente für ein Redressement sind eine Bajo-

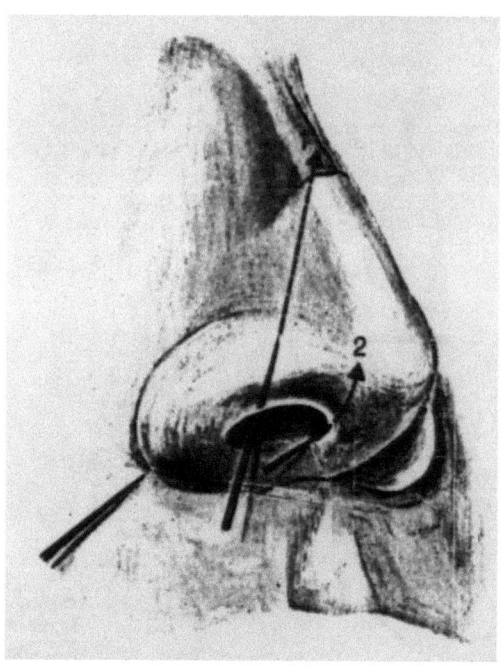

Abb. 1. Lokalanästhesie für ein Redressement.
1 Anästhesie des R. nasalis externus,
2 Anästhesie der kaudalen Septumkante.
(Nach [2])

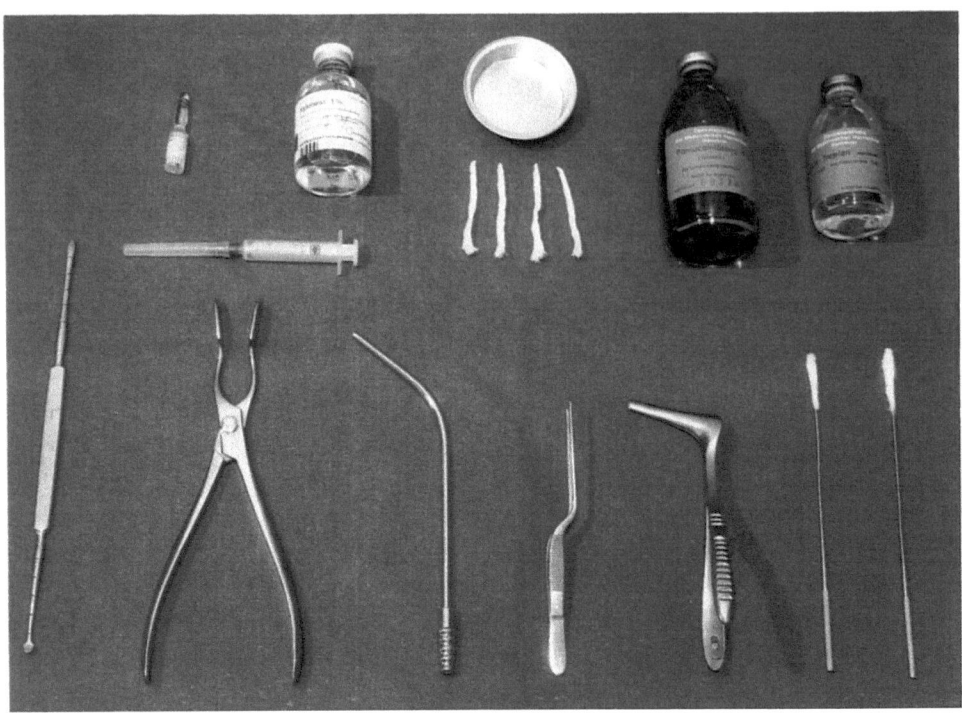

Abb. 2. Instrumente für die Nasenbeinaufrichtung

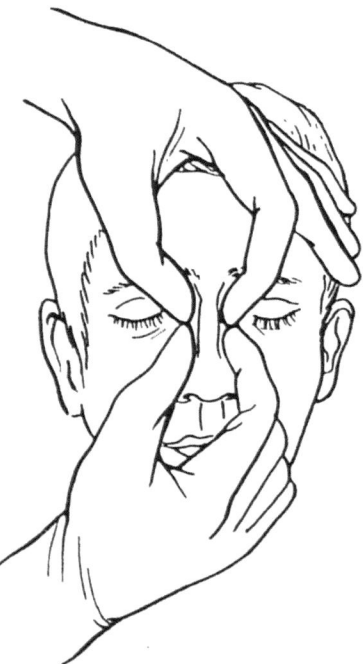

Abb. 3. Reposition des Nasenskeletts bei einfacher Fraktur mit seitlicher Verschiebung von Knochenfragmenten

netpinzette, ein Elevatorium, eine Nasenzange nach Walsham sowie ein Nasenspekulum (Abb. 2).

In der Literatur werden verschiedene Methoden zur Reposition angegeben. Dabei wird immer wieder davor gewarnt zu glauben, man könne in jedem Fall nur mit dem kräftigen Druck beider Daumen die Normallage des Nasenbeins oder des Nasengewölbes erzwingen. Dies gelingt nur dann, wenn eine einfache seitliche Verschiebung der Nase besteht (Abb. 3).

Zusätzlich ist nach einer Fraktur evtl. der Nasendom abgesunken oder/und zu einer Seite verschoben.

Deshalb wird nach Lokalanästhesie die Nasenzange nach Walsham mit den Branchen einzeln in die Nase unter den Nasenrücken eingelegt (Abb. 4). Erst dann wird sie im Gelenk geschlossen und mit der rechten Hand hochgehoben. Mit dem linken Daumen und Zeigefinger hilft man von außen nach und kontrolliert die richtige Lage der knöchernen Fragmente. Häufig hört man ein deutlich vernehmbares Krepitationsgeräusch. Geringere Impressionen (Dislokationen) lassen sich mit einem Elevatorium anheben, das mit einem Gummischlauch armiert ist.

Nach Reposition sind zumeist eine lockere Nasentamponade für 3 – 4 Tage und als Schutz vor weiteren Traumatisierungen ein Gipsverband zu empfehlen. Besonders ältere Nasenbeinfrakturen neigen zu erneuter Deviation; deshalb ist der Gips erforderlich (Abb. 5).

Äußere Pelotten, wie die nach Seifferth u. Jatho [3], haben sich nicht durchgesetzt und sind nicht mehr im Gebrauch.

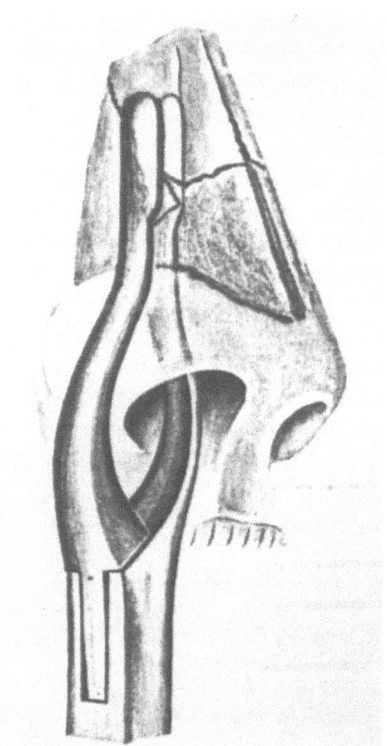

Abb. 4. Repositionszange nach Walsham in situ. (Nach [2])

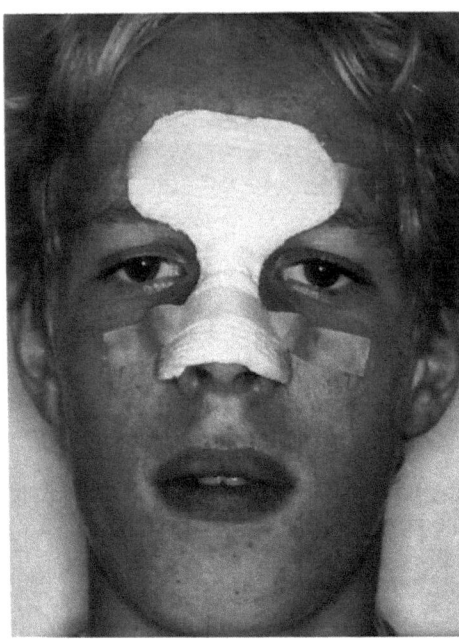

Abb. 5. Nasengips zur postoperativen Ruhigstellung und Schutz vor weiterer Traumatisierung

Bei abgesunkenem Nasendom und/oder zur Seite verschobenem Gerüst liegt meistens außerdem eine Nasenseptumfraktur vor. Diese muß auf rhinochirurgischem Wege durch Freilegung des Knorpels, ausgehend von einem sogenannten Hemitransfixionsschnitt an der Columella, korrigiert werden. Dieses Verfahren entspricht im wesentlichen der Technik der plastischen Septumkorrektur nach Cottle [1]. Dabei wird mit der Knorpelresektion sparsam umgegangen und evtl. entfernte Teile müssen, nach Crashen außerhalb der Nase, reimplantiert werden. Ansonsten wird die Aufrichtung des Nasenskeletts ausgeführt wie beschrieben.

Eine Nasenbeinfraktur sollte so früh wie möglich reponiert werden. Sind posttraumatisch massive äußere Schwellungen aufgetreten, die eine sichere Beurteilung der äußeren Form der Nase beeinträchtigen, kann man unter abschwellenden Maßnahmen bis zu maximal 8 – 10 Tagen abwarten. Danach gelingt eine Reposition wegen der vermehrten Kallusbildung kaum noch. Erst frühestens nach 3 Monaten ist dann die definitive Versorgung nach den Prinzipien der funktionellen Septorhinoplastik in Allgemeinnarkose möglich, wofür dann allerdings ein mehrtägiger stationärer Aufenthalt erforderlich ist.

Literatur

1. Cottle MH, Loring RM (1948) Surgery of the nasal septum. New operative procedures and indications. Am Otol Rhinol (St Louis) 57: 707
2. Denecke HJ, Ey W (1984) Die Operationen an der Nase und im Nasopharynx. Springer, Berlin Heidelberg New York Tokyo
3. Seifferth LB (1964) Die Unfallverletzungen der Nase, der Nasennebenhöhlen und Basis der vorderen Schädelgrube. Arch Ohrenheilkd 165: 1

III. Obere Extremität

Klavikula

N. Südkamp

Unfallchirurgische Klinik der Medizinischen Hochschule Hannover, Konstanty-Gutschow-Str. 8, D-3000 Hannover 61

Luxation des Sternoklavikulargelenks

Klinische Aspekte

Beim Sternoklavikulargelenk handelt es sich um ein inkongruentes Gelenk, dessen Stabilität durch die das Gelenk fest umspannenden Bänder gewährleistet wird. Das Gelenk selbst enthält einen Diskus, die umgebenden Bänder beeinhalten das extraartikulär gelegene kostoklavikulare Ligament (Lig. rhomboideum) sowie die Kapselbänder, die anterior und posterior des Gelenks gelegen sind, und das Lig. interclaviculare.

Die Verletzung des Sternoklavikulargelenks ist extrem selten Folge eines direkten Traumas, in den meisten Fällen liegt ein indirektes Trauma mit Verletzung des Schultergürtels vor.

Hier können 2 Unfallmechanismen unterschieden werden. Bei dem ersten Unfallmechanismus wirkt eine Kraft auf die vordere Schulter, die die Schulter nach posterior und inferior verlagert. Durch eine Mitbewegung der Klavikula kommt es zu einem Kontakt zwischen Klavikula und 1. Rippe, die dabei als Hebelmechanismus die Kraft in die sternoklavikulären Bänder leitet. Folge ist eine Zerrung oder Zerreißung der anterioren Anteile des Kapselbandapparates.

Im zweiten Fall erfolgt die indirekte Krafteinleitung auf die posteriore Schulter. Durch Verlagerung der Schulter nach anterior und inferior resultiert eine Rotation der Klavikula, bei der initial die posterioren Anteile des Kapselbandapparates gezerrt werden bzw. zerreißen.

Die weitaus häufigsten Unfallmechanismen sind Autounfälle und Sportverletzungen.

Klinische Hinweise auf eine Verletzung des Stenoklavikulargelenks sind die Schonhaltung des Armes, ein leichter Tortikollis und die Druckschmerzhaftigkeit des Gelenks bzw. die Prominenz der Klavikula in diesem Bereich oder eine tastbare Lücke. Dieses hängt vom Schweregrad und der Form der Verletzung ab (Abb. 1 a, b).

Klassifikation und Schweregrad

Allman [1] hat 1967 die Verletzungen des Sternoklavikulargelenkes in 3 Schweregrade eingeteilt. Diese Einteilung ist heute noch klinisch relevant und sinnvoll (Abb. 2). Die Zuordnung zu einem Schweregrad richtet sich nach der Beteiligung der betroffenen Bänder. Beteiligt sein können die Gelenkkapsel, die Ligg. sternoclavicularia anterius und -posterius und das Lig. costoclaviculare.

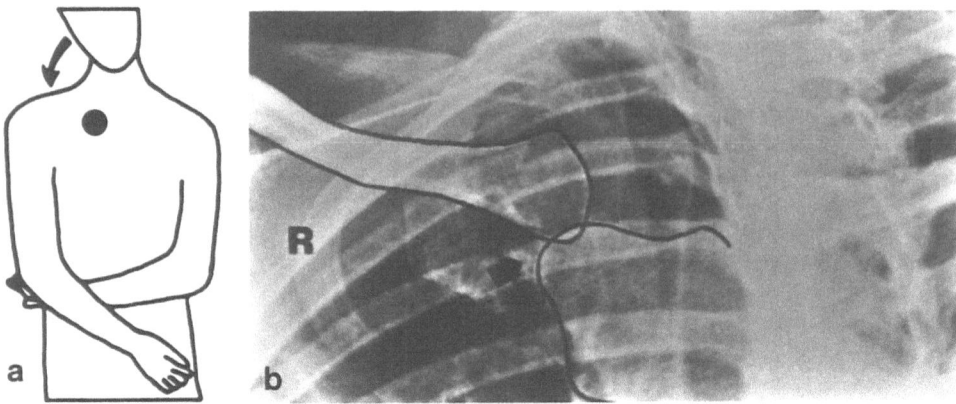

Abb. 1. a Typischer Aspekt bei frischer Sternoklavikulargelenkverletzung rechts. Schonhaltung des rechten Armes, leichter Tortikollis. **b** Röntgenologischer Befund

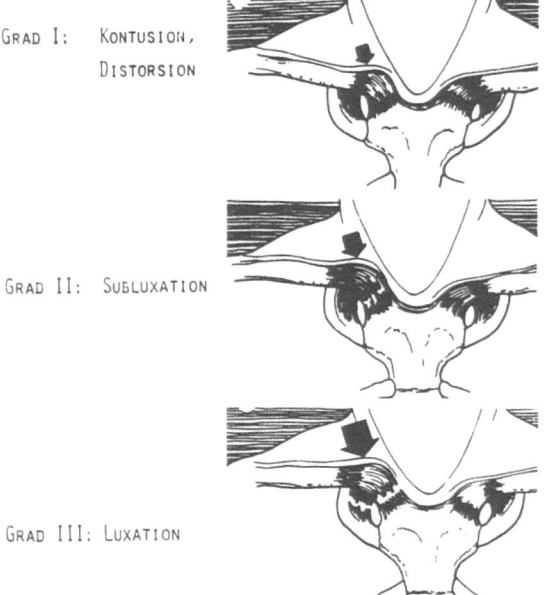

Abb. 2. Verletzungen des Sternoklavikulargelenks

Bei vorhandener Stabilität des Gelenkes und bestehender Schmerzhaftigkeit liegen meist eine Kapseldehnung und Einrisse einzelner Bandfasern vor, dies entspricht dem Grad I der Einteilung nach Allman und stellt eine Kontusion bzw. Distorsion des Gelenkes dar.

Bei einer Ruptur der Kapsel und der Ligg. sternoclavicularia besteht eine Subluxation entsprechend Grad II dieser Einteilung.

Die Instabilität des Gelenks ist verbunden mit einer kompletten Ruptur des Kapselbandapparates, des Lig. costoclaviculare sowie einer Ruptur des Diskus. Diese Verletzung entspricht Grad III und stellt eine Luxation des Gelenks dar.

Unterschieden werden 3 Luxationsformen:

- Luxatio praesternalis,
- Luxatio suprasternalis,
- Luxatio retrosternalis.

Die Luxatio suprasternalis ist eine Luxation, die praktisch nie isoliert vorkommt, sondern meist mit einer Luxatio prae- oder retrosternalis kombiniert ist.

Röntgendiagnostik

Die Auswertung von Röntgenaufnahmen im Bereich des Sternoklavikulargelenks ist schwierig, da sich hier eine Vielzahl von Strukturen im Röntgenbild überlagert. Die Standardaufnahmen des Brustkorbs oder des Sternoklavikulargelenkes liefern nur wenig Informationen zur Frage einer Luxation, hilfreich ist hier eine Tomographie.

Besonders bewährt hat sich eine von Rockwood u. Green [4] beschriebene Aufnahmetechnik mit einer um 40° nach kranial gekippten Röhre, durch die die Luxationsrichtung genau bestimmt werden kann. Der Abstand der Röntgenröhre zur Klavikula beträgt beim Erwachsenen ca. 1,20 m (Abb. 3 a).

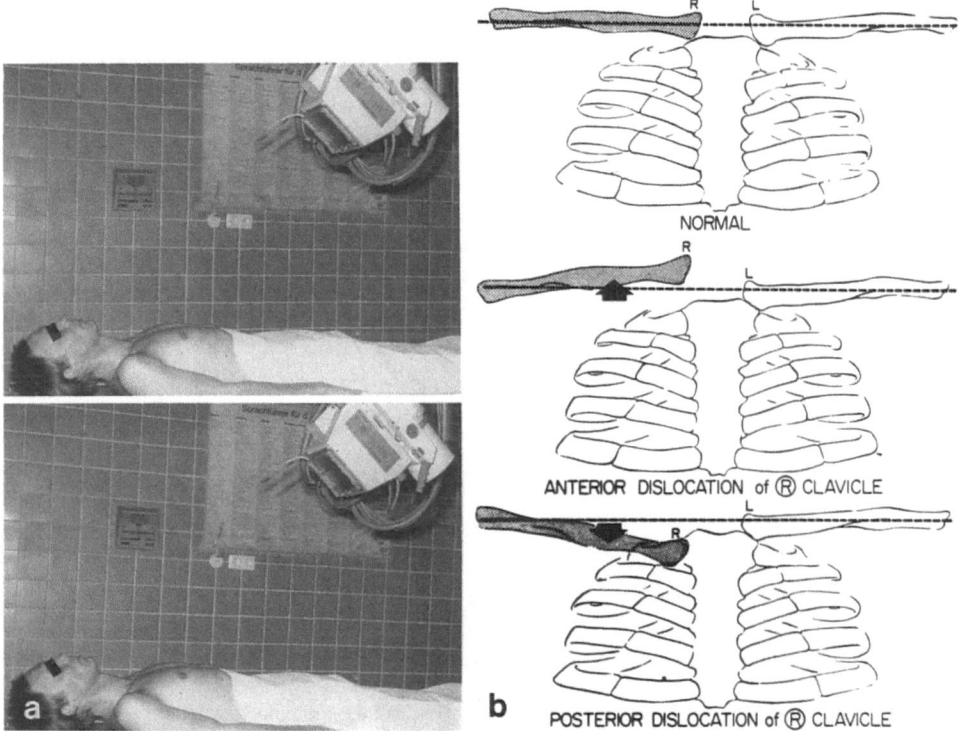

Abb. 3. a Röntgentechnik nach Rockwood. **b** Schematische Darstellung der Röntgenbefunde nach der Rockwood-Technik

Liegen beide Schlüsselbeine auf dieser Röntgenaufnahme auf einer Geraden, handelt es sich um einen Normalbefund. Bei einem Abweichen der verletzten Klavikula nach kranial liegt eine prästernale und bei Abweichen nach kaudal eine retrosternale Luxation der Klavikula vor (Abb. 3 b).

Repositionsmanöver

Beim Vorliegen einer der Luxationsformen des Sternoklavikulargelenks gelingt in den meisten Fällen eine geschlossene Reposition, sofern Begleitverletzungen, die im wesentlichen bei der posterioren Luxation auftreten können, ausgeschlossen wurden. Die Komplikationsmöglichkeiten der posterioren Luxation sind bedingt durch die enge anatomische Beziehung von großen Gefäßen und Nerven im Bereich der oberen Thoraxapertur.

Aufgrund der starken Schmerzen der Muskelspannung bei einer Luxation des Sternoklavikulargelenkes sollte die Reposition in Maskennarkose erfolgen.

Zur Reposition wird der Patient mit einem Sandsack zwischen den Schultern gelagert, danach wird der abduzierte und leicht nach dorsal geneigte Arm in Längsrichtung gezogen.

Bei der prästernalen Luxation kann nun das mediale Klavikulaende durch Druck reponiert werden (Abb. 4).

Bei der retrosternalen Luxation muß die Klavikula mit den Fingern hinter dem Manubrium hervorgeholt werden (Abb. 5 a). Gelingt dies nicht, so empfiehlt sich die Verwendung einer sterilen Tuchklemme, mit der die mediale Klavikula nach lateral und ventral geführt wird (Abb. 5 b).

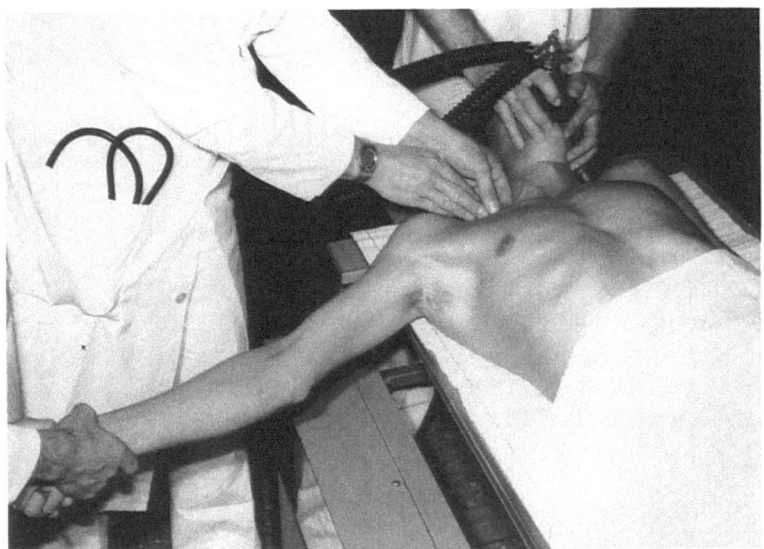

Abb. 4. Repositionsmanöver bei der anterioren Luxation des Sternoklavikulargelenks

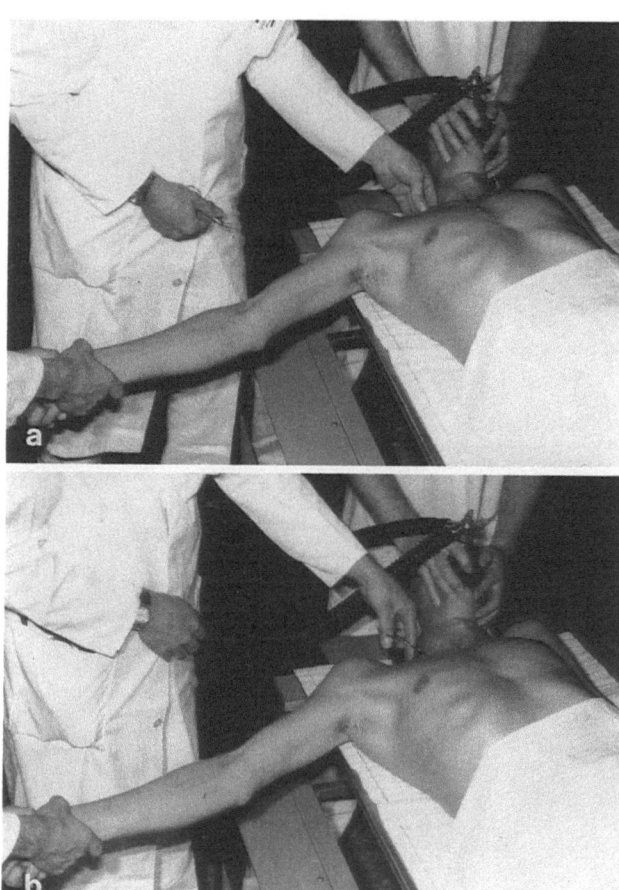

Abb. 5 a, b.
Repositionsmanöver bei der posterioren Luxation des Sternoklavikulargelenks

Behandlung

Nach erfolgter Reposition, die bis auf seltene Fälle immer stabil ist, erfolgt die Retention des Repositionsergebnisses durch das Anlegen eines Rucksackverbandes.

Die Subluxation des Sternoklavikulargelenkes bedarf keiner speziellen Reposition, hier erfolgt die Therapie in gleicher Weise wie bei der Luxation durch Ruhestellung im Rucksackverband (Abb. 6 a, b).

Bei der Sternoklavikulargelenkverletzung des Grades I und II nach Allman eignen sich zusätzlich die vorübergehende Anwendung von Eis sowie eine kurzfristige antiphlogistische Medikation.

Klavikulafrakturen

Die Behandlung von Klavikulafrakturen richtet sich nach der Lokalisation. Es wird dabei ein inneres, ein mittleres und ein äußeres Drittel unterschieden (Abb. 7).

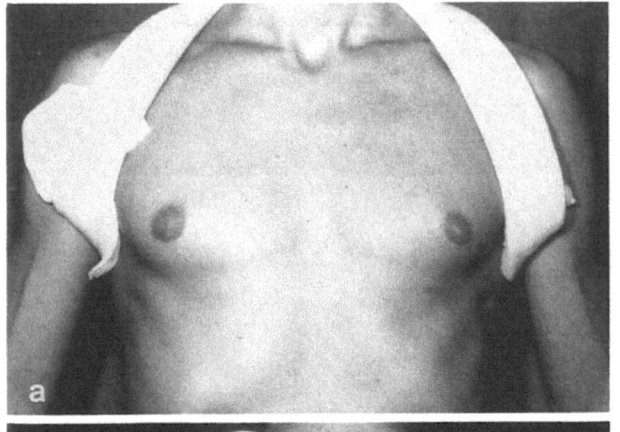

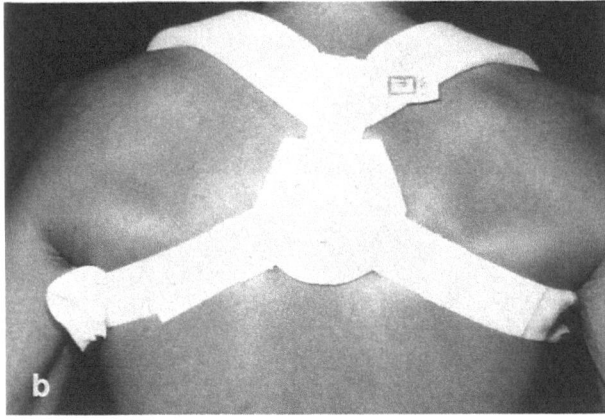

Abb. 6 a, b. Angelegter Rucksackverband nach Sternoklavikulargelenkluxation

Lokalisation

Zentrales Drittel

Mittleres Drittel

Mittleres peripheres Drittel

Peripheres Drittel

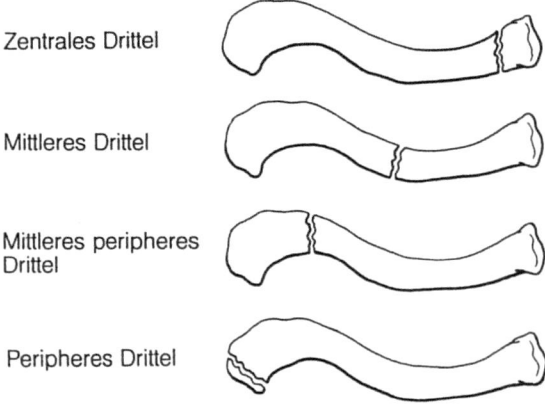

Abb. 7. Klassifikation der verschiedenen Klavikulafrakturen

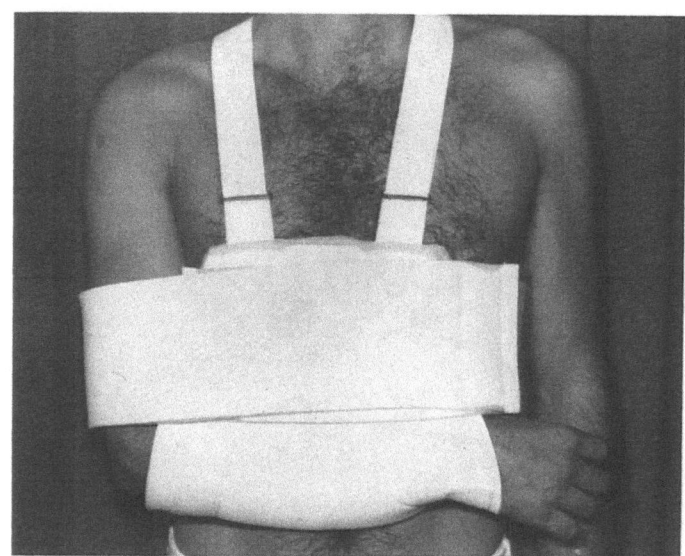

Abb. 8. Konfektionierte Armschlinge für Frakturen des inneren Drittels der Klavikula

Inneres Drittel

Die Frakturen des inneren Drittels bedürfen keiner Reposition, da sie so gut wie nie disloziert sind. Sie werden lediglich durch Ruhestellung in einer Armschiene behandelt (Abb. 8).

Mittleres Drittel

Allgemeines
Frakturen des mittleren Drittels weisen meist eine deutliche Dislokation auf, da der im inneren Anteil ansetzende M. sternocleidomastoideus dieses nach kranial disloziert. Aufgrund der bestehenden Bandverbindungen des lateralen Drittels zum Schulterblatt wird das laterale Fragment durch das Gewicht des Arms und den inserierenden M. deltoideus nach kaudal gezogen, die am Oberarm inserierenden Innenrotatoren bewirken zusätzlich eine dorsale Dislokation (Abb. 9).

Reposition
Die Behandlung dieser Frakturen im mittleren Drittel besteht bis auf wenige Ausnahmen aus einer geschlossenen Reposition und einer konservativen Behandlung, da verschiedene Autoren [2 – 4] nachgewiesen haben, daß bei offener Reposition u. a. die Pseudarthrosenbildung wesentlich höher ist.

Selbst in Fällen bei denen keine ausreichende Stellung der Fraktur durch die geschlossene Reposition erzielt werden kann, resultiert nach Ausheilung der Fraktur meist eine exzellente Funktion. Sogar bei Überlappen der Fragmente oder Bajonettstellungen kommt es im Verlauf durch Resorption der prominenten Knochenanteile zu ausreichenden kosmetischen Ergebnissen (Abb. 10 a, b).

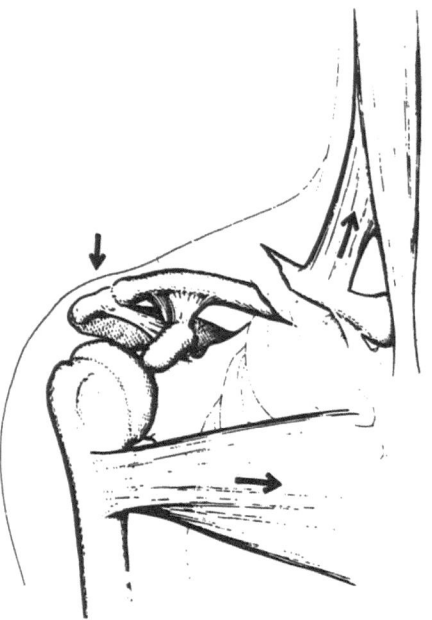

Abb. 9. Schematische Darstellung der Klavikulafraktur des mittleren Drittels

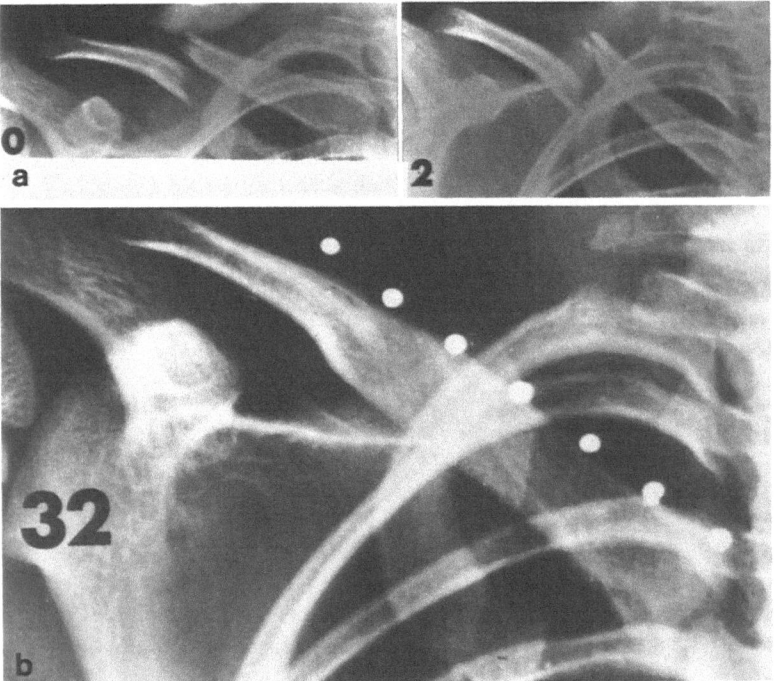

Abb. 10 a, b. Röntgenologischer Verlauf einer Klavikulafraktur im mittleren Drittel

Die Reposition der Klavikulafrakturen im mittleren Drittel erfolgt am sitzenden Patienten. Nach Verabreichung der Bruchspaltanästhesie, die Schmerzfreiheit bzw. Schmerzreduktion bei Reposition erzielen soll, wird zunächst zur Erreichung der ursprünglichen Länge der Klavikula der Schultergürtel nach dorsal gedrückt, evtl. unter Zuhilfenahme des Knies als Hypomochlion (Abb. 11 a).

Danach erfolgt die eigentliche Reposition durch Kaudalbewegung des nach kranial dislozierten inneren Fragments und Ventral- und Kranialbewegung des lateralen Fragments (Abb. 11 b).

Behandlung
Die Retention des Repositionsergebnisses wird durch Anlegen eines Rucksackverbandes erzielt, der entweder als konfektionierter Verband oder als Achterschlinge eines wattegefüllten TG-Schlauches angelegt wird. Dabei ist darauf zu achten, daß die Schultern ausreichend nach dorsal gezogen werden, da es hier neben der Wiederherstellung der ursprünglichen Länge der Klavikula auch zu einer leichten Außenrotation des Armes kommt. Der Rucksackverband über der Klavikula sollte möglichst das mediale Fragment auch noch etwas nach kaudal drücken (s. Abb. 6 a, b).

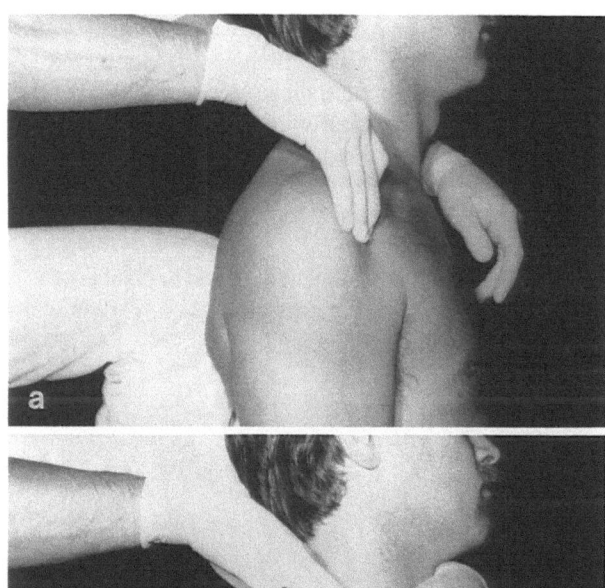
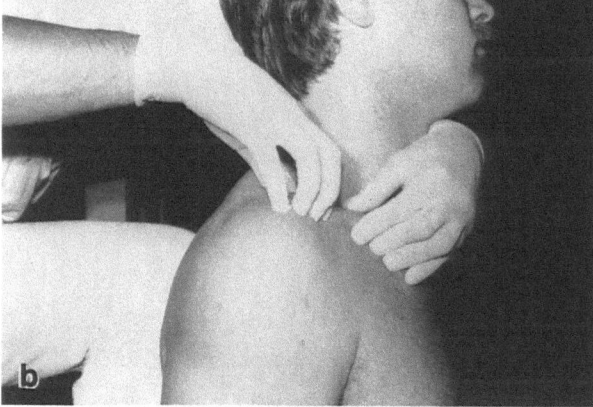

Abb. 11 a, b.
Repositionsmanöver der Klavikulafrakturen im mittleren Drittel

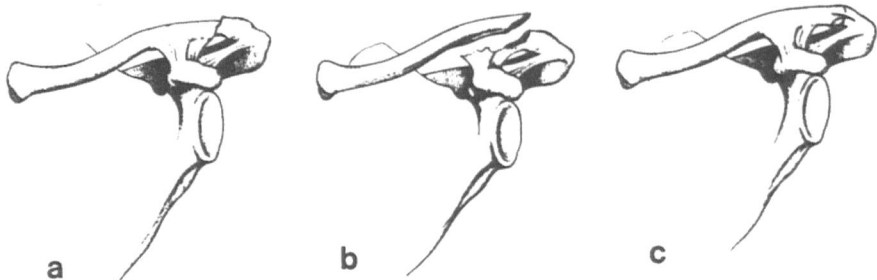

Abb. 12 a – c. Schematische Darstellung der Frakturen der Klavikula im lateralen Bereich.
a Typ I, **b** Typ II, **c** Typ III

Schema und Klassifikation der Frakturen des äußeren Drittels

Die Frakturen des lateralen Klavikuladrittels werden in 3 verschiedene Typen eingeteilt (Abb. 12).

Die Frakturen der Typen I und III liegen lateral der korakoklavikulären Bänder. Daraus resultiert eine fehlende oder nur geringe Dislokation mit intakten korakoklavikulären Bändern und intaktem Akromioklavikulargelenk. Therapeutisch ist daher lediglich die Ruhigstellung des Schultergelenks zur Schmerzausschaltung in einer Armschlinge, wie sie bereits bei den Frakturen des inneren Drittels (s. Abb. 8) gezeigt wurde, erforderlich.

Typ II der lateralen Klavikulafrakturen ist durch eine zusätzliche Verletzung der korakoklavikulären Bänder gekennzeichnet, das mediale Fragment wird durch den M. trapezius nach kranial und dorsal disloziert, während das distale Fragment nach kaudal und ventral verschoben ist und mit jeglicher Bewegung der Skapula rotiert wird. Das Anlegen eines Rucksackverbandes würde die dorsale Dislokation des medialen Fragmentes noch weiter betonen und eine Approximation der Fragmente verhindern.

Diese Frakturform bedarf daher stets einer operativen Stabilisierung und der Naht der verletzten korakoklavikulären Bänder. In Abb. 13 ist der röntgenologische Verlauf einer solchen Verletzung dargestellt.

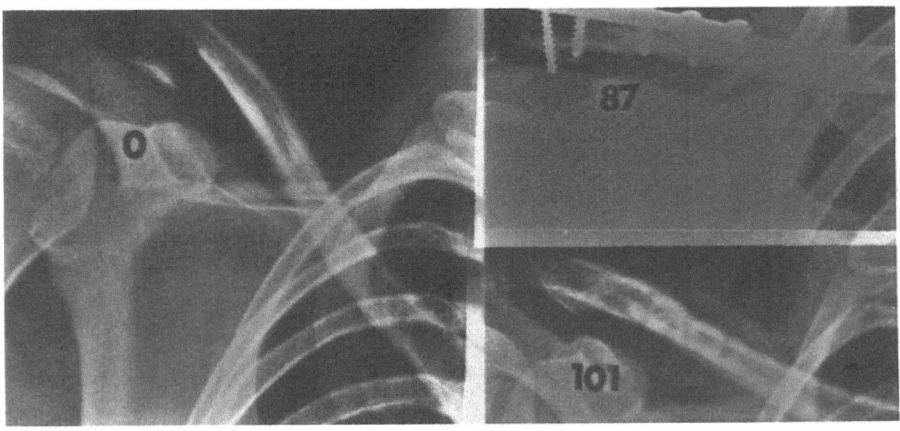

Abb. 13. Röntgenologischer Verlauf einer Klavikulafraktur Typ II des lateralen Bereiches

GRAD I: KONTUSION, DISTORSION

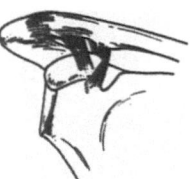

GRAD II: SUBLUXATION

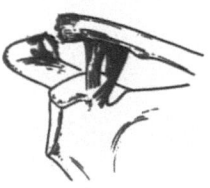

GRAD III: LUXATION

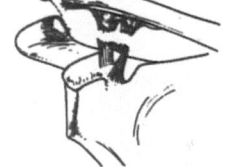

Abb. 14. Schematische Darstellung der
Verletzung des Akromioklavikulargelenks

Akromioklavikulargelenkverletzungen

Klassifikation und Schweregrad

Die Einteilung der Akromioklavikulargelenkverletzungen wurde 1963 von Tossy [5] in 3 Schweregrade vorgenommen und ist in Abb. 14 wiedergegeben.

Verletzungsschweregrad I ist gekennzeichnet durch eine Schmerzhaftigkeit des Gelenks bei stabilen Bandverhältnissen, dabei ist der Kapselbandapparat gedehnt und einzelne Fasern der Bänder sind eingerissen. Bei der Tossy-II-Verletzung besteht eine Ruptur der Kapsel sowie des Lig. acromioclaviculare, die Ligg. coracoclavicularia sind meist gedehnt. Klinisch besteht eine Subluxation des Gelenks mit Höhertreten der Klavikula gegenüber dem Akromion von höchstens Schaftbreite.

Erst bei zusätzlicher Ruptur der korakoklavikulären Bänder liegt eine Verletzung des Schweregrades III vor, dabei ist meist auch der intraartikuläre Diskus luxiert, es besteht eine komplette Luxation des Gelenks.

Röntgen

Zur Diagnosesicherung bedarf es neben der klinischen Untersuchung der Röntgenuntersuchung. Dabei ist zur Beurteilung des Verletzungsausmaßes stets der Seitenvergleich zum gesunden Gelenk erforderlich. Hier eignet sich eine Panoramaaufnahme beider Klavikulae unter Längszug der Arme mit Gewichten von je 15 kg.

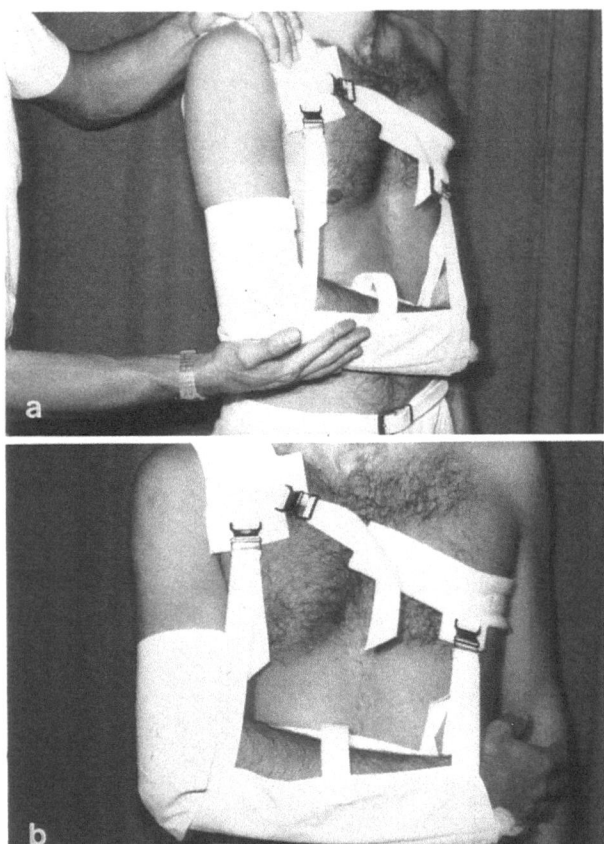

Abb. 15 a, b. Angelegter konfektionierter Verband bei Akromioklavikulargelenkverletzungen Tossy II

Behandlung

Im Fall der Tossy-I- und Tossy-II-Verletzung bedarf es keiner speziellen Reposition, hier genügt nach Diagnosesicherung durch die klinische Untersuchung und die Röntgenaufnahmen im Fall des Schweregrades I eine vorübergehende Eisapplikation und Medikation von Antiphlogistika, bei Schweregrad II ist zusätzlich eine Ruhigstellung in einem Verband, der der Subluxationsbewegung entgegenwirkt, angebracht. Wichtig ist dabei das Herunterdrücken der Klavikula und das Anheben der Schulter bzw. des Oberarmes (Abb. 15 a, b).

Bei kompletten Rupturen sämtlicher Bandstrukturen im Fall einer Tossy-III-Verletzung ist eine operative Naht der verletzten Bänder, besonders bei den instabilen Verletzungen mit einer dorsalen Dislokation der Klavikula, erforderlich.

Literatur

1. Allman FL (1967) Fractures ans ligamentous injuries of the clavicle and its articulation. J Bone and Joint Surg 49-A: 774
2. Evarts CM (1983) Surgery of the musculoskeletal system. Churchill Livingstone, New York, 1983
3. Müller ME, Allgöwer M, Willenegger H (1970) Manual der internen Fixation. Springer, Berlin Heidelberg New York
4. Rockwood CA, Green DP (1975) Fractures. Lippincott, Philadelphia
5. Tossy JD, Mead NC, Sigmund HM (1963) Acromioclavicular separations: useful and practical classification for treatment. Clin Orthop 28: 111

Schulterluxation

R. Hoffmann

Unfallchirurgische Klinik der Medizinischen Hochschule Hannover, Konstanty-Gutschow-Straße 8, D-3000 Hannover 61

Klassifikation

Das Verständnis der Repositionstechnik der Schulterverrenkung wird erleichtert, wenn man sich die verschiedenen Luxationsrichtungen in Erinnerung ruft, da ein differenziertes Vorgehen erforderlich ist.

Man unterscheidet die häufige Luxatio anterior mit einer Dislokation des Humeruskopfes nach ventral, in der Regel unter das Korakoid oder subglenoidal unter den Pfannenrand, von der selteneren Luxatio posterior mit einer Verrenkung der Schulter nach dorsal. Sehr seltene Verrenkungstypen sind die Luxatio superior, die in der Regel mit einer Akromionfraktur einhergeht, sowie die Luxatio erecta mit einer 180°-Verrenkung des Kopfes unter das Glenoid bei nach oben stehendem Schaft (Abb. 1).

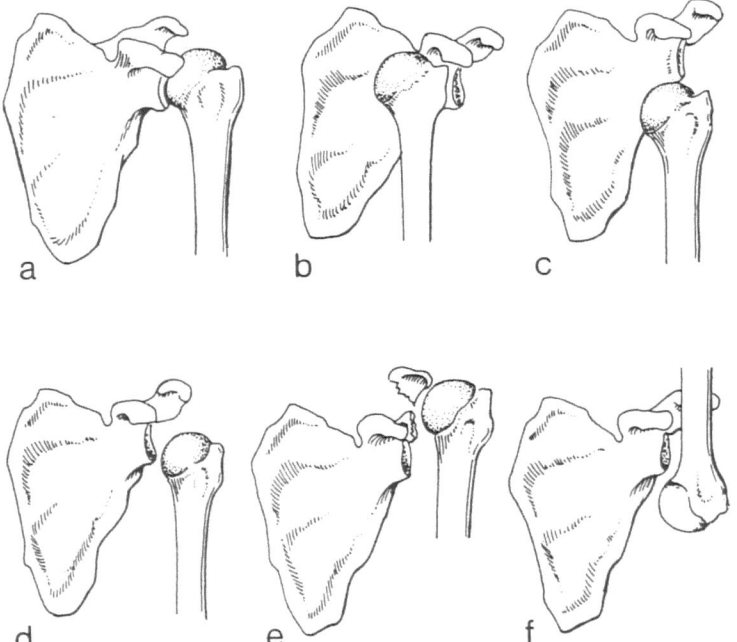

Abb. 1 a – f. Klassifikation der Schulterluxationen. **a** Normalbefund, **b** Luxatio anterior (subcoracoidea), **c** Luxatio anterior (axillaris), **d** Luxatio posterior, **e** Luxatio superior, **f** Luxatio erecta. (Nach [8])

Tabelle 1. Komplikationen bei Schulterverrenkungen

Knochen:	Hill-Sachs-Läsion, Tuberkulumabrisse, Pfannenrand-, Akromionbrüche, Korakoidabbrüche
Weichteile:	Kapselverletzungen, Limbusabrisse, Rotatorenmanschettenrupturen, Subskapularissehnenläsionen
Gefäße:	A.- bzw. V.-axillaris-Läsion
Nerven:	Läsion des N. axillaris (Plexus brachialis, Nn. medianus, radialis, musculocutaneus)

Diagnostik

Die Luxatio anterior ist wegen ihrer Häufigkeit die Luxation mit der größten klinischen Bedeutung. Vor der Reposition ist eine subtile *klinische Untersuchung* mit Dokumentation des peripheren Gefäß-Nerven-Status erforderlich, um entsprechende komplizierende Verletzungen zu erfassen. An die Möglichkeit von begleitenden Weichteilverletzungen muß gedacht werden (Tabelle 1).

In der Klinik sollten durch eine adäquate *Röntgendiagnostik* knöcherne Verletzungen, z. B. infratuberkuläre Frakturen, vor der Reposition erkannt und dokumentiert werden. Zu fordern ist eine Abbildung des Schultergelenks in 2 Ebenen, da v. a. die hintere Schulterverrenkung auf der einfachen a. p.-Aufnahme in über 60% der Fälle übersehen wird. Die streng a. p. getroffene Schulter bei 40°-innenrotiertem Arm ermöglicht im Gegensatz zur üblichen Standard-a. p.-Aufnahme eine Beurteilung des Pfannenrandes ohne Überprojektionen. Eine für den Patienten schmerzlos durchführbare seitliche Schulterblattaufnahme stellt die Gelenkpfanne mit Korakoid, Akromion und Korpus mercedessternförmig dar und läßt eine Lokalisation der Luxationsrichtung nach ventral und dorsal zu (Abb. 2).

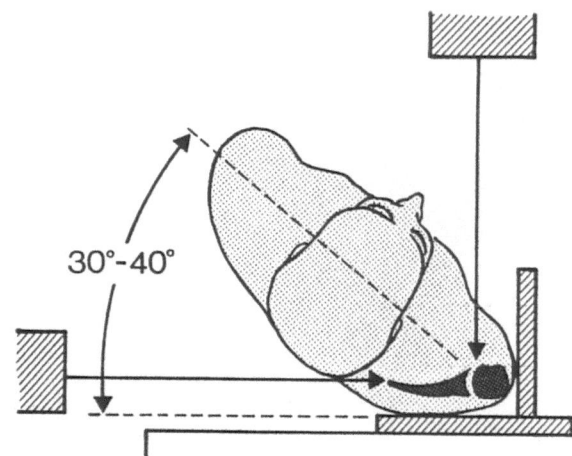

Abb. 2. Röntgendiagnostik der Schulter in 2 Ebenen: streng a. p. und transskapulär

Therapie der vorderen Schulterverrenkung

Eine Schulterverrenkung sollte nach Erkennung so rasch und schonend wie möglich eingerichtet werden, wobei als Prinzipien Längszug in Humerusschaftrichtung und Gegenzug zur Anwendung kommen.

Medikation

Die Anwendung von sedierenden, analgesierenden oder muskelrelaxierenden Medikamenten muß der individuellen Situation gerecht werden. Eine Schulterreposition, die direkt nach Trauma durchgeführt werden kann, erfordert in der Regel keine Medikation. Mit zunehmender Luxationsdauer wird die Reduktion durch Muskelspasmus und Weichteiltrauma schwieriger, so daß dann eine stufenweise Analgesierung erforderlich ist, die bis hin zur Intubationsnarkose mit Muskelrelaxation führen kann (Tabelle 2). Die seltene Schulterluxation beim Kind sollte immer in einer Narkose eingerichtet werden, hier reicht wegen der geringen Muskelmasse in der Regel eine Maskennarkose aus.

Reposition nach Arlt

Die vordere Schulterluxation wird in der Technik nach Arlt [1] reponiert. Dazu ist ein Repositionsstuhl erforderlich, der am günstigsten mit einer verstellbaren und gepolsterten Achselstütze ausgestattet ist (Abb. 3). Der Vorteil dieser Methode ist, daß sie ohne Anästhesie oder Dämpfung des Patienten durchgeführt werden kann. Nachdem Motorik, Sensibilität und Puls des verletzten Armes geprüft worden sind, setzt sich der Verletzte so auf den Repositionsstuhl, daß die Achsel der luxierten Schulter auf die Rundung der gepolsterten Achselstütze

Tabelle 2. Schmerzausschaltung zur Reposition der Schulterverrenkung

Sedation – Analgesierung – Muskelrelaxation

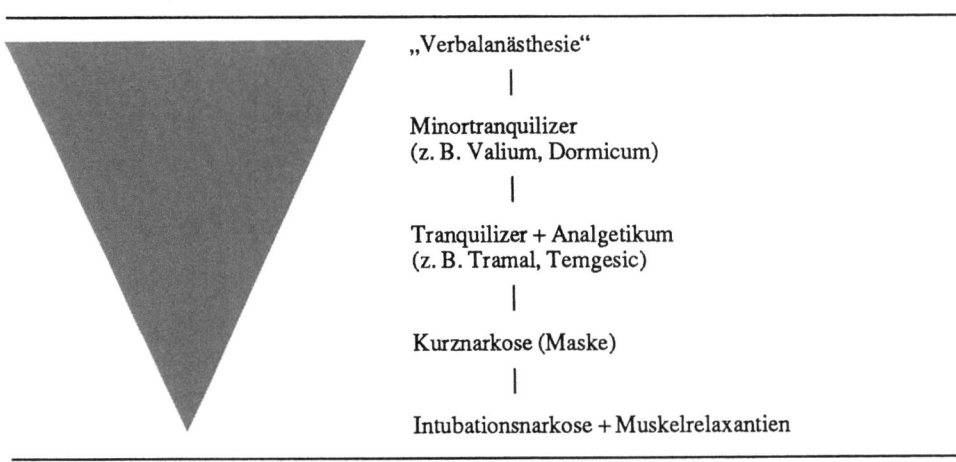

„Verbalanästhesie"
|
Minortranquilizer
(z. B. Valium, Dormicum)
|
Tranquilizer + Analgetikum
(z. B. Tramal, Temgesic)
|
Kurznarkose (Maske)
|
Intubationsnarkose + Muskelrelaxantien

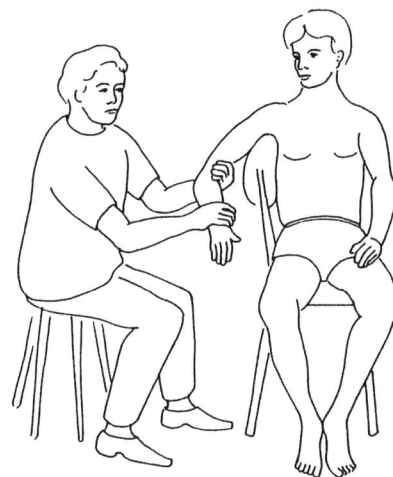

Abb. 3. Reposition der vorderen Schulterluxation nach Arlt [1]

zu liegen kommt. Die Stütze wird auf die richtige Höhe gestellt, und zwar so, daß der Patient bequem sitzen kann, die Schulter dabei aber nicht hochgedrückt wird. Der Arzt setzt sich auf ein Stufenbänkchen und faßt den rechtwinklig gebeugten Unterarm des Patienten so mit beiden Händen, daß er bequem einen sanften Zug in der Richtung ausüben kann, in die der Oberarm des Verletzten zeigt. Es ist sehr wichtig, stetig und ohne Drehbewegung in dieselbe Richtung zu ziehen, denn dadurch werden Schmerzen bei der Einrichtung vermieden. Bei Schmerzen aber spannt der Verletzte sofort seine Muskulatur an, und der wichtigste Faktor dieser Repositionsmethode, nämlich die Entspannung, fällt weg. Aus demselben Grund ist es auch sehr wesentlich, den Patienten abzulenken. Ein beruhigendes Gespräch oder Fragen, die man ihm stellt, helfen sehr bei der Reposition. Ungünstig ist ruckweises Ziehen, brüskes Drehen oder Adduzieren des Armes. Man darf die Reposition nicht erzwingen wollen. Meistens gelingt sie schon nach wenigen Sekunden, was in der Regel durch ein Schnappen angezeigt wird. Manchmal muß man aber eine Minute und länger ziehen und evtl. vorsichtig drehen.

Reposition nach Hippokrates

So gut diese Methode auch ist, gibt es doch immer wieder Fälle, bei denen die Einrichtung nicht gelingt. Man wird dann die Reposition nach Hippokrates in Allgemeinnarkose durchführen (Abb. 4). Der Verletzte wird in Rückenlage auf dem Gipstisch gelagert und die Narkose eingeleitet. Es wird so lange gewartet, bis der Patient gut entspannt ist. Der reponierende Arzt zieht einen Schuh aus (bei rechtsseitiger Schulterverrenkung den rechten Schuh und umgekehrt) und umwickelt seinen Fuß mit Watte. Die verletzte Schulter wird nun so gelagert, daß sie die seitliche Tischkante etwas überragt. Dann faßt der Arzt mit beiden Händen das Handgelenk des verletzten Armes und stemmt bei gestrecktem Bein seine gepolsterte Ferse als Hypomochlion in die Achselhöhle. Durch Rückneigen des Oberkörpers wird mit den beiden gestreckten Armen ein gleichmäßiger Längszug ausgeübt. Meistens springt schon nach wenigen Sekunden der luxierte Oberarmkopf in die Pfanne. Bei schonender Technik lassen sich Plexusverletzungen sicher vermeiden.

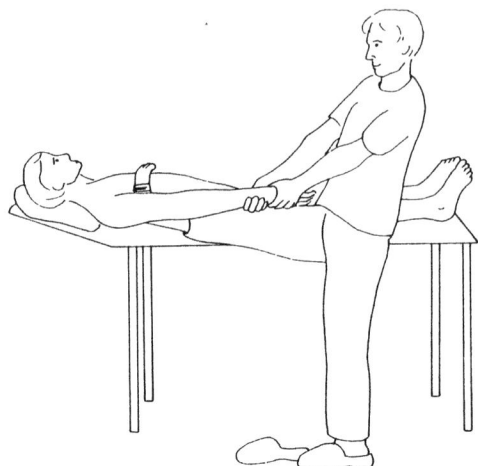

Abb. 4. Reposition der vorderen Schulterluxation nach Hippokrates

Weitere Repositionsmanöver

Weitere Repositionsmanöver bei vorderer Schulterluxation bestehen in der Ausübung eines einfachen Längszuges in Achsenrichtung des Humerusschaftes, was in den ersten Minuten nach Trauma eine problemlose Einrichtung ermöglichen kann. Eine axilläre Schlinge, über die ein Gegenzug ausgeübt wird, kann ebenfalls in Kombination mit einfachem Längszug die Schulterreposition ermöglichen.

Bei einer *verhakten Luxation*, die sich nicht nach Arlt und Hippokrates einrichten läßt, kann in Narkose ein Versuch mit Längszug und dosiertem Seitenzug am proximalen Humerus durch eine breite Schlinge vor einer offenen Einrichtung versucht werden. Auch hier gilt es, möglichst behutsam und schonend vorzugehen, um keine Zusatzverletzungen zu setzen (Abb. 5). Die Reposition nach Kocher [4] wird wegen der im Vergleich zu den anderen Methoden größeren Verletzungsgefahr nicht empfohlen.

Nach erfolgter Reposition ist die *Dokumentation des Ergebnisses* mit Röntgenaufnahmen sowie einer schriftlichen Fixierung der peripheren Gefäß- und Nervensituation obligat. Eine kurzfristige Ruhigstellung für einige Tage bis zum Abklingen der Akutsymptome im Gilchrist-Verband geht der *frühfunktionellen Therapie* voraus.

Eine *Indikation zur operativen Versorgung* der frischen Schulterluxation ergibt sich bei irreponiblen Verrenkungen, großen Tuberkulumabrissen oder Pfannenrandabbrüchen.

Eine *ältere Luxation*, die häufiger beim alten als beim jungen Patienten vorkommt, läßt sich bei vernarbten und kontrakten Weichteilen schon 2–3 Wochen nach dem Trauma häufig auch in Narkose nicht mehr gefahrlos einrichten und erfordert eine individuell angepaßte Indikation zur Operation durch einen erfahrenen Schulterchirurgen. Nach vorderem Zugang und Kapsulotomie müssen hier zunächst eine Gelenktoilette und eine Adhäsiolyse vorgenommen werden. Wegen der hohen Frakturgefahr des osteoperotischen Knochens ist sparsamer Instrumentengebrauch angezeigt. Die Mobilisierung muß vorsichtig erfolgen. Rotatorendefekte sollten vermieden werden, ggf. ist bei starker Reluxationstendenz die Indikation zur temporären Kirschner-Drahttransfixierung zu stellen.

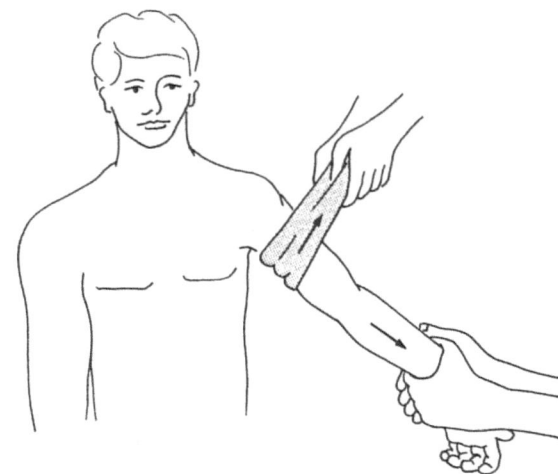

Abb. 5. Reposition der verhakten Schulterluxation

Therapie der hinteren Schulterverrenkung

Die hintere Schulterluxation ist selten und wird in der Mehrzahl übersehen, wobei die bereits erwähnte Röntgentechnik die Diagnosefindung vereinfacht. Daher ist es wichtig, überhaupt an diesen Luxationstyp zu denken.

Nach Adduktions-Innenrotations-Trauma steht der Arm des Patienten adduziert und innenrotiert. Außenrotation und Abduktion sind aufgehoben. Der hintere Schulteraspekt ist bei abgeflachtem vorderem Schulteraspekt betont und abgerundet. Akromion und Korakoid sind bei leerer Gelenkpfanne prominent.

Radiologisch stellt sich der Oberarmkopf birnenförmig dar. Die Reposition ist wegen der starken Muskelspasmen schwieriger als bei der vorderen Verrenkung. Daher ist die Indikation zur Narkose großzügig zu stellen. Die Reposition erfolgt auch hier durch dosierten, kontinuierlichen Längszug am adduzierten Arm, wobei eine Außenrotation wegen der auftretenden Hebelkräfte und Frakturgefahr vermieden werden soll. Bei Verhakungen kann man auch hier einen zusätzlichen Seitenzug am proximalen Oberarm wie bei der vorderen Luxation ausführen.

Reposition der Luxatio erecta

Die Luxatio erecta ist eine sehr seltene Luxationsform. Sie wird durch ein Abduktionstrauma hervorgerufen, wobei der Humeruskopf unter dem Akromion herausgehebelt wird und unter das Glenoid zu liegen kommt. Der Schaft steht senkrecht nach oben (s. Abb. 1). Ein schweres Weichteiltrauma ist die Folge. Die Reposition erfolgt durch Zug und Gegenzug in Narkose (Abb. 6). Ist dies nicht möglich, muß davon ausgegangen werden, daß der Kopf in einem unteren Kapseldefekt eingeklemmt ist und eine chirurgische Erweiterung erforderlich wird.

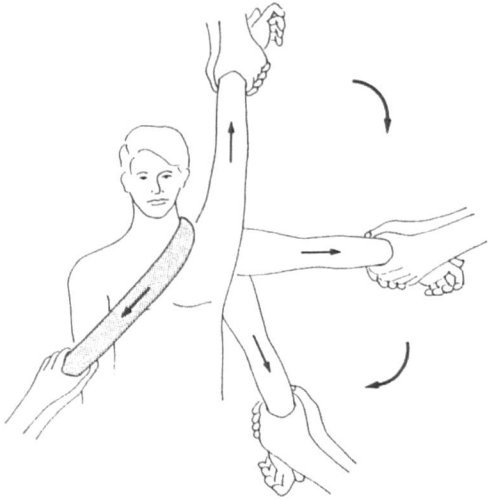

Abb. 6. Reposition der Luxatio erecta

Eine frische Schulterverrenkung läßt sich bei guter Technik in über 95% der Fälle konservativ reponieren. Ein rasches, aber schonendes Handeln mit vorwiegender Ausübung von Längszug in Achsenrichtung des Humerusschaftes ist das entscheidende Therapieprinzip. Nach Reposition ist eine radiologische und klinische Dokumentation des Repositionserfolges obligat. Iatrogene Komplikationen durch die Reposition lassen sich bei sorgfältigem Vorgehen sicher vermeiden.

Literatur

1. Arlt BR von (1941) Erfahrungen bei der Einrichtung der Schulterverrenkungen. Chirurg 13: 416 – 418
2. Aronen JG (1986) Anterior shoulder dislocations in sports. Sports Med 3: 224 – 234
3. De Souza CJ (1983) Shoulder radiography in acute trauma. Postgrad Med 73: 234 – 236
4. Kocher T (1870) Eine neue Reduktionsmethode für Schulterverrenkungen. Berlin Klin 7: 101 –105
5. Matter P, Strömsöe K, Senn E (1979) Die traumatische Schulterluxation. Unfallheilkunde 82: 407 – 412
6. Norwood LA (1984) Treatment of acute shoulder dislocations. Ala Med 54: 30 – 38
7. Rockwood CA jr (1984) Subluxations and dislocations about the shoulder. In: Rockwood CA jr, Green DP (eds) Fractures in adults, vol 1. Lippincott, Philadelphia, pp 722 – 860
8. Rowe CR (1980) Acute and recurrent anterior dislocations of the shoulder. Orthop Clin North Am 11: 253 – 270
9. Zatzkin HR (1965) The roentgen diagnosis of trauma. Yearbook Medical, Chicago

Proximaler Oberarm

G. Giebel

Kolbeweg 37, D-3000 Hannover 51

Beim Sturz nach vorn werden die schützenden Arme flektiert und abduziert. Die Pectoralismajor-, Latissimus-dorsi- und Teres-major-Muskeln bremsen diese Kräfte durch maximale Kontraktion. Die Resultierende ist nach kaudal gerichtet, wodurch auf den Oberarmkopf eine Schubkomponente wirkt [2]. Unter den Muskelansätzen als Hypomochlion bricht ein osteoporotisches Collum chirurgicum. Bei jüngeren Patienten bietet dieser Bereich mehr Widerstand, und es wird eher der Kopf aus der Pfanne gehebelt.

Bei Jugendlichen kann es auch zu einer epimetaphysären Verletzung kommen. Auch andere Unfallmechanismen, beispielsweise direkte Traumen, führen zu proximalen Humerusfrakturen.

Wie lassen sich nun proximale Humerusfrakturen reponieren? Eine einfache praktische Voraussetzung besteht darin, daß die Röntgenbilder immer so aufgehängt werden, daß man sie bei der Einrichtung gut sehen kann [1].

Vor Beginn der Reposition muß eine dreidimensionale Vorstellung der Dislokationsrichtung vorhanden sein, um gezielt und effektiv einrichten zu können.

So zeigt der Winkel jeder Achsenfehlstellung in eine bestimmte Richtung, die vor der Reposition bestimmt und gewußt werden muß.

Kinder und Jugendliche

Am wachsenden Skelett steht das zentrale Fragment meist in Flexion, Abduktion und leichter Außenrotation. Das Schaftfragment wird durch den M. pectoralis major nach vorn und medial disloziert, wobei das Periost nur medial intakt bleibt.

Logischerweise erfolgt die Reposition analog: Sowohl die seltenen Epiphysenlösungen bei Neugeborenen und Kleinkindern sowie die partiellen Epiphysenlösungen mit metaphysärem Keil beim Jugendlichen werden *bei gebeugtem Ellenbogen in Längsrichtung gezogen* und dann *durch Abduktion, Flexion und mäßige Außenrotation reponiert*.

Dabei tritt das Schaftfragment wieder durch das lateral eingerissene Periost. Es resultiert eine „Salutierstellung". Die Reposition wird meist in Vollnarkose und Rückenlage durchgeführt. Bleibt die Fraktur unter mehrmaligem Durchbewegen stabil, wird für 3 Wochen ruhig gestellt, andernfalls ist eine perkutane Kirschner-Drahtstabilisierung notwendig.

Selten sind diese Frakturen geschlossen nicht reponibel. Die Ursache dafür ist entweder die im Frakturspalt liegende lange Bizepssehne oder die Tatsache, daß die laterale Spitze des Schaftfragments in einem knopflochähnlichen Periostriß gefangen ist und nicht reponiert werden kann. In diesem Fall ist ein offenes Vorgehen durch den anterolateralen Zugang im Sulcus deltoideopectoralis zu wählen.

Da bei Kindern und Jugendlichen in etwa der Hälfte der Fälle nach unserer Erfahrung eine hypertrophe, breite Narbe resultiert, sollte die Inzision möglichst klein gehalten werden und nach einem Vorschlag von Bandi (persönl. Mitteilung) bogenförmig nach lateral abweichen. Zur Stabilisierung eignen sich besonders Kirschner-Drähte.

Erwachsene

Im wesentlichen gibt es bei Erwachsenen 2 Variationen:

Einstauchung und Achsenknick
Die Spitze des Winkels liegt gewöhnlich vorne, und das hintere Periost ist intakt. Eine Ausheilung dieser Position würde die Anteversion dauerhaft um den Betrag der Fehlstellung einschränken. Daher sollte geschlossen reponiert werden. Da das dorsale intakte Periost genügend Stabilität garantiert, kann die Fraktur zunächst *durch Längszug gelöst werden*. Durch *volle Elevation* über den „Anschlag" hinaus *läßt sich der Achsenknick korrigieren*.

Ist die Fraktur stabil, kann nach wenigen Tagen funktionell behandelt werden. Ist sie dagegen instabil, sollte eine perkutane Kirschner-Drahtosteosynthese erfolgen.

Nicht eingestauchte Fraktur
Das Kopffragment bleibt in neutraler Rotation, das Schaftfragment wird im wesentlichen durch den Pectoralis-major-Zug nach ventromedial disloziert.

Diese Frakturen sind häufig nach geschlossener Reposition instabil. Diese wird dadurch erreicht, daß zunächst ebenfalls ein *Längszug* ausgeübt wird. Dabei wird der *Schaft nach vorn geführt* und *adduziert*, um den M. pectoralis zu relaxieren. Daraufhin wird das *Schaftfragment nach lateral unter die Tuberkula geführt und eingestaucht*. Es folgt eine percutane Bohrdrahtfixation. Kann die Fraktur geschlossen nicht eingerichtet werden, so ist die lange Bizepssehne interponiert oder die Fraktur ist schon älter. In diesen Fällen ist oft eine offene Reposition und Stabilisierung notwendig.

Bei der Exposition durch den Sulcus deltoideopectoralis ist auf eine schonende Reposition zu achten. Tuberculum-majus-Frakturen, die mehr als 1 cm disloziert sind, können durch eine kleine, den Deltoideus teilende Inzision dargestellt, reponiert, mit Kirschner-Draht stabilisiert und verschraubt werden. Die stets begleitende Rotatorenmanschettenruptur sollte ebenfalls durch Naht versorgt werden.

Bei Dreisegmentfrakturen ist immer eine Rotationsfehlstellung des Kopffragmentes vorhanden. Bei Tuberculum-majus-Abriß dreht sich die Gelenkfläche nach hinten, bei Tuberculum-minus-Abriß nach vorn.

Aus diesem Grund ist eine geschlossene Reposition häufig nicht möglich.

Bei Zweisegmentluxationsfrakturen ist eine geschlossene Reposition häufig nicht möglich. Diese entspricht der Repositionstechnik der Schulterluxationen.

Eine *hintere Zweisegmentluxationsfraktur* wird reponiert, indem der *Arm bei 90°-Flexion gezogen* und *schrittweise über der Brust adduziert* wird. Auf diese Weise löst sich die Verhakung des Kopfes hinter dem Glenoid.

Die *Drei-* und *Viersegmentluxationsfrakturen* lassen sich geschlossen kaum einrichten. Es sollte, falls überhaupt, nur ein schonender Versuch gemacht werden.

Bei geringerer Verschiebung kann nach Arlt reponiert werden, bei stärkerer nach Hippokrates, wobei *auch die in die Achselhöhle eingelegte Faust vorsichtig versuchen kann, den Kopf in die Pfanne zu heben* (Trojan [4]).

Eine weitere Möglichkeit besteht darin, den *Arm nach lateral zu ziehen*, das *Akromion nach kaudal* und den *Oberarmkopf nach kranial zu pressen*. Die Einrichtung *im Flaschenzug* nach Böhler, wobei in ventrokaudale Richtung gezogen wird, findet seltener Anwendung.

Bei der offenen Reposition der *Drei- und Viersegmentluxationsfrakturen*, die in der Regel von ventral angegangen werden, ist wegen der drohenden Kopfnekrose eine sehr schonende Repositionstechnik erforderlich.

Dazu gehört, daß die Blutversorgung des Kopfes unter allen Umständen zu schonen ist, da besonders bei den Vierfragmentfrakturen ohnehin häufig eine Kopfnekrose auftritt. Der Kopf wird überwiegend durch die A. arcuata versorgt, die anterolateral im Sulcus intertubercularis eintritt. Eine geringere Rolle spielen Gefäßverbindungen mit der weiter distal eintretenden A. nutricia und Nebengefäße am Tuberculum minus und entlang des Collum anatomicum [3].

Das Gefäß-Nerven-Bündel verläuft anteromedial, der N. axillaris direkt hinter dem Schultergelenk.

Besonders die Reposition des oft nach dorsal und kaudal luxierten Kopffragmentes soll vorsichtig und ohne weitere Traumatisierung von Gelenkkapsel und Rotatorenmanschette erfolgen. Beim primären Einsetzen einer Kopfprothese bei avaskulärem Kopffragment ist die möglichst anatomische Rekonstruktion von Tuberkel und Rotatorenmanschette eine wichtige Voraussetzung für die spätere Funktion.

Literatur

1. Böhler L (1953) Die Technik der Knochenbruchbehandlung, 12./13. Aufl. Maudrich, Wien Düsseldorf
2. Kummer B (1976) Anatomie und Biomechanik der Schulter. Hefte Unfallheilkd 187: 5
3. Laing PG (1956) The arterial supply of the adult humerus. J Bone Joint Surg [Am] 38: 1105
4. Trojan E (1975) Die konservative Behandlung der Verrenkungsbrüche des Oberarmkopfes. H Unfallheilkd 126: 80

Oberarmschaft

M. L. Nerlich

Unfallchirurgische Klinik, Medizinische Hochschule Hannover, Konstanty-Gutschow-Straße 8, D-3000 Hannover 61

Bei der Behandlung und Reposition von Oberarmschaftfrakturen sind im wesentlichen 2 Punkte zu berücksichtigen:

- Die Oberarmschaftfraktur ist der Schaftbruch mit der höchsten Benignität überhaupt, d. h. man sieht eine oft erstaunlich rasche Konsolidierung und Frakturheilung. Achsenfehlstellungen von 10 – 15° werden gut toleriert.
- Die enge anatomische Nachbarschaft zwischen dem Humerusschaft und dem ihn umwindenden N. radialis kann bei brüsken Repositionsmanövern eine sekundäre Nervenschädigung möglich machen.

Dies gilt unabhängig vom jeweiligen Frakturtyp, sei dies ein Schräg- oder Biegungsbruch oder auch ein Quer- oder Trümmerbruch. So ist als häufigste Komplikation der Oberarmschaftfraktur die primäre Radialisparese durch das Trauma in etwa 8% aller Fälle zu verzeichnen [1]. In der Regel ist die Ursache der Radialisparese eine Druckschädigung im Sinne einer Neurapraxie, entsprechend sind 90% aller primären Radialisparesen reversibel. In sehr seltenen Fällen kann es auch zu einer Interposition des Nervs oder bei offenen Frakturen zur direkten Verletzung kommen.

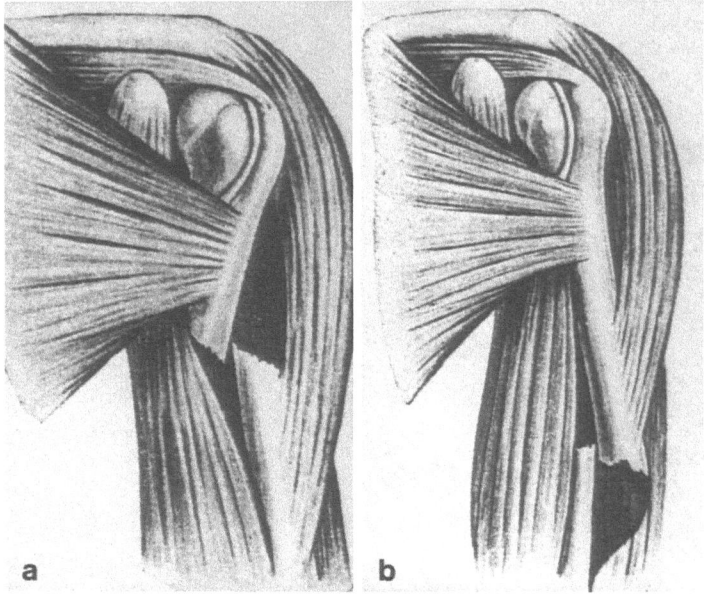

Abb. 1 a, b. Auswirkung des Muskelzuges auf die Frakturstellung

Besonderheiten der Oberarmschaftfraktur

Die Behandlung einer Humerusschaftfraktur hängt von den Komplikationsmöglichkeiten und -raten ab. Bei konservativer Behandlung wurden in unter 1% der Fälle Pseudarthrosen verzeichnet, ebenfalls in unter 1% der Fälle irreparable Radialisparesen [1]. Bei einer primär operativen Therapie steht dem eine erschreckend hohe Zahl an Pseudarthrosen und permanenten Nervenschäden gegenüber [4]. Die Ursache von Frakturheilungsstörungen bei konservativ behandelten Oberarmfrakturen liegt im wesentlichen in mangelhafter Reposition und Überextension der Fraktur begründet [3]. Es muß deshalb vor der Behandlung einer Oberarmschaftfraktur primär die sensible und motorische Nervenfunktion und die Durchblutungssituation am Arm überprüft werden. Bei vaskulären Verschlüssen ist die offene Reposition und stabile Fixation im Rahmen der Gefäßversorgung indiziert. Die primäre isolierte Radialisparese stellt jedoch keine Indikation zur offenen Reposition dar. Die Frakturhöhe ist entscheidend für Ausmaß und Richtung der Dislokation der Fragmente. Schaftfrakturen im proximalen Drittel führen durch den Zug des M. pectoralis zu einer Valgusfehlstellung, dagegen stehen Frakturen distal des Deltoideusansatzes in einer Varusfehlstellung (Abb. 1 a, b). Dies ist bei der Reposition zu berücksichtigen.

Technik des Repositionsmanövers

Das Prinzip der Reposition von Oberarmschaftfrakturen besteht in der axialen Stauchung, so daß die Fragmente Knochenkontakt haben. Die Fixation in einem Desault-Verband ist möglich, sollte aber ein Verfahren für unzuverlässige Patienten bleiben, da das mehrwöchige Tragen des um den Thorax angelegten Gipsverbandes für die Patienten nicht angenehm

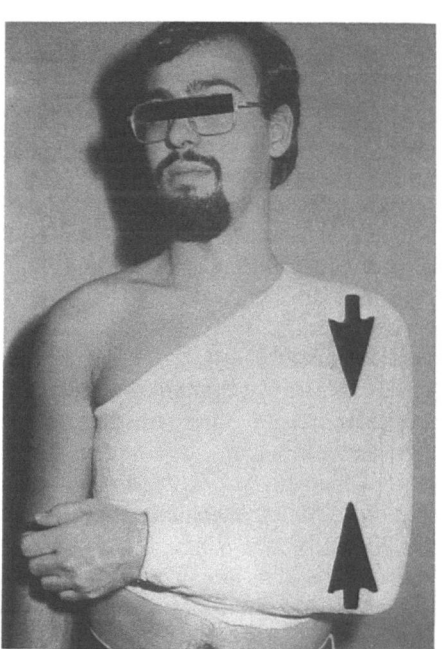

Abb. 2. Desault-Gipsverband

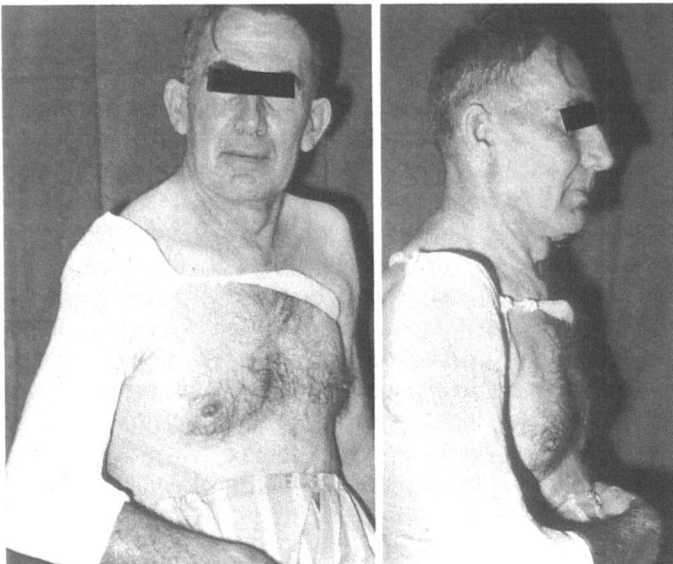

Abb. 3. U-Gips mit Schulterkappe

ist (Abb. 2). Zudem kann eine Ruhigstellung mit einfacheren Methoden sicher bewerkstelligt werden. Die primäre Ruhigstellung im kurzen Oberarm-U-Gips mit Schulterkappe ist durch seine etwas schmerzhaftere Anlage als primäre Fixationsmethode nicht sinnvoll (Abb. 3).

Unser derzeit übliches Verfahren der Reposition und Fixation von Oberarmschaftfrakturen besteht in der Anlage eines Gilchrist-Verbandes, der mit einer dorsalen Kunststofflonguette verstärkt wird (Abb. 4). Dieses Verfahren hat sich bewährt, es wird bei allen Frakturen des Oberarmschaftes ohne Altersbegrenzung durchgeführt. Bei Kindern hängt die Fixationsmethode von Zuverlässigkeit, Alter und Temperament des Kindes ab. Im Zweifelsfall ist ein Desault-Verband vorzuziehen.

Bei der Reposition der Oberarmschaftfraktur setzen wir zunächst den Patienten auf einen Hocker, und zwar so, daß er von allen Seiten zugänglich ist. Ein Helfer stabilisiert den Oberarm muffenförmig mit seinen beiden Händen. Nun wird der Schlauchverband über den Arm des Patienten vorsichtig bis in die Achselhöhle hinauf hochgezogen. Der Gilchrist-Verband wird in typischer Weise um Thorax und Oberarm herumgeschlungen und mit Sicherheitsnadeln fixiert. Das einzig Schmerzhafte an der ganzen Manipulation bei Oberarmschaftfrakturen ist die Anlage, besonders das Überstülpen des Verbandes. Geschieht dies vorsichtig, ist eine Anästhesie dazu nicht notwendig.

Anschließend wird eine Kunststofflonguette abgemessen, auf einer Seite aufgefächert und nach Aktivieren des Härters durch Eintauchen in Wasser die Longuette vom Handgelenk bis über das Schultergelenk hinauf dorsolateral angelegt. Die Fixation erfolgt lediglich mit einer elastischen Binde. Während diese Kunststoffverstärkung aushärtet, wird sie anmodelliert, wobei wieder das Prinzip der axialen Stauchung besonders wichtig ist (Abb. 5). Insofern ist hier ein Helfer nötig, der in der Phase der axialen Stauchung die seitliche Ausrichtung durch muffenförmiges Umfassen des Bruchbereiches kontrolliert.

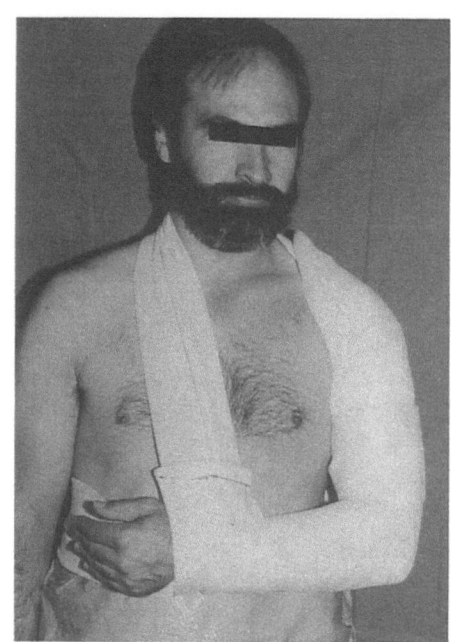

Abb. 4. Kunststoffverstärkter Gilchrist-Verband

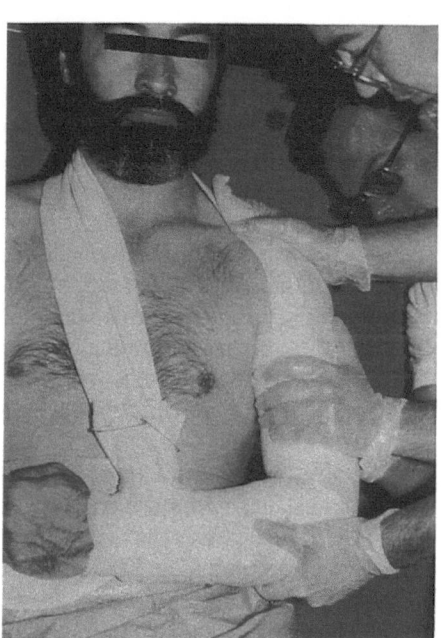

Abb. 5. Axiale Stauchung und muffenförmige Schienung bei der Reposition

Je nach primärer Dislokation der Fraktur wird gelegentlich trotz Stabilisierung des Oberarmes durch die kräftige Muskulatur und trotz Schienung durch einen Helfer eine größere Achsenabweichung vorliegen, weshalb der Einsatz eines Röntgenbildverstärkers notwendig

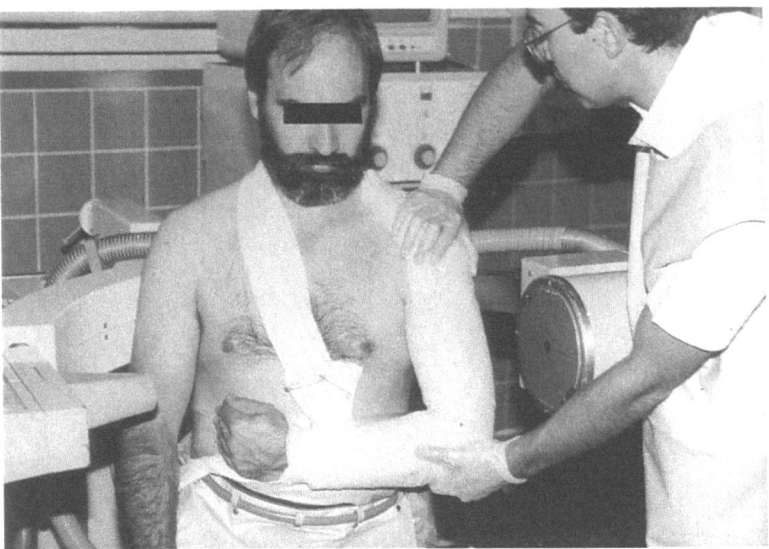
Abb. 6. Einsatz des Bildwandlers zur Reposition

werden kann. Dies ist mit Anfertigung von 2 Schrägaufnahmen jederzeit möglich (Abb. 6). Es sollte jedoch nicht der Versuch gemacht werden, unter allen Umständen eine absolut anatomische Stellung der Fragmente durch wiederholte Repositionsversuche zu unternehmen. Zum einen kann dadurch der N. radialis geschädigt werden, zum anderen können Achsenabweichungen von 10 – 15° gut sekundär, d. h. 3 Wochen nach dem Unfall, beim Verbandwechsel korrigiert werden. Zu diesem Zeitpunkt hat der Frakturkallus schon plastisch angezogen, so daß eine Achsenkorrektur nun einfach und schmerzfrei durchgeführt werden kann.

Die Stabilität des kunststoffverstärkten Gilchrist-Verbandes ist nach unserer Erfahrung ausreichend, um den Oberarmschaftbruch ruhigzustellen. Wir führen diese Methode auch bei polytraumatisierten Patienten durch. Nach der Anlage des Verbandes sind erneut Durchblutung, Motorik und Sensibilität des Arms zu überprüfen. Der Patient wird nun entlassen mit der Maßgabe, isometrisches Muskeltraining durchzuführen. Nach 3 Wochen erfolgt eine Röntgenkontrolle, dann kann in der Regel auf einen Oberarmbrace umgestiegen werden. Damit kann weiterhin selbsttätig die Ellbogen- und Schultergelenkfunktion wiederhergestellt werden. Dies ist eminent wichtig, da durch die Muskelpumpe, d. h. das Anspannen der Oberarmmuskulatur, eine spontane Ausrichtung der Fraktur möglich ist [2].

Die Grenzen dieses sehr effizienten, einfachen und für den Patienten angenehmen Verfahrens liegen bei irreponiblen Schaftfrakturen. Bei Muskelinterposition darf auf keinen Fall ein gewalttätiges Repositionsmanöver um jeden Preis durchgeführt werden. Die Muskelinterposition, die sich an einer irreponiblen Diastase zeigt, stellt die klare Indikation zur offenen, schonenden Reposition und stabilen Fixation dar. Meist ist ein Teil des M. brachialis eingeklemmt. Bei Oberarmschaftbrüchen ist ein extendierendes Verfahren, z. B. durch Hängegipsverbände oder Olekranonextensionen, nicht indiziert, da die Gefahr einer Diastasebildung dabei zu groß ist. Bei vorliegender Fragmentdiastase muß die Indikation zur Operation frühzeitig gestellt werden, um eine rasche Rehabilitation des Patienten zu erreichen.

Zusammenfassung

Die Oberarmschaftfraktur ist der gutartigste Schaftbruch, der aufgrund der Nähe des N. radialis keine brüsken Repositionsmanöver verträgt. Ziel der Reposition sind guter Fragmentkontakt unter Berücksichtigung des Muskelzuges und annähernd achsengerechte Ausrichtung der Fraktur. Eine Diastase der Fragmente muß dabei vermieden werden. Das schonendste Verfahren der Fixation stellt der kunststoffverstärkte Gilchrist-Verband dar. Die endgültige Achsenkorrektur erfolgt 3 Wochen nach dem Unfall bei noch plastisch verformbarem Frakturkallus. Dazu ist die Anlage eines Oberarmbrace als Verfahrenswechsel zur Mobilisation von Schulter- und Ellenbogengelenk möglich. Isometrisches Muskeltraining ist besonders wichtig, um durch das Anspannen der Oberarmmuskulatur den Kontakt der Fragmente und die achsengerechte spontane Ausrichtung der Fraktur zu gewährleisten.

Mit diesem Vorgehen sollten Oberarmschaftbrüche mit geringstmöglichem Aufwand effektiv behandelt werden können.

Literatur

1. Böhler L (1964) Gegen die operative Behandlung von frischen Oberarmschaftbrüchen. Langenbecks Arch Klin Chir 308: 465 – 475
2. Brüggemann H, Kujat R, Tscherne H (1983) Funktionelle Frakturbehandlung nach Sarmiento an Unterschenkel, Unterarm und Oberarm. Orthopäde 12: 143 – 149
3. Giebel G, Tscherne H, Reißmann K (1986) Die gestörte Frakturheilung am Oberarm. Ätiologie, Therapie und Ergebnisse von 40 aseptischen Fällen. Unfallchirurg 89: 353 – 360
4. Schweiberer L, Pöplau P, Gräber S (1977) Plattenosteosynthese bei Oberarmschaftfrakturen. Unfallheilkunde 80: 231 – 235

Distaler Oberarm, Ellenbogengelenk und proximaler Unterarm

R. Letsch

Universitätsklinikum Essen, Medizinische Einrichtungen der Universität – Gesamthochschule – Essen, Abt. für Unfallchirurgie, Hufelandstraße 55, D-4300 Essen

Anatomische und funktionelle Voraussetzungen

Der in der Anatomie als Regio cubiti bezeichnete Abschnitt des Armes umfaßt in seinen knöchernen Anteilen den distalen Oberarm, das Ellenbogengelenk und den proximalen Abschnitt des Unterarmes. Bei äußerer Gewalteinwirkung gibt es je nach Alter und Unfallmechanismus bestimmte Prädilektionsstellen für knöcherne Verletzungen, so daß die Kenntnis von Funktion und Morphologie der Ellenbogenregion für eine adäquate Therapie, insbesondere für eine exakte Reposition dislozierter Fragmente, unerläßlich ist.

Der im Schaftbereich röhrenförmige Humerus flacht gegen sein distales Ende immer mehr ab und läuft in Form zweier seitlicher Pfeiler zum Epicondylus medialis und lateralis aus (Abb. 1 a, b).

Von Bedeutung ist, daß der Querschnitt des Knochens bis zur Trochlea hin abnimmt, so daß dieser Teil gegenüber Schwerkräften weniger Widerstand bietet als der runde Schaft, der seinerseits bei Torsionseinwirken stärker gefährdet ist.

Der Gelenkkopf des distalen Humerus besteht aus 2 Teilen, nämlich der kräftigen walzenförmigen Trochlea humeri und dem lateral davon gelegenen wesentlich kleineren halbkugeligen Capitulum humeri. Entsprechend den 3 miteinander artikulierenden Knochen finden

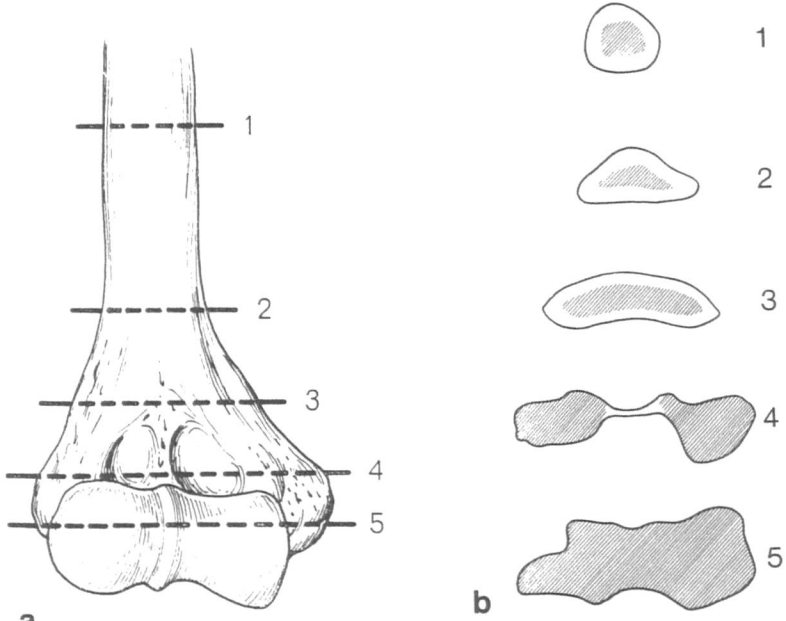

Abb. 1 a, b. Querschnitt durch den distalen Humerus

sich am Ellenbogen 3 Gelenkanteile, nämlich die Articulatio humeroulnaris, die Articulatio humeroradialis und die Articulatio radioulnaris proximalis. Alle 3 Gelenke werden von einer gemeinsamen buchtenreichen Gelenkkapsel umfaßt. Funktionell bildet das knöchern eng geführte Humero-Ulnar-Gelenk ein Scharniergelenk, während das Humero-Radial-Gelenk eigentlich ein Kugelgelenk ist, dem jedoch ein Freiheitsgrad fehlt. Das proximale Ellen-Speichen-Gelenk ist ein Kreiselgelenk, das durch seine anatomischen Gegebenheiten die Umwendbewegung des Radius um die Elle ermöglicht.

Der Kapselbandapparat ist für das Ellenbogengelenk der wichtigste Stabilisator. Das dreiteilige kräftige ulnare Seitenband wirkt einer Valgusdeformierung des Ellenbogengelenkes entgegen und schützt so das Humero-Radial-Gelenk vor übermäßiger Druckbelastung. Das radiale Seitenband umgreift gabelförmig ventral und dorsal das Radiusköpfchen und setzt ebenfalls an der Ulna an, hat also keinen direkten knöchernen Kontakt zum Radius. Die Fixation des Radiusköpfchens erfolgt durch das Lig. anulare, das bei Erwachsenen keine Luxation nach distal zuläßt. Der Kapselbandapparat ist ulnar am stärksten, ventral am schwächsten.

Bei Verletzungen des Ellenbogengelenkes kann es neben Schädigung des Skeletts auch zu Läsionen der benachbarten Weichteile, insbesondere der Nerven und Gefäße kommen. Die A. brachialis zieht beugeseitig durch die Fossa cubiti und teilt sich dort in die beiden Unterarmarterien A. radialis und A. ulnaris. Das Ellenbogengelenk ist durch ein reiches Kollateralnetz versorgt, so daß Unterbrechungen der Arterie vor ihrer Verzweigung i. allg. nicht zu Zirkulationsinsuffizienzen des Unterarmes führen (Abb. 2).

Zusätzliche Störungen, z. B. durch Spasmen oder durch schnürende Verbände, können jedoch die Versorgung so weitgehend gefährden, daß es zum Kompartmentsyndrom und später zur Volkmann-Kontraktur kommen kann.

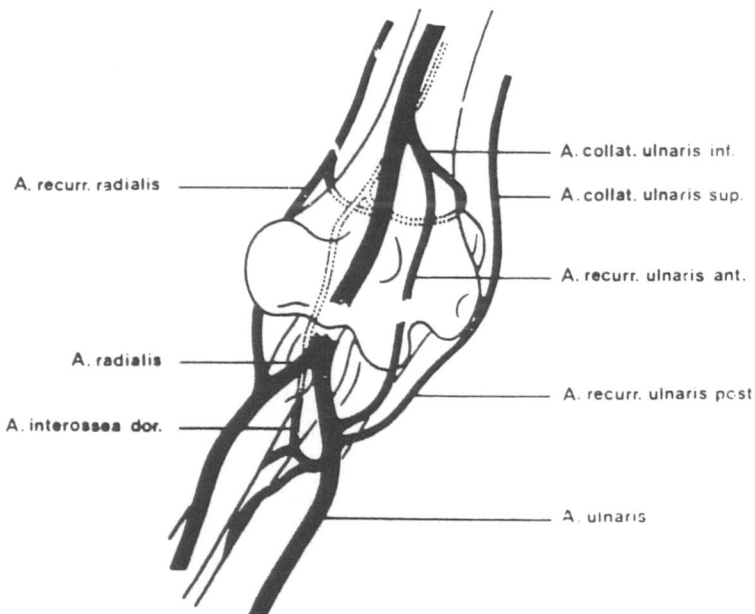

Abb. 2. Gefäßverzweigungen im Ellenbogenbereich

Von den Nerven verläuft der N. medianus auf der Beugeseite des Ellenbogens zwischen oberflächlicher und tiefer Beugeschicht. Der N. ulnaris zieht durch eine eigene knöcherne Rinne, den Sulcus nervi ulnaris, auf der ulnaren Streckseite. Er ist hier besonders gefährdet durch engen Knochenkontakt und geringe Weichteildeckung. Dritter im Bunde ist der N. radialis, der radialseitig auf der Beugeseite des Ellenbogens in der Furche zwischen M. brachialis und M. brachioradialis entlangzieht. Die Häufigkeit nervaler Begleitverletzungen wird bei Frakturen des proximalen Unterarmes mit 1%, bei Ellenbogenluxationen mit 2% und bei suprakondylären Frakturen mit etwa 3% angegeben. Hauptbetroffener ist der N. medianus. Begleitende Gefäßverletzungen werden in ca. 10% der Frakturen und Luxationen im Ellenbogenbereich beobachtet. Es ist daher von eminenter Wichtigkeit, bei der Erstuntersuchung und nach jedem Repositionsmanöver Durchblutung, Sensibilität und Motorik distal der Verletzung exakt zu prüfen und zu dokumentieren. Zusätzlich müssen im weiteren Verlauf regelmäßige Kontrolluntersuchungen, besonders bei eingegipster Extremität, durchgeführt werden. In Zweifelsfällen ist eine Arteriographie oder eine digitale Subtraktionsangiographie (DSA), die sicheren Aufschluß über Ausmaß und Lokalisation der Gefäßverletzung geben, vorzunehmen.

Distaler Oberarm

Die Frakturen des distalen Oberarmes werden nach M. E. Müller in 3 Hauptgruppen unterteilt, nämlich:

– extraartikuläre Frakturen,
– intraartikukäre monokondyläre Frakturen und
– bikondyläre Frakturen (Abb. 3).

Die suprakondyläre Humerusfraktur ist vorwiegend eine Fraktur des Kindesalters, besonders zwischen 5 und 10 Jahren. Bei Erwachsenen sind diese Frakturen seltener, da der gleiche Unfallmechanismus in der Regel zur Luxation des Ellenbogens führt. Entsprechend dem Unfallmechanismus gibt es 2 Hauptgruppen suprakondylärer Frakturen, nämlich Extensionsbrüche und Flexionsbrüche. Dabei sind die Extensionsbrüche mit 90 – 95% weitaus häufiger als die Flexionsbrüche.

Die *suprakondyläre Extensionsfraktur* stellt die häufigste aller kindlichen Frakturen überhaupt dar. Sie geht sehr oft mit erheblichen Weichteilschwellungen und -zerreißungen einher. Der Unfall kommt dadurch zustande, daß das Kind auf den ausgestreckten oder mäßig flektierten Arm stürzt und dabei das distale Fragment nach dorsal und meist auch nach lateral verschoben wird. Die Bruchlinie verläuft von dorsal proximal nach ventral distal (Abb. 4).

Der Oberarm rotiert durch den Muskelzug nach innen, der Unterarm steht oft in Varusstellung. Klinisch fällt eine deutliche Ausbuchtung des Ellenbogens nach dorsal auf. Das dorsale Periost ist oft intakt, während das ventrale immer rupturiert. Zu beachten ist, daß beim gleichen Unfallmechanismus auch Frakturen an anderen Stellen entstehen können, zum Beispiel distale Unterarmfrakturen, die nicht übersehen werden dürfen.

Die Reposition muß praktisch entgegengesetzt dem Unfallmechanismus erfolgen. Sie geschieht unter Bildverstärkerkontrolle und in Vollnarkose oder Plexusanästhesie. Dazu wird der Oberarm des Verletzten durch den Assistenten fixiert. Der Operateur zieht bei gestrecktem, supiniertem Arm am Handgelenk und distrahiert so die Fragmente (Abb. 5 a).

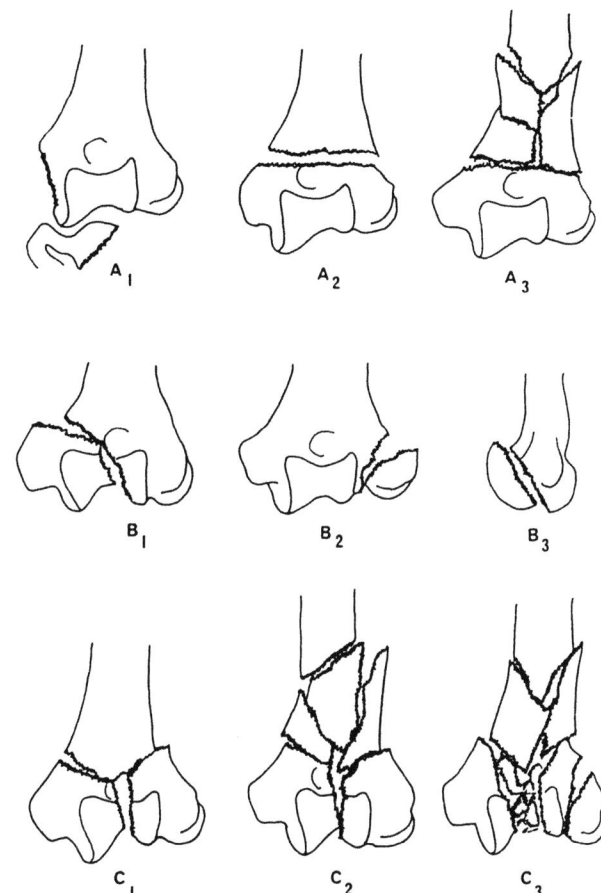

Abb. 3. Einteilung supra- bzw. diakondylärer Frakturen des Oberarms

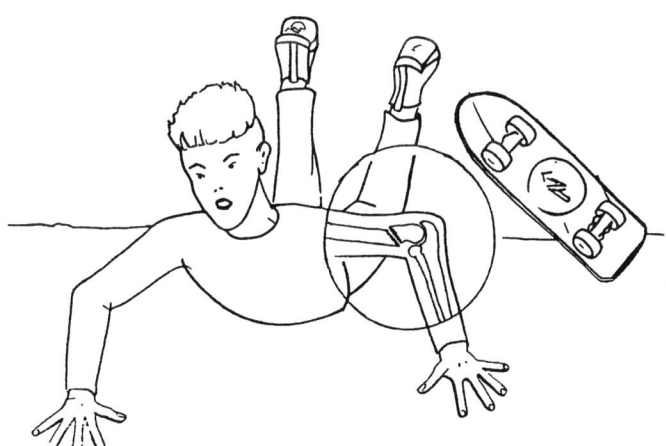

Abb. 4.
Unfallmechanismus der suprakondylären Extensionsfraktur

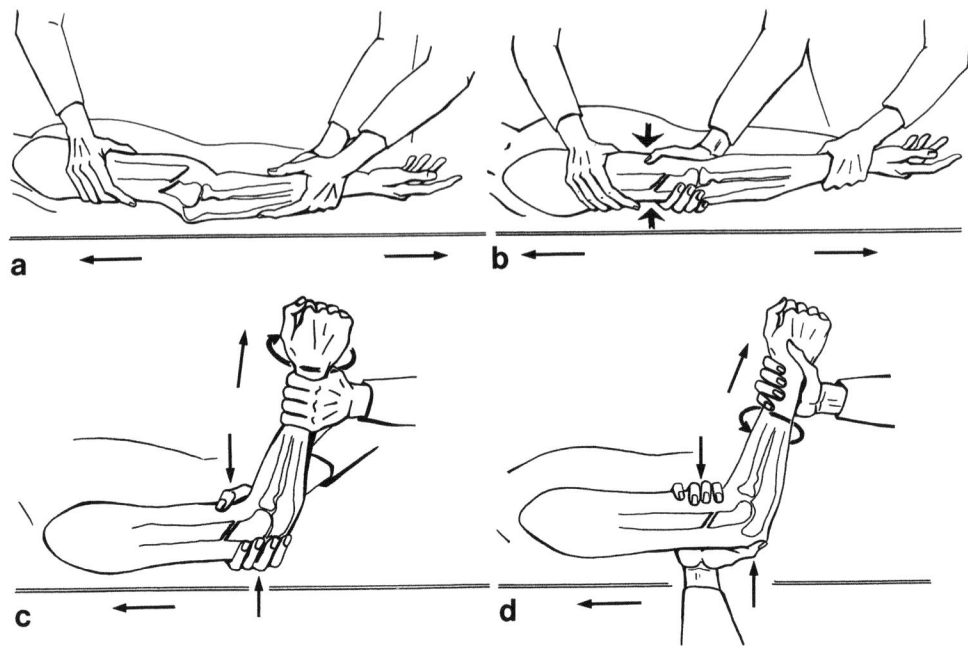

Abb. 5 a – d. Reposition der suprakondylären Extensionsfraktur. **a** 1. Schritt, **b** 2. und **c** 3. Schritt. **d** Bessere Technik

Unter Beibehaltung des Zuges wird zunächst die seitliche Verschiebung korrigiert (Abb. 5 b), sodann – weiterhin unter Zug – der Arm im Ellenbogen gebeugt.

Jetzt wird das distale Fragment nach ventral gedrückt. Behält der Operateur den bisherigen Griff bei, drücken der Daumen von oben auf das proximale, die Finger von unten auf das distale Bruchstück (Abb. 5 c).

Oft ist es günstiger, umzugreifen und das distale Fragment mit dem Daumen nach ventral zu drücken, da so eine bessere Führung möglich ist (Abb. 5 d).

Das dorsal intakte Periost bzw. der M. triceps schienen die Fraktur. Würde die bisherige Supinationsstellung beibehalten, entstünde häufig ein Achsenknick in Varusstellung. Sozusagen „im Handumdrehen", nämlich durch Pronation des rechtwinklig gebeugten Unterarmes, wird der Fehler ausgeglichen und die Fraktur steht jetzt korrekt (Abb. 6).

Die Beugung im Ellenbogen soll so weit erfolgen, wie es die Weichteilschwellung zuläßt. Hauptkriterium ist der Radialispuls. Die Retention geschieht bei Kindern bis zu 10 Jahren durch einen Verband nach Blount, bei Erwachsenen durch Oberarmgips. Ist die Fraktur instabil oder sind Gefäße oder Nerven geschädigt worden, ist die Operation indiziert. Hierbei werden die Fragmente unter Sicht des Auges reponiert und in aller Regel durch Kirschner-Drähte stabilisiert.

Die *suprakondyläre Flexionsfraktur* entsteht durch Sturz auf den gebeugten Ellenbogen (Abb. 7).

Hier zieht die Bruchlinie von ventral proximal nach dorsal distal, das distale Fragment ist nach vorn disloziert. Zur Reposition wird der Oberarm wieder durch den Assistenten fixiert,

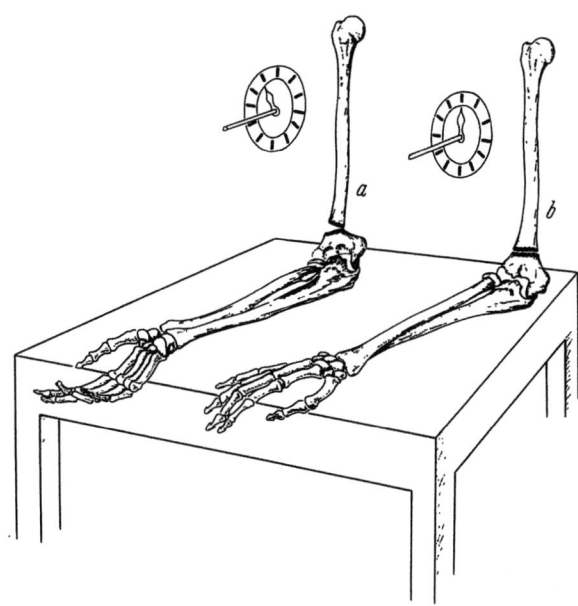

Abb. 6. Korrektur durch Pronation. (Aus [1])

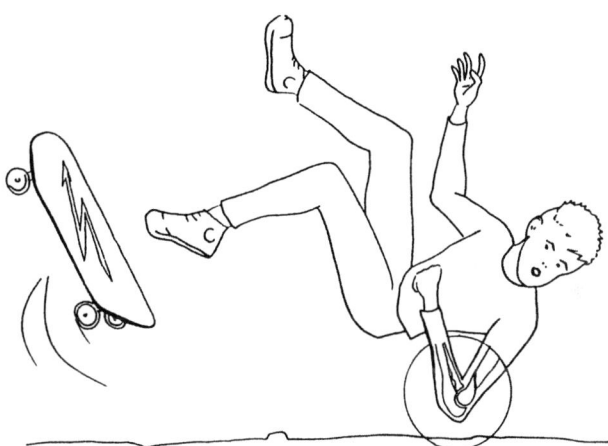

Abb. 7. Unfallmechanismus der suprakondylären Flexionsfraktur

während der Operateur durch stetigen Zug am gestreckten supinierten Unterarm die Fragmente voneinander löst (Abb. 8 a, b).

Ist dies geschehen, greift der Operateur um und korrigiert mit beiden Händen diesseits und jenseits der Fraktur seitliche Verschiebungen und Rotationsfehler. Gelegentlich kann das Eindrücken des distalen Fragmentes durch Daumendruck in forcierter Streckstellung erforderlich sein (Abb. 8 b).

Die Immobilisation der reponierten und stabilen Flexionsfraktur erfolgt im Oberarmgipsverband in 90°-Stellung. Nur bei primär instabilen Flexionsfrakturen muß der Arm so weit in Streckstellung mit supiniertem Unterarm ruhiggestellt werden, daß das intakte ventrale Periost die stabile Schienung der Fraktur gewährleistet. Es sei nochmals darauf hingewiesen,

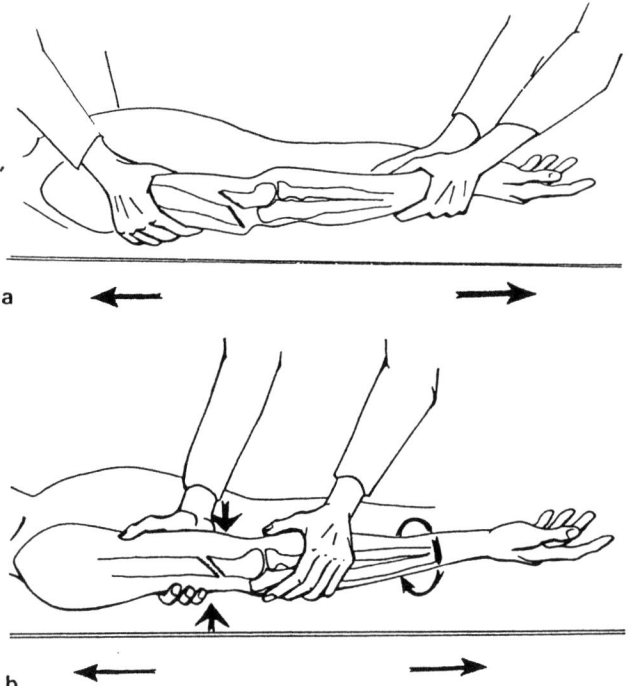

Abb. 8 a, b. Reposition der suprakondylären Flexionsfraktur.
a 1., b 2. Schritt

daß wegen der starken Gefährdung von Nerven und Gefäßen bei allen suprakondylären Frakturen die Kontrolle von Zirkulation und neurologischem Status prae und post repositionem von außerordentlicher Wichtigkeit ist, damit nicht ein Kompartmentsyndrom mit späterer Kontraktur das Ergebnis beinahe zunichte macht.

Ein weiterer typischer distaler Oberarmbruch des Kindesalters ist die *Abrißfraktur des Epicondylus ulnaris*. Bei Erwachsenen wird sie gelegentlich im Zusammenhang mit einer Ellenbogenluxation beobachtet. Der typische Unfallmechanismus ist der, daß bei einem Sturz auf den eitlich ausgestreckten Arm eine forcierte Valgisierung erfolgt (Abb. 9).

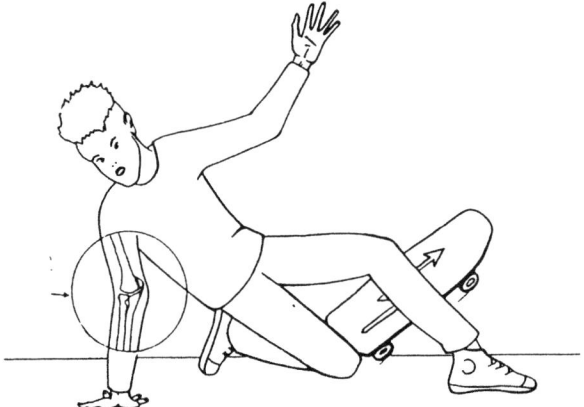

Abb. 9. Unfallmechanismus der Abrißfraktur des Epicondylus ulnaris

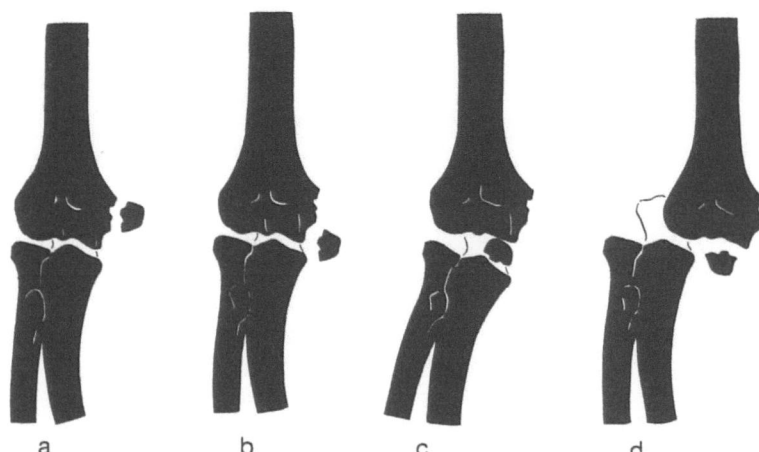

Abb. 10 a – d. Schweregrade von Abrißfrakturen des Epicondylus ulnaris

Durch Zug des starken ulnaren Seitenbandes reißt der Epicondylus ulnaris ab. Es handelt sich also um eine Luxationsfraktur, die in 4 Schweregrade (Abb. 10 a – d) eingeteilt wird, wobei von besonderer Bedeutung jene Form ist, bei der das dislozierte Fragment in den Gelenkspalt zwischen Trochlea und Incisura trochleae der Ulna einschlägt (Abb. 10 c).

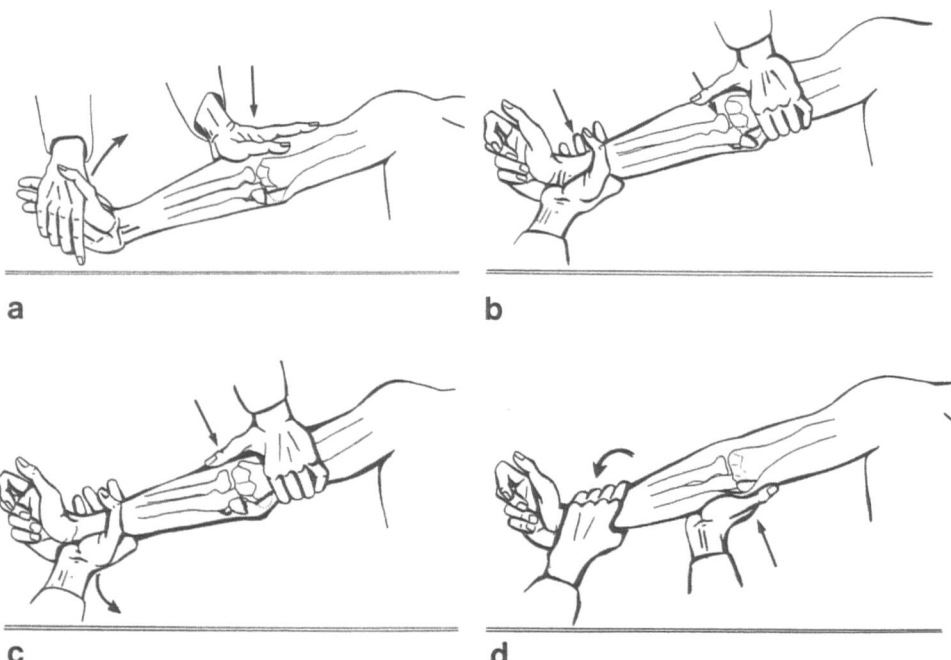

Abb. 11 a – d. Reposition des Epicondylus-ulnaris-Abrisses. **a** 1., **b** 2., **c** 3. und **d** 4. Schritt

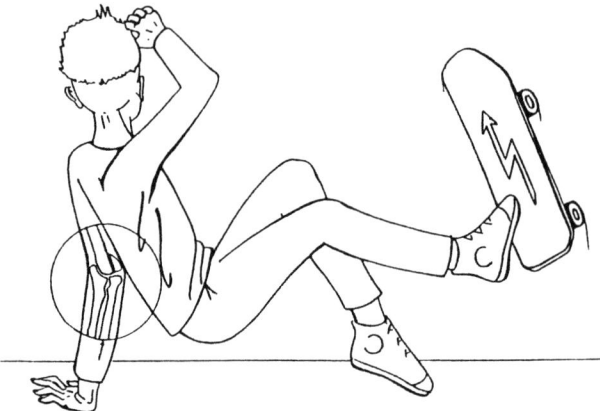

Abb. 12. Unfallmechanismus der Capitulum-humeri-Fraktur

Bei geschlossenem Repositionsversuch wird – bei gestrecktem supiniertem Arm – die Hand maximal dorsalflektiert. Der Gelenkspalt wird durch Druck auf die Radialseite nach ulnar aufgeklappt (Abb. 11 a) und der gesamte Unterarm in dieser Aufklappstellung durch Daumendruck nach ulnar subluxiert (Abb. 11 b).

Unter Beibehaltung der Subluxation wird die Radialabduktion aufgehoben (Abb. 11 c).

Wird nun der Unterarm aus der Subluxationsstellung von ulnar zurückgeschoben, so wird das Fragment durch den Condylus humeri aus der ulnaren Gelenkfläche abgestreift und stellt sich an seinem richtigen Ort ein (Abb. 11 d).

Da sich eine exakte Stellung konservativ nur selten erreichen läßt, ist meist eine Fixation mit Kirschner-Drähten erforderlich.

Als letztes Beispiel distaler Oberarmfrakturen, die einer geschlossenen Reposition zugängig sind, sei die *Fraktur des Capitulum humeri* erwähnt. Sie entsteht dadurch, daß das Kapitulum beim überstreckten Arm auf die dorsalflektierte Hand der Radiusschaft axial staucht und nach ventral abschert (Abb. 12).

Eine Reposition ist nur bei größeren osteochondralen Fragmenten möglich, kleinere Flakes können nicht refixiert, sondern müssen operativ entfernt werden. Zur Reposition zieht der Assistent am gestreckten supinierten Unterarm, während der Operateur den Oberarm greift und dann, unter Zug, mit dem Daumen direkt das dislozierte Fragment nach dorsal in sein Bett drückt. Dabei können mäßige Umwendbewegungen des Unterarmes hilfreich sein (Abb. 13).

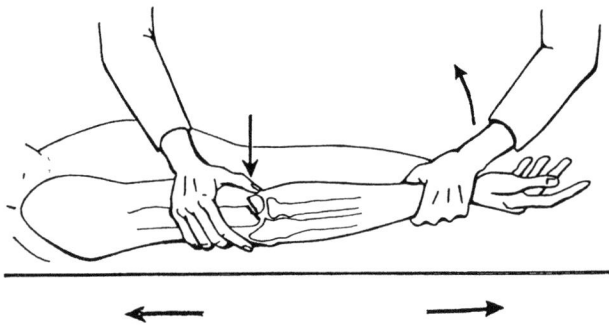

Abb. 13. Reposition der Capitulum-humeri-Fraktur

Wenn unter Bildverstärkerkontrolle das Fragment exakt adaptiert ist, erfolgt die Ruhigstellung im Oberarmgips in 90°-Beugung. Bei nicht völlig korrekter Stellung muß die Reposition blutig erfolgen.

Ellenbogengelenk

Ellenbogenluxationen entstehen durch Sturz auf den ausgestreckten oder schwach gebeugten Arm oder auch durch gewaltsames Verdrehen des Gelenks. Klinisch findet sich eine Deformierung der Gelenkkontur sowie eine federnde Fixation mit schmerzhafter Aufhebung der Beweglichkeit. Oft kommt es zu knöchernen Begleitläsionen, die sich röntgenologisch als sogenannte Abschlagfragmente darstellen. Immer liegen schwerwiegende Verletzungen des Kapselbandapparates vor. Der Stabilitätsverlust kann einfach oder komplex sein, je nachdem, ob er in einer oder in mehreren Richtungen besteht. Entsprechend der Luxationsrichtung unterscheidet man dorsale, dorsoradiale, radiale, ulnare, ventrale oder divergierende Luxationen, wobei die dorsale und die dorso-radiale Luxation die weitaus häufigsten Formen sind (Abb. 14 a – f).

Eine Operationsindikation stellt sich bei schwerem Kapselbandschaden, offenen Luxationen, bei der Bildung von Abschlagfragmenten und bei begleitenden Gefäß- oder Nervenverletzungen. Unabhängig davon, ob operiert wird oder nicht, ist die möglichst rasche und schonende Reposition des Ellenbogens anzustreben. Dies geschieht in Vollnarkose, eine Bildverstärkerkontrolle ist meist nicht erforderlich.

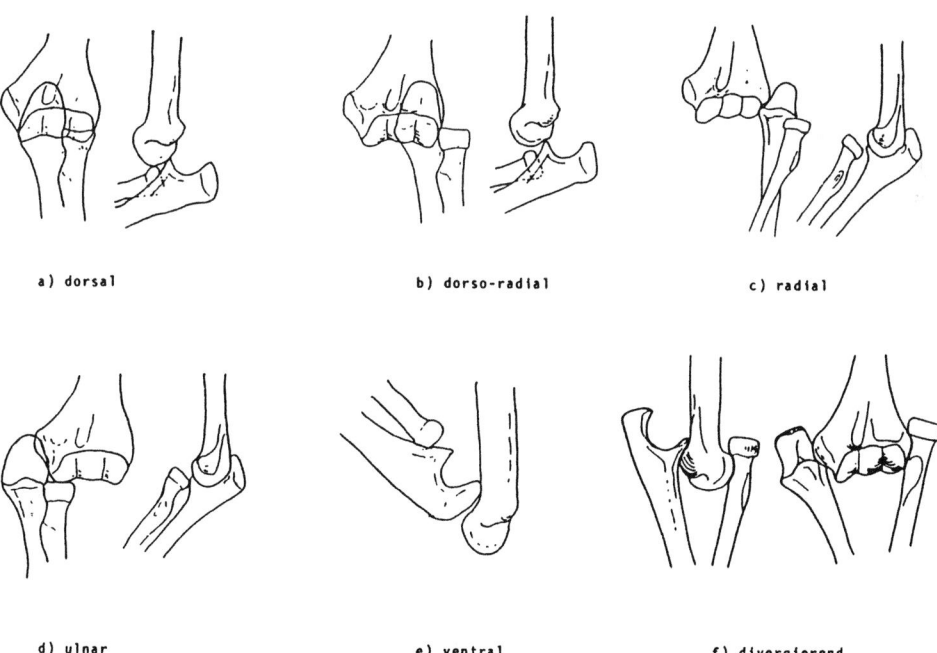

a) dorsal   b) dorso-radial   c) radial

d) ulnar   e) ventral   f) divergierend

Abb. 14 a – f. Formen der Ellenbogenluxation

Das Repositionsmanöver für die *dorsalen* und *seitlichen Luxationen* ist im wesentlichen gleich. In leichter Beugestellung und Supination des Unterarmes wird der Oberarm durch den Assistenten fixiert. Der Operateur zieht mit einer Hand am Handgelenk des Patienten, die andere Hand umgreift den Ellenbogen und korrigiert die seitliche Fehlstellung. Unter Zug wird der Unterarm gebeugt, wobei der distale Oberarm nach dorsal gedrückt wird. Bei rein seitlichen Luxationen kann es sinnvoll sein, wenn der Zug am Arm durch 2 Assistenten ausgeübt wird und der Operateur mit beiden Händen die Reposition des Ellenbogens vornimmt, da hier gelegentlich eine erhebliche Kraftanwendung erforderlich ist.

Die gelungene Reposition zeigt sich durch deutlich spürbares und oft auch hörbares Einrasten der Trochlea in die Inzisur und durch eine merkbar leichtere Gängigkeit der Bewegung. Zeigt das Gelenk bei vollständigem Bewegungsausschlag in Narkose eine Reluxationstendenz, ist eine sichere Operationsindikation gegeben. Wichtig ist wiederum die sofortige Überprüfung des Radialispulses nach der Reposition sowie der Nervenfunktion nach Aufwachen des Patienten. Die Ruhigstellung erfolgt im gespaltenen Oberarmgips, die Operation nach Abschwellung der Weichteile.

Die *ventrale Ellenbogenluxation* ist relativ selten. Dabei sind Radius und Ulna nach proximal vor den distalen Oberarm disloziert. Oft kommt es zu Abbrüchen der Olekranonspitze.

Die Reposition wird so vorgenommen, daß der Assistent den Oberarm mit beiden Händen fixiert. Der Oberarm muß auf einer Unterlage als Widerlager liegen. Der Unterarm ist in Supinationsstellung leicht gebeugt, der Operateur zieht mit einer Hand am Handgelenk des Patienten. Die andere Hand umgreift den proximalen Unterarm. Sind durch konstanten Zug die Fragmente einigermaßen distrahiert, so wird der Unterarm rechtwinklig gebeugt. Gleichzeitig wird durch Zug der proximale Unterarm distalisiert und dann herabgedrückt, wobei die Olekranonspitze deutlich spürbar über die Trochlea gleitet und dann „einrastet". Für diesen Druck nach unten ist das Aufliegen des Oberarmes wichtig. Einige Autoren empfehlen zur Lösung der Fragmente zunächst den Zug in Überstreckung. Dabei besteht aber die deutliche Gefahr der Gefäß- und Nervenschädigung, da diese über der dislozierten Ulna erheblich gedehnt werden können (Abb. 15).

Proximaler Unterarm

Den letzten Teil unserer Betrachtungen bilden die Verletzungen des proximalen Unterarmes. Frakturen der Ulna betreffen das Olekranon oder den Processus coronoideus. Beide bieten kein geeignetes Feld für geschlossene Repositionen. Sie sind in aller Regel operativ zu versorgen.

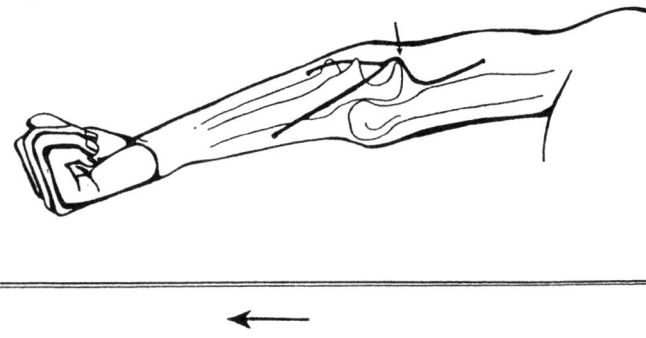

Abb. 15.
Gefäßschädigung bei Überstreckung einer ventralen Ellenbogenluxation

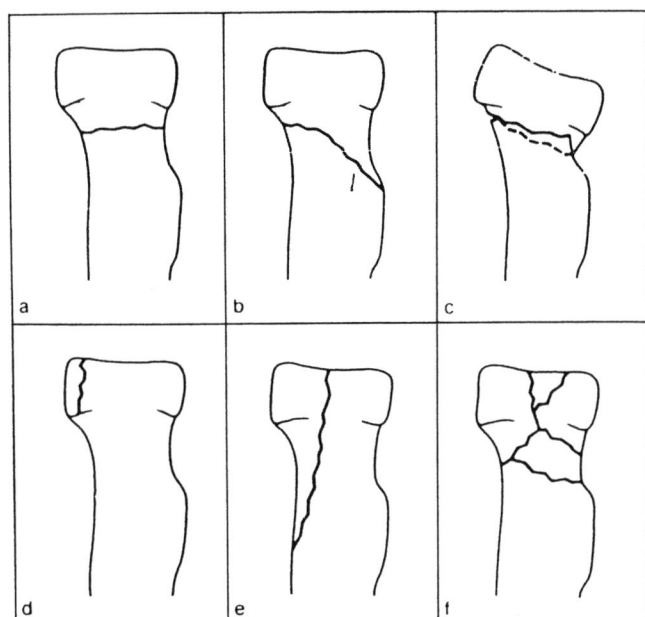

Abb. 16 a – f. Formen der Radiusköpfchenfrakturen. Ohne Gelenkbeteiligung:
a Radiushalsfraktur quer,
b Radiushalsfraktur mit metaphysärem Keil,
c Radiushalsfraktur mit subkapitaler Einstauchung.
Mit Gelenkbeteiligung:
d Randfraktur,
e Meisselfraktur,
f Trümmerfraktur

Die *Frakturen des proximalen Radius* werden eingeteilt in Brüche mit und ohne Gelenkflächenbeteiligung (Abb. 16 a – f).

Bei dislozierten Brüchen mit Gelenkbeteiligung liegt immer eine Operationsindikation vor, während bei verschobenen Radiushalsfrakturen, also den Beispielen in Abb. 16 a und b sowie, falls die Einstauchung nicht zu massiv ist, auch in Abb. 16 c, ein geschlossener Repositionsversuch angezeigt ist.

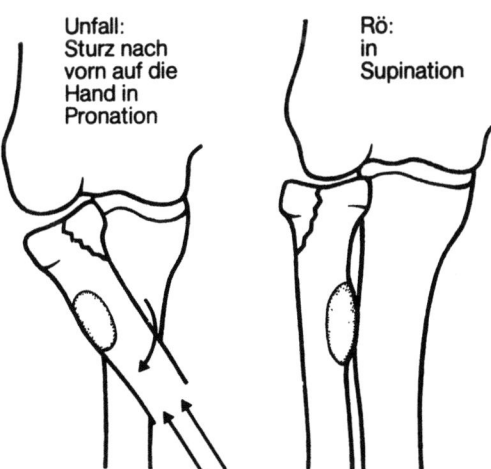

Abb. 17. Mechanismus der Radiusköpfchenfraktur

Der Unfallmechanismus der Radiusköpfchen- bzw. -halsfrakturen ist der, daß beim Sturz auf die pronierte, dorsalflektierte Hand eine axiale Stauchung den proximalen Radius imprimiert, und zwar medial stärker als lateral. Wird der Unterarm zum Röntgen dann supiniert, liegt die Läsion lateral (Abb. 17).

Das gilt nicht nur für die hier dargestellten Meißelfrakturen, auch bei den Halsfrakturen ist das abgescherte Köpfchen meist nach ventral-lateral disloziert. Die Technik der Reposition wurde erstmals 1939 von Oppolzer [15] angegeben.

Der Arm des Patienten befindet sich in völliger Streckstellung, der Unterarm wird supiniert. Der Operateur zieht mit einer Hand am Handgelenk, die andere Hand umfaßt den proximalen Unterarm. Durch Adduktion des Unterarmes mit Gegendruck auf der Ulnarseite des Ellenbogens wird das Gelenk im Varussinn aufgeklappt. Gleichzeitig drückt der Daumen gegen das dislozierte Radiusköpfchen. Ist dieses reponiert, so erfolgt die Pronation mit anschließender Beugung bis 90°. In dieser Stellung wird der Arm 3 Wochen durch einen Oberarmgips ruhiggestellt. Das Repositionsmanöver kann durch vorherige Gelenkpunktion zur Entlastung eines Hämarthros erleichtert werden. Zeigt die Röntgenkontrolle eine Überkorrektur, so kann ggf. durch Druck auf das distale Fragment eine Verbesserung der Stellung erreicht werden (Abb. 18).

Auch nach zunächst gelungenen Repositionen können durch Zirkulationsstörungen des Radiusköpfchens diese Frakturen mit Defekten ausheilen.

Als letztes Beispiel einer Repositionstechnik am proximalen Radius sei die *Chassaignac-Subluxation* des Kleinkindes genannt. In diesem Alter ist das Lig. anulare noch so weit und nachgiebig, daß ein plötzlicher Zug am muskelentspannten Arm das Radiusköpfchen herauslösen kann. Klinisch findet sich eine Schonhaltung in leichter Beugung und Pronationsstellung. Die Reposition erfolgt durch Zug an der Hand. Wird nun der rechtwinklig gebeugte Unterarm supiniert und gleichzeitig mit dem Daumen auf das Radiusköpfchen gedrückt, so kommt es in aller Regel zu einem deutlich spürbaren Einschnappen, und das Kind bewegt fast sofort den Arm wieder schmerzfrei.

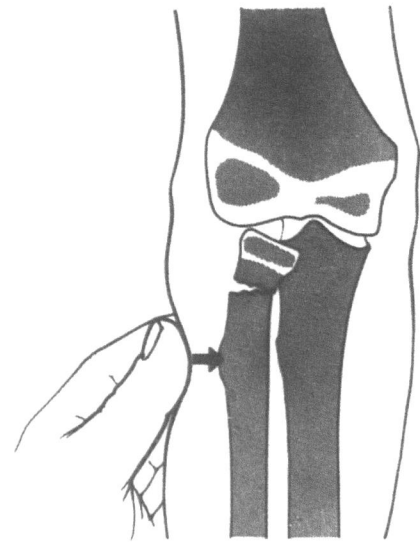

Abb. 18. Gegendruck bei Überkorrektur

Zusammenfassung

Trotz zunehmender Tendenz zur operativen Versorgung intra- und paraartikulärer Verletzungen des Ellenbogens ist die Kenntnis einer exakten geschlossenen Repositionstechnik von großer Bedeutung. Dies gilt zum einen für die Ellenbogenluxationen, die, unabhängig davon, ob sie später operiert werden oder nicht, möglichst frühzeitig wieder eingerichtet werden sollten. Auch bei Frakturen gibt es Indikationen, bei denen die konservative Therapie zu guten Resultaten führen kann, wenn Repositionstechnik und Nachbehandlung sicher beherrscht werden. Es sind dies einige Formen suprakondylärer Extensions- und Flexionsbrüche – v. a. bei Kindern –, Abrißfrakturen des Epicondylus ulnaris mit einem in das Gelenk eingeschlagenen Fragment, Brüche des Capitulum humeri, bei denen ein größeres osteochondrales Fragment vorliegt sowie einige Typen von Radiushalsfrakturen. Wichtig ist, daß vor und nach jedem Repositionsmanöver Zirkulation und neurologischer Status von Unterarm und Hand engmaschig geprüft und dokumentiert werden.

Literatur

1. Baumann E (1965) Ellbogen. In: Nigst H (Hrsg) Spezielle Frakturen- und Luxationslehre, Bd II/1. Thieme, Stuttgart
2. Beck E (1982) Konservative Behandlung von Brüchen am distalen Oberarmende. Hefte Unfallheilkd 155: 26 – 34
3. Böhler J (1950) Die konservative Behandlung von Brüchen des Radiushalses. Chirurg 21: 687 – 688
4. Böhler L (1963) Konservative und operative Behandlung der kindlichen Oberarmbrüche. Langenbecks Arch Chir 304: 630 – 637
5. Cotta H, Puhl W, Martini AK (1979) Über die Behandlung knöcherner Verletzungen des Ellenbogengelenkes im Kindesalter. Unfallheilkunde 82: 41 – 46
6. De Palma AF (1970) The management of fractures and dislocations. Saunders, Philadelphia
7. Hendrich V, Kuner EH (1982) Ursachen und Formen der distalen Humerusfrakturen. Hefte Unfallheilkd 155: 15 – 25
8. Hierholzer G (1982) Luxationen des Ellenbogengelenkes. Hefte Unfallheilkd 155: 185 – 200
9. Holz U, Weller S, Schikarski CH (1982) Ergebnisse nach konservativer Behandlung der Radiusköpfchenfraktur. Hefte Unfallheilkd 155: 126 – 133
10. Jahna H (1959) Erfahrungen mit einer ungefährlichen konservativen Behandlungsmethode bei 73 stark verschobenen kindlichen Oberarmbrüchen. Arch Orthop Unfallchir 50: 537 – 575
11. Jahna H, Wittich H (1973) Konservative und operative Behandlung von supra- und diacondylären Oberarmbrüchen (Y-, V- und T-Brüche). Aktuel Chir 8: 217 – 236
12. Jahna H, Wittich H (1985) Konservative Methoden in der Frakturenbehandlung. Urban & Schwarzenberg, Wien
13. Loeprecht H, Vollmar JF (1982) Gefäßverletzungen. Hefte Unfallheilkd 155: 73 – 79
14. Müller ME, Allgöwer M, Schneider R, Willenegger H (1977) Manual der Osteosynthese, 2. Aufl. Springer, Berlin Heidelberg New York
15. Oppolzer R. v. (1939) Zur Reposition des abgebrochenen Radiusköpfchens. Zbl Chir 66: 194 –198
16. Poigenfürst J (1982) Begleitverletzungen von Muskeln, Sehnen und Nerven bei Verletzungen des Ellenbogens. Hefte Unfallheilkd 155: 63 – 72
17. Sarmiento A, Latta LL (1984) Nichtoperative funktionelle Frakturenbehandlung. Springer, Berlin Heidelberg New York Tokyo
18. Scheuer I (1978) Konservative und operative Behandlung von Radiusköpfchenbrüchen und ihre Ergebnisse. Aktuel Traumatol 8: 119 – 121
19. Schmit-Neuerburg KP (1982) Biomechanik des Ellenbogens. Hefte Unfallheilkd 155: 1 – 13

20. Schuppisser JP, Althaus A, Frey H, Pfeiffer KM (1984) Frakturen des proximalen Radiusendes. Unfallheilkunde 87: 201 – 204
21. Schwarz B, Schmitt O, Mittelmeier H (1985) Spätschäden des N. ulnaris nach Traumen am Ellenbogengelenk. Unfallchirurg 88: 208 – 213
22. Sigge W, Behrens K, Roggenkamp K, Würtenberger H (1987) Vergleich von Blountscher Schlinge und Kirschner-Drahtfixation zur Behandlung der dislozierten supracondylären Humerusfraktur im Kindesalter. Unfallchirurgie 13: 82 – 90
23. Weiß H, Wilde CD (1980) Intraartikuläre Ellenbogengelenksverletzungen im Kindesalter: Diagnostik, Therapie und Behandlungsergebnisse. Hefte Unfallheilkd 148: 468 – 473

Unterarmschaft

N. Wuelker und H. Zwipp

Unfallchirurgische Klinik, Medizinische Hochschule Hannover, Konstanty-Gutschow-Straße 8, D-3000 Hannover

Indikation

Während der Unterarmschaftbruch beim Erwachsenen in der Regel operativ versorgt wird, stellt er beim Kind eine klassische Indikation zum konservativen Vorgehen dar. Ausnahmen sind am wachsenden Skelett der zweit- und drittgradig offene Bruch und nicht ausreichend reponierbare und retenierbare Frakturen. Die Technik der geschlossenen Reposition wird auch bei den Erwachsenen angewendet, deren allgemeiner Zustand, zum Beispiel bei Polytraumatisierten, vorerst keine Operation erlaubt.

Da die spontane Korrekturpotenz besonders im mittleren Drittel des Unterarmschaftes und jenseits des 9. Lebensjahres relativ gering ist, erfordern gerade diese Frakturen perfekte Repositionstechnik, zuverlässige Gipsfixation und exakte Röntgenkontrolle. Nur Achsenabweichungen unter 10° in beiden Ebenen und korrekte Rotation sollten akzeptiert werden.

Anästhesie

Bruchspalt- und Plexusanästhesie sind bei den meist jungen Patienten nur in Ausnahmefällen indiziert. In der Regel ist die zur exakten Reposition notwendige Muskelrelaxation nur durch eine kurze Maskennarkose möglich.

Praktisches Vorgehen

Vor Beginn der Narkose werden Fingerextensionshülsen, ein mit Plastik bezogener Extensionsriemen, Gewichte, ein Schlauch für den anzulegenden Oberarmspaltgips sowie Gipslonguetten und -binden zurechtgelegt. Erst bei Einsetzen der Narkose wird der Arm abduziert, im Ellbogen rechtwinklig gebeugt und mit „Mädchenfängern" an Daumen, Zeige- und Mittelfinger über einen Ständer aufgehängt. In besonderen Fällen ist auch eine Lagerung des Armes mit gestrecktem Ellbogen notwendig, was die spätere Reposition gelegentlich erleichtert. Der Bildwandler wird horizontal an die Fraktur herangefahren und so gestellt, daß er in 2 Ebenen geschwenkt werden kann, ohne dabei den verletzten Arm selbst zu drehen. Ein mit Kunststoffolie überzogener Lederriemen wird um den Oberarm gelegt und mit Gewichten extendiert. Der Zug soll dabei etwa 10% des Körpergewichtes betragen.

Repositionstechnik

Ein Grünholzbruch mit Achsenabknickung muß gegenseitig gebrochen und ausgerichtet werden. Bei kompletten Brüchen wird unter dem Bildwandler beobachtet, ob sich die

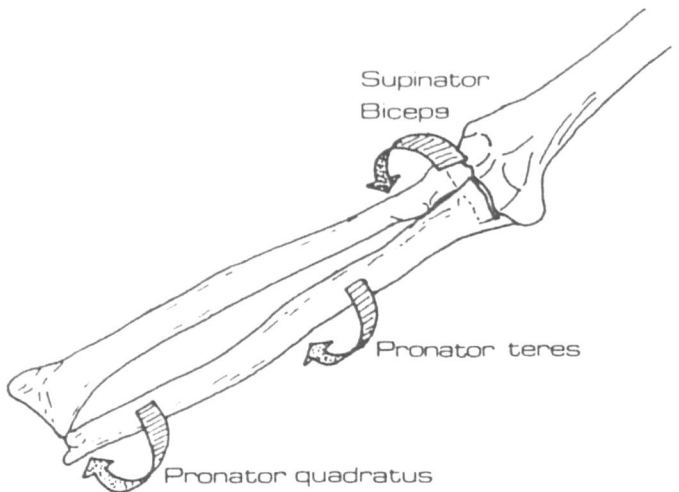

Abb. 1. Zugrichtung der Rotatoren am Unterarm

Fraktur allein durch die Extension einstellt oder ob weitere Repositionsmanöver notwendig sind.

Rotationsfehlstellungen, die eine spätere Einschränkung der Drehbeweglichkeit des Unterarms nach sich ziehen, müssen vermieden werden (Abb. 1). Dabei ist zunächst der Muskelzug an den Radiusfragmenten zu berücksichtigen. Bei Frakturen nahe am Ellbogen wird das proximale Radiusfragment durch den Zug von Supinator und Bizeps in Supinationsstellung gedreht. Um das distale Fragment in die gleiche Stellung zu bringen, muß die Hand also supiniert werden. Bei mehr distalen Frakturen wird das Fragment durch den Gegenzug des Pronator teres in Neutralstellung bzw. leichte Pronation gedreht.

In vielen Fällen können beide Frakturen durch eine alleinige Korrektur der Rotationsfehlstellung reponiert werden. Ist dies nicht der Fall, müssen zunächst die Fragmente des Radius aufeinandergestellt und verzahnt werden. Dies geschieht am besten durch Überkippung des distalen Fragmentes in Richtung der primären Dislokation und anschließende Reposition. Hat sich bei diesem Manöver die Ulna nicht selbst miteingestellt, muß vorsichtig durch Gegenzug am 5. Finger mit der einen Hand und Daumen-Zeigefingerdruck im Frakturbereich mit der anderen Hand reponiert werden.

Röntgenkontrolle

Genaue Auskunft über die Rotationsstellung gibt die Position der Tuberositas radii im Röntgenbild oder in der Bildwandlerkontrolle (Abb. 2). Sie liegt medial bei Supination, dorsal bei Neutralstellung und lateral bei Pronation.

Gipstechnik

Das Anlegen des Oberarmspaltgipses erfolgt rasch. Beim Aushärten des Gipses soll der sog. quetschende Griff Anwendung finden (Abb. 3), durch den der Abstand zwischen Radius und

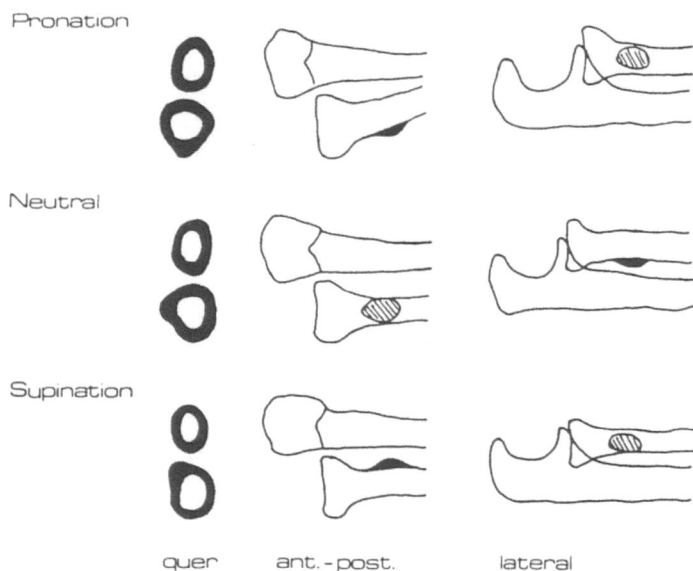

Abb. 2. Bestimmung der Rotationsstellung des Unterarmes anhand der Lage der Tuberositas radii

Ulna im Bereich der Fraktur vergrößert wird. Bevor die Narkose ausgeleitet wird, muß eine exakte Röntgenaufnahme am hängenden Arm durchgeführt werden, wobei besonders die Rotationsstellung genau überprüfbar sein muß. Neben der Beurteilung der Tuberositas radii zeigt auch ein Kalibersprung der Radiuskortikalis einen Drehfehler an (Abb. 4). Ist die Stellung unbefriedigend, d. h. mehr als 10° Achsenknickung oder fehlerhafte Rotation, muß in derselben Narkose erneut reponiert und gegipst werden.

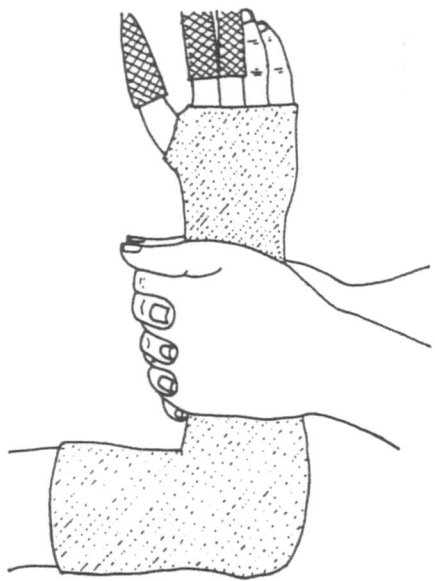

Abb. 3. Verbreitern des Abstandes zwischen Ulna und Radius durch den „quetschenden Griff"

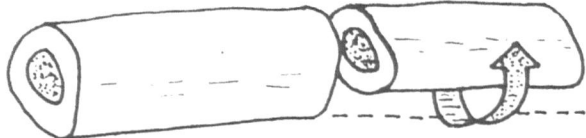

Abb. 4. Unterschiedliche Fragmentbreite am Radius als Hinweis auf eine Rotationsfehlstellung

Offene Repositionstechnik

Für die offene Repositionstechnik gelten bei Standardzugängen die folgenden Regeln: Zunächst wird die Ulna freigelegt und reponiert. Die Weichteile werden immer sparsam und schonend abgedrängt. Das Periost wird nur im Frakturbereich so wenig wie möglich abgeschoben. Muskelinterponate und Frakturhämatom werden beseitigt. Mit 2 kleinen Spanierzangen werden die Hauptfragmente reponiert, ein Biegungskeil oder größere Drittfragmente werden anatomisch eingepaßt bzw. „eingerüttelt" und interfragmentär verschraubt. Die Ulna wird passager mit 2 Schrauben und einer 3.5-DC-Platte stabilisiert. Analog wird am Radius mit Reposition und Verplattung vorgegangen. Abschließend erfolgt die vollständige Osteosynthese an der Ulna.

Bei Anwendung der gezeigten Techniken der offenen und geschlossenen Reposition, solider Gipsmodellierung sowie kritischer Röntgenkontrolle sollten heute Repositionsfehler, insbesondere hinsichtlich der Rotation, nicht mehr beobachtbar sein.

Literatur

1. Jahna H, Wittich H (1985) Konservative Methoden in der Frakturbehandlung. Urban & Schwarzenberg, Wien Baltimore
2. King RE (1984) Fractures of the shafts of the radius and ulna. In: Rockwood CA Jr, Wilkins KE, King RE (eds) Fractures in children. Lippincott, Philadelphia, pp 301 – 362
3. Muhr G, Szyszkowitz R, Greif G (1972) Zur Osteosynthese von Vorderarmbrüchen. Monatsschr Unfallheilkd 75: 23 – 29
4. Oestern H-J, Tscherne H, Muhr G (1977) Ergebnisse und Komplikationen bei 123 frischen Unterarmschaftfrakturen. Hefte Unfallheilkd 132: 407 – 414
5. Tscherne H, Oestern H-J (1974) Konservative oder operative Behandlung bei der kompletten Unterarmfraktur. Aktuel Traumatol 4: 85 – 91

Distaler Radius

H.-J. Oestern

Unfallchirurgische Klinik des Allgemeinen Krankenhauses, Siemensplatz 4, D-3100 Celle

Aufgrund ihrer Häufigkeit wird die distale Radiusfraktur häufig bagatellisiert.

Sammelstatistiken lassen jedoch erkennen, daß etwa 20% der distalen Radiusfrakturen auch bei sachgerechter, konservativer Behandlung anatomisch und funktionell unbefriedigende Ergebnisse zeigen [2, 11, 15]. Etwa 10% der Unfallverletzten bezieht eine Dauerrente [13]. Cooney u. Dobyns [5] berichteten über 31% Spätfolgen bei 565 nachkontrollierten Patienten mit distaler Radiusfraktur.

Damit wurde die über lange Zeit geltende Behauptung des Erstbeschreibers Abraham Colles von 1814 [4] widerlegt, daß unabhängig von der Stellung des Bruches die Ergebnisse immer zufriedenstellend seien.

Da das Handgelenk ein unbelastetes Gelenk ist, wirkt sich die exakte Fragmentreposition weniger auf die Entwicklung einer Arthrose und deren möglicher Folgezustände als vielmehr auf die Erhaltung einer vollwertigen Funktion aus.

Dies betrifft insbesondere Flexions- und Extensionsbewegung sowie Ulnaduktion, weniger Pro- und Supination, da hier bei distaler Fehlstellung des Radius bzw. des Ulnaköpfchens häufig genügend Kompensationsmöglichkeiten in den proximalen Gelenken bestehen.

Fehlstellungen führen einmal zu einer posttraumatischen Schleifarthrose bei Stufen- und Defektbildungen, zum anderen zu neurovaskulären Dystrophien [14], zu posttraumatischen Neuropathien, insbesondere zu einem Karpaltunnelsyndrom [10, 12], und zu Störungen im radiokarpalen, radioulnaren und ulnokarpalen Gelenkspiel, zu einem Caput-ulnae-Syndrom bei radioulnarer Inkongruenz (Ulnavorschub, Ulnafehlstellung) und zu sekundären Rupturen der langen Daumenstrecksehne [6].

Daraus ergibt sich, daß der primär korrekten Einrichtung des Bruches eine entscheidende Bedeutung für die Spätprognose zukommt.

Anästhesie

Voraussetzung für eine optimale Reposition ist eine suffiziente Schmerzausschaltung. Dazu stehen lokale Bruchspaltanästhesie, Leitungsanästhesie (subaxillärer Plexus) sowie Allgemeinnarkose zur Verfügung. Die Lokalanästhesie führt, wie die Schule um Lorenz Böhler anhand von 30 000 Fällen zeigen konnte, zu keinen Komplikationen [7]. Sie bringt genügend Anästhesie und ist ungefährlich. Die Regionalanästhesie führt zu guter Anästhesie, außerdem können die Muskelkräfte, die zur Dislokation führen, ausgeschaltet werden. Die Allgemeinanästhesie ist höchstens in äußerst schwierigen Fällen, einer nicht möglichen Reposition in Lokalanästhesie, insbesondere bei ängstlichen Patienten, oder bei Nachreposition erforderlich.

Technik der Bruchspaltanästhesie

Das Handgelenk wird entsprechend desinfiziert und der Bruchspalt mit der Nadel von der Streckseite des Handgelenkes aufgesucht (Abb. 1).

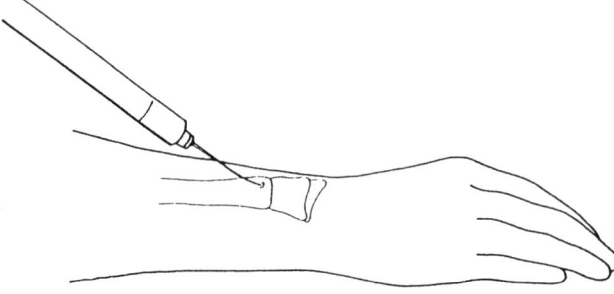

Abb. 1. Bruchspaltanästhesie. Die Nadel wird schräg von proximal-dorsal in Richtung distal-volar eingebracht, um den Frakturspalt zu erreichen

Wichtig ist dabei, daß die Nadel schräg von proximal-dorsal in Richtung distal-volar geführt wird, da sie sonst aufgrund der Dislokation den Bruchspalt nicht erreichen kann. Unter Knochenkontakt werden Blut aspiriert und 5 – 10 ccm eines 1%igen Lokalanästhetikums ohne Vasokonstriktorenzusatz in das Hämatom gespritzt.

Repositionstechnik

Distale Radiusfraktur mit dorsaler Dislokation

Der Patient liegt auf dem Rücken, die Schulter am Tischrand, der Oberarm ist auf 90° abduziert und der Unterarm steht in einer Neutralposition.

Die Einrichtung des Bruches wird nach dem Prinzip von Zug- und Gegenzug und manuellem Druck ausgeführt. Die Extension erfolgt über Extensionshülsen, sog. Mädchenfänger, die an einem Extensionsständer [8] aufgehängt sind. Der Zug verläuft über den Daumen. 2. und 4. Finger werden ebenfalls mit „Mädchenfängern" ausgehängt. Dadurch befindet sich die Hand in einer Mittelstellung, und eine Rotation des Karpus wird vermieden. Alleiniger Zug am Daumen führt über eine Rotation des Karpus zu einer Verlängerung der ulnaren Bandverbindungen und zu einer Subluxationsstellung der Hand mit entsprechend eingeschränkter Funktion. Die reine Zugdauer beträgt 5 – 10 min.

Repositionsmanöver

Ein großer Teil der Frakturen richtet sich allein durch Zug und Gegenzug ein. Die meisten Brüche benötigen jedoch eine manuelle Reposition, die zunächst mit dem Ausgleich der Dislokation nach radial beginnt (Abb. 2). Dies wird durch verstärkten Zug am 1. Mittelhandknochen unter Kippung nach ulnar und Gegenzug am Unterarm erreicht. Anschließend wird die Dislokation nach dorsal reponiert (Abb. 3). Eine Hand umfaßt als Gegenhalt von volar her den distalen Unterarm in Höhe des proximalen Fragmentes, mit der anderen Hand wird Druck von dorsal auf das distale Fragment und die Handwurzel ausgeübt. Dabei muß eine zu starke Flexion nach volar vermieden werden, um eine volarseitige Fragmentaussprengung zu vermeiden. Eine zu forcierte Reposition kann ebenso zu einer Volarabkippung des distalen Fragmentes führen.

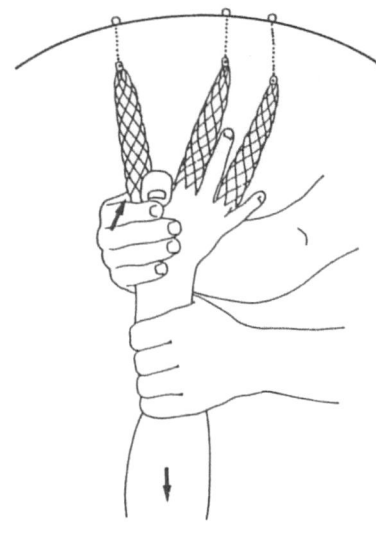

Abb. 2. Durch verstärkten Zug am 1. Strahl wird die Dislokation nach radial ausgeglichen

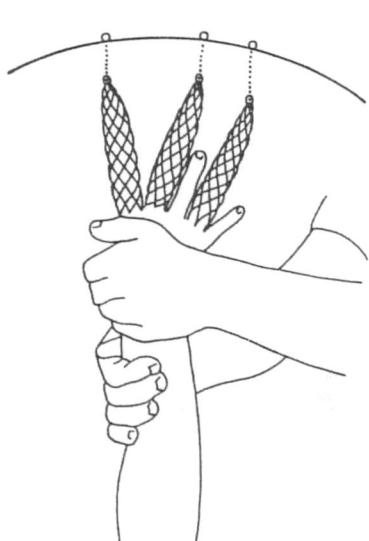

Abb. 3. Reposition der Dislokation nach dorsal durch Druck mit dem Kleinfingerhandballen von dorsal auf das distale Fragment. Der Gegendruck im Bereich des Unterarmes erfolgt mit dem Daumenballen

Die Einrichtung erfolgt mit dem Kleinfingerballen, während der Gegendruck mit dem Daumenballen ausgeübt wird. Ein punktueller Druck von dorsal nur auf das distale Radiusfragment kann zu einer Pronationsfehlstellung und damit Supinationsbehinderung führen.

Repositionstechnik nach Charnley

Charnley vergleicht die Frakturflächen des proximalen und distalen Fragmentes mit den Zähnen zweier Räder, die falsch ineinander greifen. Ist der distale Zahn um 2 Zähne gegen

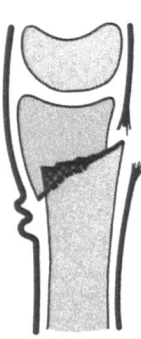 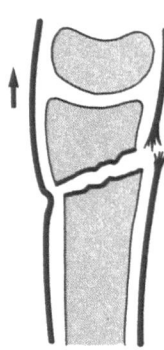 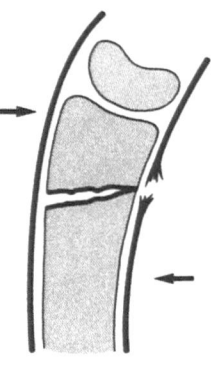

Abb. 4. Bei der Reposition wirken das vorhandene Periost und die Sehnenscheiden als Zuggurtung für die Reposition der Fraktur. Man beachte den dorsalseitigen Defekt, der z. T. für eine sekundäre Dislokation verantwortlich ist

das proximale Rad versetzt, kann einfacher Druck die beiden Räder nicht wieder in die richtige Verzahnung bringen, ohne die Zähne abzuscheren.

Mit einfachem Vorwärtsdrehen bleibt die Verschiebung um 2 Zähne bestehen.

Charnley hat deshalb vorgeschlagen, die Dorsalabwinkelung der Hand vor der weiteren manuellen Reposition zu verstärken und dabei gleichzeitig einen Zug in der Längsrichtung auszuüben. Durch diese beiden Bewegungen wird es möglich, die Zähne des 1. Zahnrades wieder in die richtige Stellung zu den entsprechenden Zähnen des 2. Zahnrades zu bringen. Eine dieser beiden Bewegungen allein bringt keine Aufhebung der Verschiebung.

Die Reposition gelingt um so leichter, je weniger Weichteile an der Streckseite zerrissen sind, denn das noch vorhandene Periost und die Sehnenscheiden wirken als Zuggurtung für die Reposition der Fraktur und verhindern eine Überkorrektur (Abb. 4).

Frakturen mit Dislokation nach volar

Hier wird zuerst durch Zug und Gegenzug am Unterarm die Achsenknickung in der Frontalebene korrigiert. Die Reposition in der Sagittalebene erfolgt dadurch, daß man die Hand als Gegenhalt dorsalseitig quer an das proximale Fragment legt und mit der anderen Hand drückt, die dorsalseitig quer an der Handwurzel und am distalen Fragment liegt, wodurch das verschobene Fragment nach dorsal in die korrekte Position geschoben werden kann [7].

Epiphysenlösungen mit Verschiebung nach dorsal

Hier erfolgt die Aufhängung ebenfalls wie bei den typischen Radiusfrakturen. Der Zug wird einige Minuten belassen, die Fragmente lösen sich dadurch. Dies ist sehr wichtig, da bei einem zu frühen Repositionsversuch unter Umständen die Epiphysenfuge geschädigt werden kann.

Man benötigt bei dieser Reposition keinen Gegenhalt, weil Epiphysenlösungen dort immer einen diaphysären Keil haben und damit ein Überkorrigieren nicht möglich ist. Gelingt die Reposition in dieser Weise nicht, erfolgt sie über einen Keil.

Literatur

1. Böhler L (1953) Technik der Knochenbruchbehandlung, 12. und 13. Aufl. Maudrich, Wien
2. Buck-Gramcko D (1987) Frakturen am distalen Radiusende. Hippokrates, Stuttgart
3. Charnley J (1968) Die konservative Therapie der Extremitätenfrakturen. Springer, Berlin Heidelberg New York
4. Colles A (1814) On the fracture of the carpal extremity of the radius. Edinburgh Med Surg 10: 181
5. Cooney WP, Dobyns JH (1980) Complication of colles fractures. J Bone Joint Surg 62: 613
6. Freilinger G, Zacherl H (1970) Die Ruptur der langen Daumenstrecksehne nach Radiusfraktur. Handchirurgie 2: 76
7. Jahna H, Wittich H (1985) Konservative Methoden in der Frakturbehandlung. Urban & Schwarzenberg, Wien München Baltimore
8. Krösl W (1955) Eine einfache Extensionsanordnung zur Reposition von typischen Speichenbrüchen. Arch Orthop Unfallchir 47: 583 – 585
9. Lauber P, Pfeiffer KM (1984) Offene Osteosynthese offener Radiusfrakturen. Unfallheilkunde 87: 185 – 195
10. Müller M, Poigenfürst J, Zaunbauer F (1976) Das KTS nach Speichenbruch an typischer Stelle. Unfallheilkunde 79: 389
11. Rehn J (1964) Behandlungsergebnisse typischer Radiusfrakturen. Chirurg 5: 206 – 211
12. Sarvestani G (1975) Das posttraumatische CTS. Hefte Unfallheilkd 126: 374
13. Schicker N (1982) Zur Behandlung distaler Radiusfrakturen. Aktuel Traumatol 12: 129 – 133
14. Schlosser D (1973) Sudeck'sche Dystrophie nach Verletzung des distalen Radiusendes und der Handwurzel. Langenbecks Arch Chir 334: 211
15. Seiler H, Omlor G, Betz A (1981) Zur operativen Therapie bei der frischen distalen Radiusfraktur. Unfallheilkunde 84: 139 – 149

Handwurzelknochen

H. Towfigh

Unfallchirurgische Abteilung, Malteser-Krankenhaus St. Josef, Albert-Struck-Straße 1,
D-4700 Hamm 4

Die klinische Bedeutung der Luxationen und Luxationsfrakturen der Handwurzelknochen kommt nicht zuletzt durch die große Zahl von übersehenen und nicht adäquat behandelten Verletzungen zum Ausdruck. Das Gefüge der Handwurzelknochen ist untereinander sowie zum Radius und zur Ulna, aber auch zum Mittelhandknochen hin durch straffe Bänder stabilisiert. Dies ermöglicht einerseits eine differenzierte Funktion und verhindert andererseits die Luxation. Der Luxation oder Fraktur am Handwurzelknochen gehen deshalb schwere Quetsch-, Scher- und Stauchungstraumen voraus. Während isolierte Luxationen und Frakturen der distalen Reihe der Handwurzelknochen sehr selten vorkommen, sind Verletzungen oder Brüche an der proximalen Reihe hingegen bekannte Krankheitsbilder. Bei mehrfachverletzten Patienten oder auch bei unzureichenden diagnostischen Hilfsmitteln können diese Verletzungen übersehen werden. Zur Beurteilung und Diagnosestellung ist neben der Anamnese und dem klinischen Befund die Kenntnis der Anatomie und Stellung der Handwurzelknochen und eine genaue Röntgenanalyse unerläßlich.

Grundsätzlich können Luxationen in den 3 Hauptgelenkflächen [2] vorkommen (Luxatio radiocarpea, mediocarpea und carpometacarpea), wobei selten die Luxation allein, häufiger dagegen Luxationsfrakturen beobachtet werden (Abb. 1 a – c).

Beim Sturz auf die überstreckte, selten auf die überbeugte Hand und durch indirekte Gewalteinwirkung auf die Unterarmachse entstehen Luxationen und Frakturen der Handwurzelknochen, wobei Kahnbeinfrakturen, perilunäre Luxationen und De-Quervain-Luxationsfrakturen die häufigsten sind. Der gleiche Unfallmechanismus verursacht bei älteren Patienten aufgrund der veränderten Knochenstruktur distale Radiusfrakturen loco typico.

Beim Sturz auf die dorsalflektierte Hand entstehen oft Luxationsbrüche mit Abscherung an der distalen Radiusgelenkfläche und Subluxation des Karpus (Abb. 2). Die Einrichtung gelingt ohne Schwierigkeiten durch Zug. Bei Instabilität ist jedoch die Indikation zur offenen Reposition und temporären Bohrdrahtarthrodese gegeben, wobei auch die Radiusgelenkfläche wiederhergestellt wird. Die Dauer der Fixation im Gipsverband beträgt 4 Wochen [5].

Bei Überstrecktrauma und radialer Abknickung im Handgelenk kommt es zum Abriß des Processus styloideus radii und zum Kahnbeinbruch (Abb. 3). Bei bestehender Dislokation und Distase aufgrund Zug des M. brachioradialis und Scherbewegung des Lig. radiocarpeum palmare ist die Indikation zur offenen Reposition und Stabilisierung gegeben.

Eine gute Prognose bei der konservativen Behandlung zeigen die isolierten Kahnbeinfrakturen mit Brüchen im distalen Bereich und im mittleren Drittel sowie mit querem Frakturverlauf. Für eine bessere Reposition der Kahnbeinfragmente wird der Vorderarm supiniert, das Handgelenk in 20°-Dorsalflexion und 10- bis 20°-Radialabduktion im Oberarmgipsverband mit Einschluß des Daumens ruhiggestellt. Dabei liegt das Kahnbein in der Gelenkfläche des Radius, und die Fragmente nähern sich einander.

Die traumatische Luxation oder Subluxation der proximalen Handwurzelknochen ist selten und bereitet oft diagnostische Schwierigkeiten. Die perilunäre Luxation entsteht durch Sturz auf die dorsalflektierte Hand, seltener auf die palmarflektierte Hand.

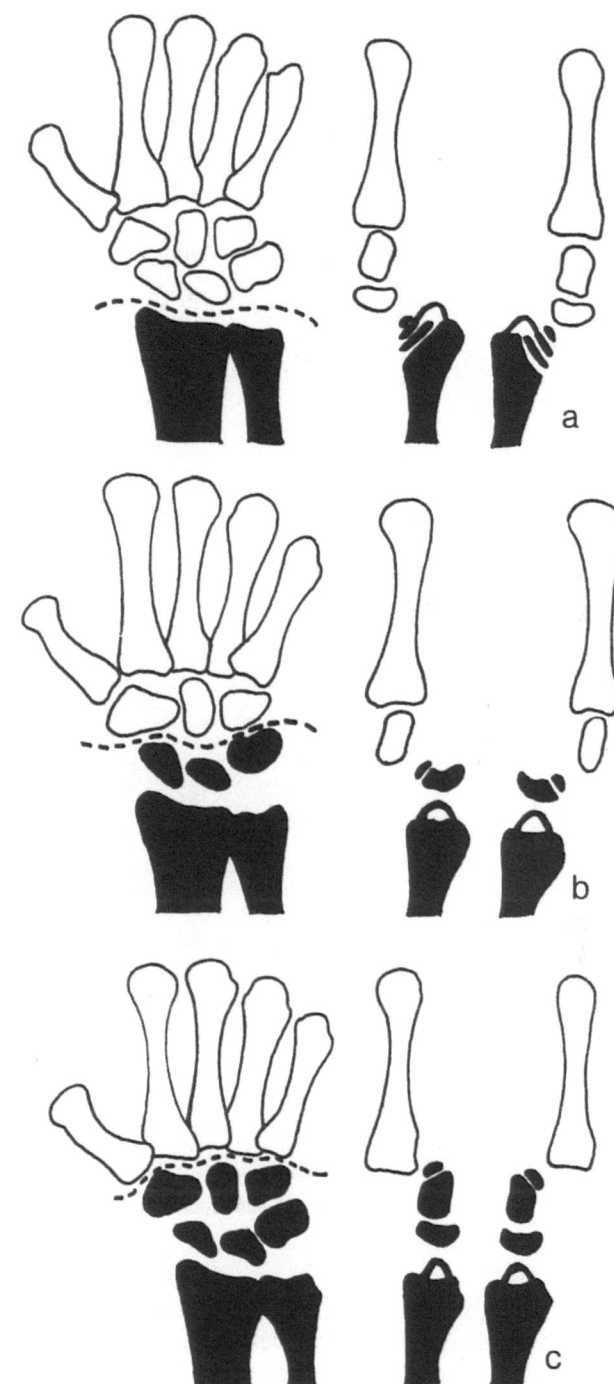

Abb. 1 a – c.
Schematische Darstellung der
Hauptgelenkflächen der Hand

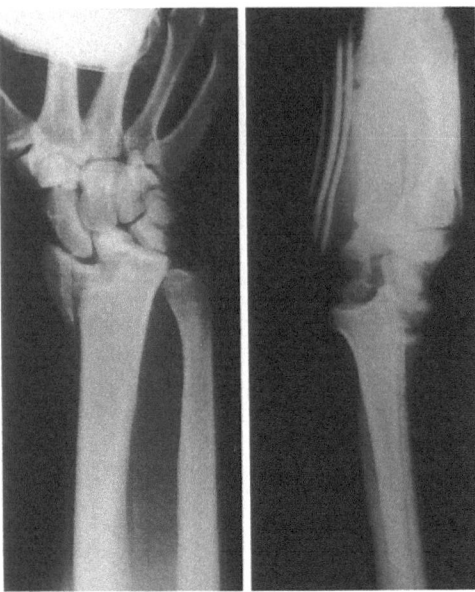

Abb. 2. Distale Radiusgelenkfläche mit Subluxation im Karpus

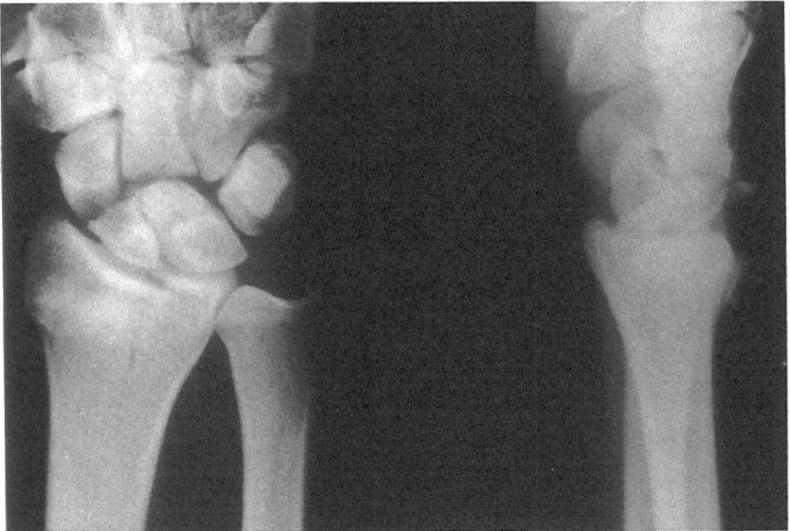

Abb. 3. Überstrecktrauma mit Abriß des Processus styloideus radii und Skaphoidfraktur

Der Zwischenraum zwischen Mondbein und Kahnbein ist genauso groß wie die Gelenkspalten der übrigen Handwurzelknochen. Ist er größer als 2 mm, so ist dies als Zeichen für eine Verletzung des radioskapholunären Kapselkomplexes, die sog. skaphoidolunäre Dissoziation, anzusehen, wobei ein Vergleich mit der gesunden Seite hilfreich ist. Ursächlich liegt hier meist eine perilunäre Verrenkung oder ein Verrenkungsbruch zugrunde. Das Kahnbein erscheint dabei gleichzeitig verkürzt.

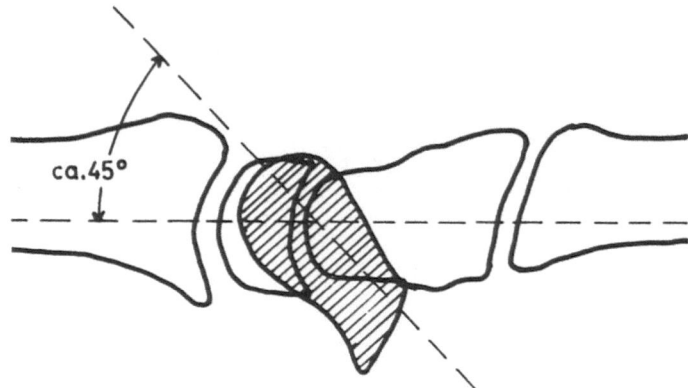

Abb. 4. Schematische Darstellung zur Bestimmung des skapholunären Winkels

Im seitlichen Röntgenbild findet man beim gesunden Handgelenk in der Neutralstellung die Achsen von Radius, Os lunatum, Os capitatum und Metacarpale II oder III in linearer Stellung. Das Kahnbein nimmt zu dieser Achse einen Winkel zwischen 30 und 60° ein (sog. skaphoidolunärer Winkel) (Abb. 4).

Bei Instabilität kommt es zur Lageänderung und damit zur Achsenabweichung dieser Knochen. Achtet man auf die röntgenologischen Charakteristika, wird die primäre Diagnostik dieser Begleitverletzung meist möglich sein.

Bei Stadium I der perilunären Instabilität nach abgelaufener perilunärer Luxation zeigt die Röntgenaufnahme eine Diastase zwischen Kahnbein und Mondbein als Ausdruck der zerrissenen Bandverbindung. Die skaphoidolunäre Dissoziation kann gelegentlich erst in maximaler Radial- oder Ulnarabduktion dargestellt werden.

Die komplette perilunäre Luxation entsteht auch durch Sturz auf die dorsalflektierte Hand, seltener durch die palmarflektierte Hand oder auch Kurbelschlag. Hier steht von der proximalen Handwurzelreihe nur noch das Mondbein in normaler Stellung dem Radius gegenüber, die gesamte übrige Hand ist nach palmar oder dorsal luxiert (Abb. 5).

Bei primärer Erkennung ist die Reposition unter axialem Zug an der gesamten Hand und Druck von palmar oder dorsal, je nach Luxationsform, leicht (Abb. 6), evtl. auch unter Extension. Der Oberarmgipsverband für 6 Wochen bringt die Bandruptur zur Ausheilung. Ist die Reposition nicht möglich oder tritt eine Reluxation auf, muß eine offene Reposition und primäre Bandnaht erfolgen.

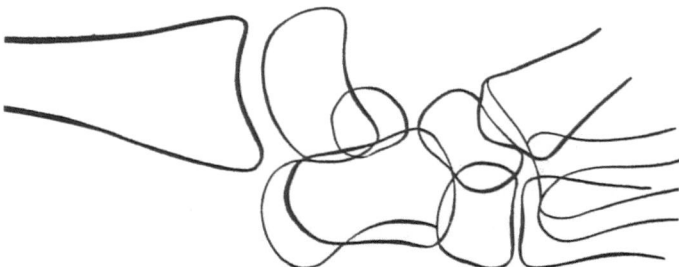

Abb. 5. Schematische Darstellung der perilunären Luxation

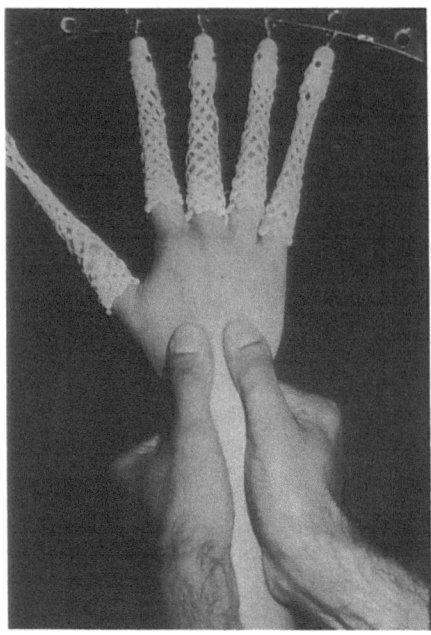

Abb. 6. Geschlossene Reposition der perilunären Luxation

Die Luxation des Lunatums selbst entsteht ebenfalls meist durch Sturz auf die dorsalflektierte Hand, gelegentlich auch durch Kurbelschlag. Nach Riß der palmaren schwachen Bandverbindung zwischen Lunatum und Kapitatum rutschen Unterarm und Mondbein gegenüber der fixierten Hand nach palmar. Schließlich rupturiert auch der dorsale Bandapparat, so daß

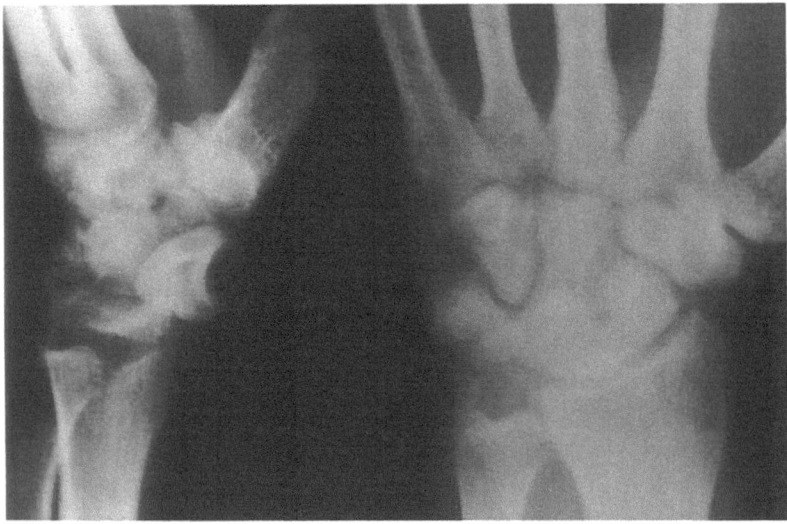

Abb. 7. Palmare Luxation des Mondbeins nach Zerreißung der Bänder

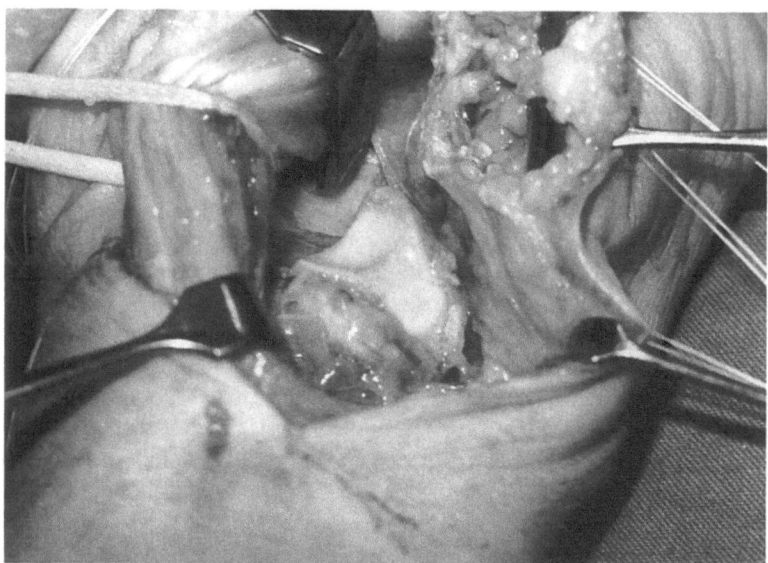

Abb. 8. Offene Reposition des Mondbeins vom palmaren Schnitt

das Mondbein in unterschiedlichem Ausmaß von der Radiusfläche verdrängt wird oder nach Aufhebung der Dorsalflexion im Handgelenk allein aus der proximalen Handwurzelreihe nach palmar luxiert.

Röntgenologisch erscheint das Mondbein in a. p.-Aufnahme dreieckig. Auf der seitlichen Aufnahme steht das Mondbein palmar von der Handwurzelreihe ab, seine Exkavation ist leer (Abb. 7).

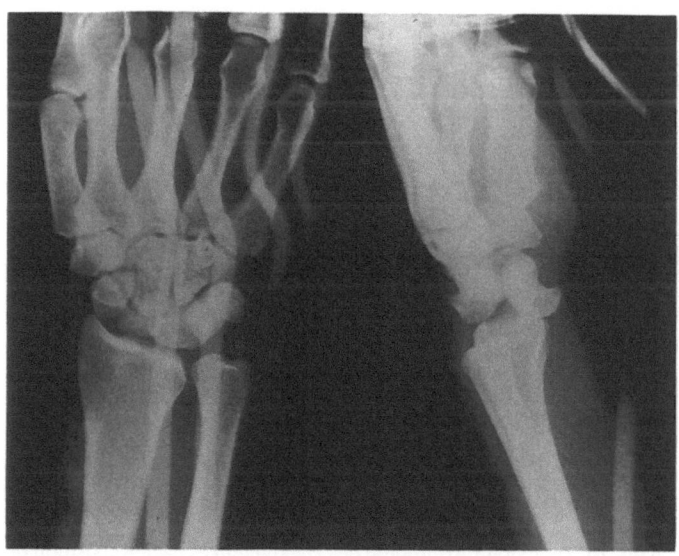

Abb. 9. De-Quervain-Luxationsfraktur

Die Reposition gelingt in den ersten Stunden meist leicht, wobei Zug und Gegenzug mit Druck auf das Mondbein oder langdauernder gleichmäßiger axialer Zug und Druck auf das Lunatum die Reposition herbeiführen.

Bei älteren Luxationen oder bei Mißlingen der Reposition ist die offene Reposition angezeigt (Abb. 8). Nach Reposition werden das rupturierte Band und die Gelenkkapsel vernäht. Bei Luxationstendenz ist eine temporäre Arthrodese der Karpalknochen mit einem Bohrdraht erforderlich. Eine Fixation im Unterarmgips über 3 Wochen ist ausreichend.

Eine absolute Indikation zur primären Operation besteht bei Mehrfragmentfrakturen des Lunatums, bei Luxation des Lunatums mit Fraktur eines anderen Handwurzelknochens und bei Frakturen von mehreren Knochen.

Bei einer perilunären Luxation mit zusätzlicher Fraktur des Kahnbeins, der sogenannten De-Quervain-Luxationsfraktur (Abb. 9) stellen wir die Indikation zur Operation, da nach Erfahrungen von Jahna sowie Wagner die konservative Therapie selbst bei sofortiger Reposition zu 50% und bei verzögerter Reposition zu 100% zu Pseudarthrosen oder Nekrosen des Kahnbeins führt [1, 4]. Nach offener Reposition und Schraubenosteosynthese des Kahnbeins ist zur Vermeidung einer Reluxation die temporäre Arthrodese mit einem transartikulär angelegten Kirschner-Draht im Handgelenk und Gipsverband zu empfehlen (Abb. 10). Die Teilverrenkung des Kahnbeins ist röntgenologisch durch eine überlagerungsfreie Aufnahme des Handgelenks in voller Supination darstellbar. Bei Fortbestehen der Beschwerden nach verheiltem Kahnbeinbruch kann oft röntgenologisch eine nicht erkennbare ligamentäre Bandruptur zwischen Kahnbein und Mondbein dargestellt werden. Die Therapie besteht dann in der Bandnaht oder Bandplastik zwischen Kahnbein und Mondbein.

Isolierte Luxation oder Fraktur der distalen Handwurzelreihe ist selten.

Eine Fraktur des Os trapezium kann nach der geschlossenen Reposition konservativ behandelt werden. Dagegen müssen Mehrfragmentbrüche offen reponiert und mit Schrauben oder Bohrdrähten fixiert werden.

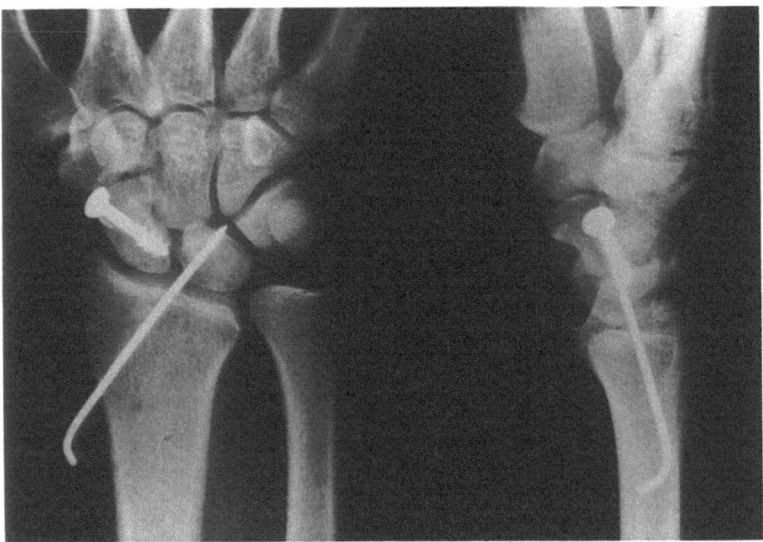

Abb. 10. Temporäre Arthrodese des Handgelenkes nach Reposition der Luxation im Handgelenk

Auch Frakturen des Os hamatum sind seltene Befunde, die erst nach entsprechenden Röntgenzielaufnahmen im Seitenvergleich diagnostiziert werden können. Im frischen Stadium ist ein Unterarmgipsverband für 3–4 Wochen ausreichend. Bei fortbestehenden Beschwerden sind Operation und Stabilisierung angezeigt.

Eine Osteosynthese wird auch bei Frakturen des Os pisiforme angewandt, falls bei konservativer Behandlung keine Beschwerdefreiheit erzielt wird, wobei hier ein besonderes Repositionsmanöver nicht empfohlen werden kann.

Kombinierte Luxationsfrakturen der Karpometakarpalgelenke und Handwurzelknochen kommen v. a. nach schwerer Quetschung der Hand und bei Mehrfachverletzten vor. Aufgrund der Beteiligung mehrerer Knochen und Weichteilstrukturen ist immer eine operative Intervention angezeigt, wobei die stabile Osteosynthese, wo immer möglich, bevorzugt angewandt werden soll.

Insgesamt stellen die Luxationsfrakturen der Handwurzelknochen eine schwere Verletzung dar, deren Erkennung für den Ungeübten Schwierigkeiten bereiten kann. Um so wichtiger ist jedoch die primäre Erkennung und adäquate Behandlung, damit in einem ohnehin schwer beschädigten Gelenk eine ausreichende Beweglichkeit wiederhergestellt werden kann.

Literatur

1. Jahna H (1965) Erfahrungen und Nachuntersuchungsergebnisse von De-Quervain'schen Verrenkungsbrüchen. Arch Orthop Unfallchir 57: 51–54
2. Schneck F (1930) Die Verletzungen der Handwurzel. Ergeb Chir Orthop 23: 1–10
3. Verdan C (1954) Le rôle du ligament anterior radio-corpius dans les fractures du scaphoide. Deductions therapeutiques. Z Unfallmed Berufskr 4: 299–307
4. Wagner CJ (1956) Perilunar dislocations. J Bone Joint Surg [Am] 38: 1198–1204
5. Weiss C, Laskin RS, Spinner M (1972) Irreducible radiocarpal dislocation. J Bone Joint Surg [Am] 52: 562–567

Mittelhand und Finger

W. Klaes

Universitätsklinikum Essen, Medizinische Einrichtungen der Universität – GHS – Essen, Abt. für Unfallchirurgie, Hufelandstraße 55, D-4300 Essen

Frakturen an Mittelhand und Fingern

Wenn ein Knochen an Mittelhand oder Finger bricht, beeinflußt die Art der Gewalteinwirkung nur Lokalisation und Typ der Fraktur. Axiale Kompression führt zu subkapitalen Frakturen, direkte Gewalteinwirkung zu Schräg- und Querbrüchen von Schaft oder Basis, Torsion zu Spiralfrakturen des Schaftes.

Die Dislokation dagegen wird fast ausschließlich durch lokale Anatomie und Biomechanik bestimmt. Diese deformierenden Kräfte gilt es bei der Reposition zu neutralisieren und bei der Retention als stabilisierende Faktoren zu nutzen.

Bei Repositionen muß man unterscheiden zwischen notfallmäßiger Beseitigung grober Fehlstellungen am Unfallort und der exakten Wiederherstellung der anatomischen Verhältnisse unter Röntgenkontrolle in der Klinik. Auch im Bereich der Hand kann gelegentlich ohne exakte Diagnose die Reposition einer Dislokation durch einfachen Zug am peripheren Teil des Strahls erforderlich sein, wenn bis zur endgültigen Versorgung in der Klinik zwischenzeitlich sekundäre Weichteilschäden oder Durchblutungsstörungen drohen.

Bei der Immobilisation der Hand im Gips für mehrere Wochen nach der exakten Reposition ist die früher geforderte strikte Funktionsstellung der Hand [45- bis 60°-Beugung der Metakarpophalangealgelenke (MP-Gelenke), leichte Beugung in den proximalen (PIP) und distalen (DIP) Interphalangealgelenken] aufgegeben worden zugunsten der sog. Intrinsicplusstellung, d. h. Beugung der MP-Gelenke in ca. 70 – 80° und Streckung der PIP- und DIP-Gelenke, da in dieser Stellung die Kollateralbänder der Gelenke angespannt sind und daher kaum eine Schrumpfung eintritt (Abb. 1).

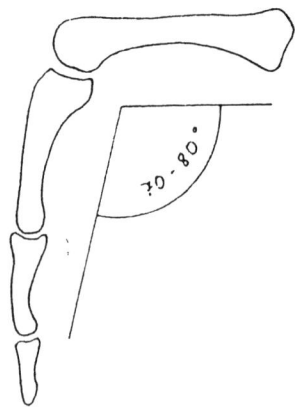

Abb. 1. Intrinsicplusstellung

Frakturen der Mittelhandknochen II – V

Frakturform und Dislokation

Die typische Dislokation des gebrochenen Mittelhandknochens II – V, nämlich die volare Abkippung des peripheren Fragmentes in Beugestellung, kommt durch den Zug der Intrinsic- und Extrinsicbeuger, v. a. der Mm. interossei, zustande (Abb. 2).

Reposition und Retention

Bei der Reposition volar abgekippter subkapitaler oder diaphysärer Metakarpalfrakturen werden zunächst durch Beugung der Finger die deformierenden Mm. interossei entspannt und gleichzeitig die Kollateralbänder des Gelenkes angespannt.

Durch direkten Druck auf das proximale Fragment handrückenseitig und mittelbaren Druck über den gebeugten Finger auf das periphere Fragment beugeseitig lassen sich die meisten Frakturen reponieren und in der Intrinsicplusstellung durch Gipsverband retinieren (Abb. 3).

Die Anforderung an eine exakte anatomische Repositionsstellung nehmen vom 2. – 5. Mittelhandknochen ab, da beim 2. und 3. Mittelhandknochen durch die geringe Beweglichkeit im Karpometakarpalgelenk keine Möglichkeit zur Kompensation besteht.

Am 4. Metakarpale kann hingegen eine volare Abkippung bis 15°, am 5. Mittelhandknochen bis 30° akzeptiert werden, entsprechend ihrer Beweglichkeit im karpometakarpalen Gelenk.

Läßt sich das Repositionsergebnis im Gips nicht retinieren, so erfolgt die sofortige zusätzliche Fixierung, am besten durch perkutane Kirschner-Drähte.

Bei instabilen subkapitalen Frakturen wird dabei retrograd zunächst das Köpfchen aufgefädelt und dann in reponierter Stellung gegenüber dem Mittelhandknochenhauptfragment

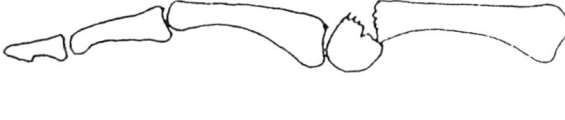

Abb. 2. Dislokation der Frakturen der Mittelhandknochen II – V nach volar

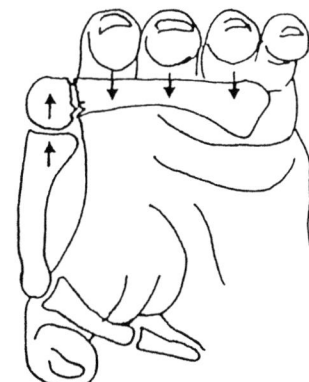

Abb. 3. Reposition der Fraktur in 90°-Beugung des MP- und PIP-Gelenkes

fixiert. Spiralfrakturen neigen unter Kompression zur Rotation, was in einer Rotationsfehlstellung mit gleichzeitiger Verkürzung endet. Rotationsfehler eines Mittelhandknochens lassen sich in der Intrinsicplusstellung vermeiden, da der Finger des betroffenen Strahles als Zeiger für die Rotation des Mittelhandknochen dient und durch die ebenfalls gebeugten gesunden Nachbarfinger geschient wird. Besonders gefährdet für sekundäre Rotationsfehler mit Verkürzung sind wegen nur einseitiger Schienung durch einen gesunden Nachbarfinger instabile Spiralfrakturen des 2. und 5. Strahles sowie Spiralfrakturen mehrerer Mittelhandknochen. Hier ist die primäre stabile Osteosynthese vorzuziehen.

Frakturen des Mittelhandknochens I

Frakturform und Dislokation

Bei Frakturen des Mittelhandknochens I im Schaft- oder Basisbereich wird das periphere Fragment durch Zug des M. adductor pollicis, abductor pollicis brevis und Flexor pollicis brevis unter Verschmälerung der Daumenkommissur adduziert (Abb. 4).

Reposition und Retention

Die Reposition besteht aus Längszug, Abduktion und evtl. Pronation (Abb. 5). Da es keine benachbarten Mittelhandknochen für eine interne Schienung oder interkarpale Bänder zur Verhütung von Fehlrotationen gibt, ist meist eine zusätzliche interne Fixierung in Form perkutaner Kirschner-Drähte erforderlich. Allerdings kann wegen der großen Beweglichkeit des Mittelhandknochens I eine größere Deformation akzeptiert werden. In gleicher Weise werden Bennett-Frakturen offen reponiert und anschließend durch Osteosynthese stabilisiert.

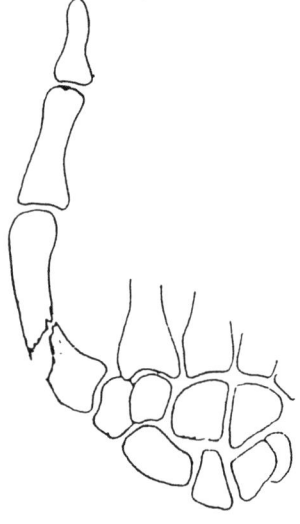

Abb. 4. Dislokation der Fraktur des 1. Mittelhandknochens in Adduktionsstellung

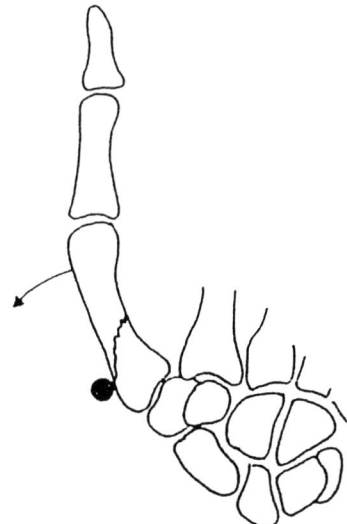

Abb. 5. Reposition der Fraktur des Mittelhandknochens I durch Abduktion über dem Finger des Chirurgen als Hypomochlion *(Punkt)*

Fraktur der Grundphalangen

Frakturform und Dislokation

Die typische Dislokation bei Frakturen der proximalen Phalangen ist die Beugung des proximalen und die Hyperextension des peripheren Fragmentes (Abb. 6). Sie kommt zustande durch Zug der Intrinsicmuskulatur an der Basis. Die Extrinsicflexoren und Extensoren ziehen longitudinal zum distalen Fragment, strecken es und verstärken die Knickbildung mit volarer Spitze.

Reposition und Retention

Die Reposition dieser Hyperextensionsfrakturen besteht aus Längszug und gleichzeitiger Beugung im MP-Gelenk über dem Finger des Chirurgen als Hypomochlion. Geht die Reposition durch Nachlassen der Beugung im PIP-Gelenk verloren, muß eine zusätzliche interne Fixierung durch perkutane Kirschner-Drähte erfolgen, meist bei instabilen Frakturen nahe am PIP-Gelenk.

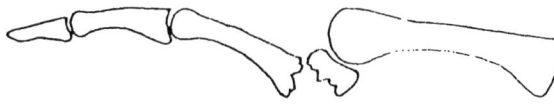

Abb. 6. Dislokation der Grundgliedfraktur in Hyperextensionstellung

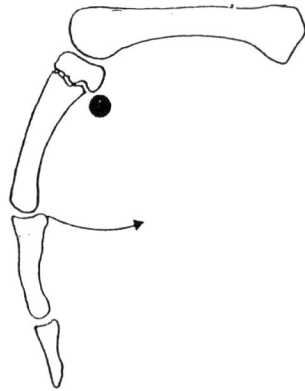

Abb. 7. Reposition der Grundgliedfraktur durch Beugung über dem Finger des Chirurgen als Hypomochlion (*Punkt*)

Fraktur der Mittelphalangen

Frakturform und Dislokation

Die häufigste Fraktur am Mittelglied sind Quer- und kurze Schrägfrakturen des proximalen Schaftes. Der Zug der oberflächlichen Beuger an der volaren Basis des Mittelgliedes ist stärker als der des Strecksehnenmittelzügels. Der übrige Strecksehnenapparat verläuft seitlich volar der Drehachse des PIP-Gelenkes, so daß typischerweise wieder eine Hyperextensionsfraktur mit Beugung des proximalen und Streckung des distalen Fragmentes vorliegt.

Reposition und Rentention

Die Reposition besteht ebenfalls aus Längszug mit gleichzeitiger Beugung des distalen Fragmentes über dem Finger des Chirurgen als Hypomochlion. Die Retention erfolgt abweichend von der strikten Intrinsicplusstellung evtl. in leichter Beugung des PIP- und DIP-Gelenkes, um über einem Hypomochlion den Zug in Hyperextension zu neutralisieren.

Fraktur der distalen Phalangen

Bei Frakturen der distalen Phalangen ist das proximale Fragment durch Ansatz von tiefen Beugern und Streckern stabil, das periphere Fragment läßt sich direkt entsprechend der jeweiligen Dislokation reponieren. Bei fehlender Stabilität erfolgt ebenfalls perkutane Fixation durch Kirschner-Drähte.

Ein knöcherner Strecksehnenabriß wird durch konsequentes Tragen einer Stack-Schiene über 6 Wochen versorgt.

Luxationen

Luxationen im MP-, PIP- und DIP-Gelenk lassen sich durch Längszug am peripheren Strahl reponieren. Klinisch und röntgenologisch nachweisbare Bandinstabilität nach Reposition erfordert operative Revision, ebenso volare dislozierte knöcherne Kapselausrisse. Dies kann aber durchaus nach 5 Tagen sekundär geschehen.

Literatur

1. Bennett EH (1886) On fracture of the metacarpal bone of the thumb. Br Med J 2: 12 – 13
2. Hein U, Pfeiffer KM (1981) Periphere Osteosynthesen, Springer, Berlin Heidelberg New York
3. Nigst H (1983) Frakturen der Metacarpalia und der Phalangen In: Nigst H, Buck-Gramcko D, Millesi H (Hrsg) Handchirurgie, Bd II. Thieme, Stuttgart, S 26.32 – 26.56
4. American Society for Surgery of the Hand (ed) (1983) The hand – examination und diagnosis, 2nd edn. Churchill Livingstone, Edinburgh London Melbourne New York

IV. Wirbelsäule

Halswirbelsäule

C. Josten

Chirurgische Universitätsklinik der Berufsgenossenschaftlichen Krankenanstalten „Bergmannsheil Bochum", Gilsingstr. 14, D-4630 Bochum 1

Halswirbelsäulenfrakturen sind trotz aller präventiven Maßnahmen eine häufig verkannte und nicht adäquat behandelte Frakturform. Gerade zur Verhütung bzw. Verschlimmerung neurologischer Ausfälle ist eine exakte Diagnostik sowie eine schonend durchgeführte Reposition mit einer entsprechenden Retention unerläßlich. Besonders in einem so beweglichen Skelettabschnitt wie der Halswirbelsäule spielen Reposition und Retention eine wichtige Rolle.

Reposition

Voraussetzung

Entscheidend ist vor jeder therapeutischen Maßnahme eine entsprechende klinische und radiologische Diagnostik. Priorität genießt das Aufrechterhalten der Vitalfunktion von Lunge, Herz und Kreislauf. Schwere Begleitverletzungen müssen parallel behandelt werden. Es schließt sich eine neurologische Untersuchung an. Dabei soll bei dem Verdacht einer instabilen Halswirbelkörperfraktur eine primäre Ruhigstellung erfolgen. Repositionsversuche ohne Röntgenaufnahmen sind abzulehnen. Bis zur Immobilisation der Halswirbelsäule muß ein manueller Zug ausgeübt werden, um die Wirbelsäule während aller Lagerungsmanöver vor weiteren Verletzungen zu schützen. Weiche Halskrawatten immobilisieren oft nicht ausreichend und sollten durch seitlich angelegte Sandsäcke verstärkt werden.

Wichtig ist zu diesem Zeitpunkt die psychische Betreuung des Patienten durch Zusprache und Beruhigung. Besonders bei schon vorliegenden neurologischen Ausfällen ist dem Patienten Vertrauen und Hoffnung zu vermitteln und so die Kooperationsbereitschaft zu erhöhen.

Die radiologische Diagnostik umfaßt Nativröntgenaufnahmen in a. p.- und seitlichem Strahlengang, Schrägaufnahmen, Funktionsaufnahmen, Schichtungen sowie Computertomogramm und bei besonderen Fragestellungen eine Kernspinuntersuchung.

Technik

Die Reposition kann sowohl beim bewußtseinsklaren Patienten als auch in Allgemeinnarkose vorgenommen werden. Letztere ist in der Regel nicht notwendig und stellt eine oft zusätzliche Gefahrenquelle dar. Bei der Reposition in Allgemeinanästhesie ist der Schutzmechanismus der Muskeleigenreflexe ausgeschaltet, so daß weitere Rückenmarksschädigungen bei unsachgemäßer Repositionstechnik nicht auszuschließen sind. Es empfiehlt sich allenfalls die Gabe eines Sedativums, besonders bei Kindern.

Abhängig vom Frakturtyp kann eine Reposition sowohl durch ein kurzzeitiges Manöver erzielt werden als auch langsam durch Extension über einen längeren Zeitraum. Bei der letzteren ist die Anlage einer äußeren Extensionsvorrichtung, sei es die Kopfklammer oder der Haloring, erforderlich. Durch Dauerzugverbände lassen sich die meisten Frakturen gut reponieren, wobei auf die richtige Zugrichtung geachtet werden muß.

Am besten läßt sich die Stellung des Kopfes mit der Haloringextension beeinflussen. Bei dieser Art der Repositionstechnik ist eine regelmäßige röntgenologische Kontrolle sowie eine Regulierung der Zuggewichte erforderlich.

Die manuelle Reposition unter Bildwandlerkontrolle kann sowohl im Sitzen als auch im Liegen vorgenommen werden. Dabei ist der neurologische Status laufend zu kontrollieren.

Bei der Reposition im Liegen ist eine im unteren Halswirbelsäulenbereich angebrachte Kopfstütze als Hypomochlion hilfreich, während am sitzenden Patienten ein um den Hals gelegter Gurt oder der Gegenzug eines Assistenten erforderlich sind.

Bei Hyperextensionsverletzungen liegt die Achse der Zugrichtung hinter, bei Hyperflexionsverletzungen vor dem Ohr.

Gefahren und Komplikationen

Nicht jede Fraktur läßt sich konservativ reponieren. Keilförmig eingestauchte Halswirbelkörper, wie z. B. nach massiven Flexionstraumen, lassen sich konservativ nicht aufrichten. Die Lordose der Halswirbelsäule läßt sich hier nur unter Erweiterung des Bandscheibenraumes herstellen. Nach Entfernen der Ruhigstellung bzw. der Extension nimmt die Wirbelsäule ihre ursprüngliche kyphotische Stellung wieder ein.

Komplette diskoligamentäre Instabilitäten wie auch Kompressionsfrakturen mit stärkerer Hinterkantenverschiebung sind einer Extensionsbehandlung nicht zugänglich, da es hier schon durch geringe Zuggewichte zu einer Dehnung und damit schweren Schädigung des Rückenmarks kommen kann. Auch durch zu brüske Repositionsmanöver, besonders in Allgemeinnarkose, sind zusätzliche neurologische Schädigungen sowie Atemdepressionen nicht auszuschließen.

Retention

Halskrawatte

Die Zervikalkrawatte ist wegen der unzureichenden Stabilisierung nur in Ausnahmefällen anwendbar, besonders für die Rotationsbewegungen. Einsatzbereiche stellen Frakturen bei alten oder nicht operationsfähigen Patienten dar sowie Kantenabsprengungen ohne Luxationstendenz.

Der Minerva- oder Diademgips

Der Minerva- oder Diademgips bietet eine ausreichende Fixation. Der Gipsverband wird entweder im Liegen oder im Sitzen bei unverändert wirkender Extension angelegt. Die Redislokationsgefahr ist bei Anlage in sitzender Körperhaltung jedoch höher. Der Gipsverband umschließt den Schädel und stützt ihn an den Jochbögen ab. Der Unterkiefer muß frei beweglich bleiben. Der Gipsverband ist jedoch aufgrund des Engegefühles und des hohen Eigengewichtes eine große psychische Belastung für den Patienten. Er hat den Nachteil einer fehlenden Korrektur- und schlechten Röntgenkontrollmöglichkeit. Von hygienischer Seite ist er als unbefriedigend anzusehen. Wegen der hohen Gefahr von Druckgeschwüren sind Gipsverbände bei Querschnittsgelähmten abzulehnen.

Aus diesem Grunde ist die Anlage des Minervagipses auf Sonderfälle beschränkt, u. a. bei jungen, schlanken Patienten.

Crutchfield-Extension

Am weitesten verbreitet, v. a. zur primären Reposition und Retention instabiler und luxierter Frakturen, ist die Kopfklammer oder Crutchfield-Extension, die in Lokalanästhesie oder in relaxierender Kurznarkose angelegt wird. Zu vermeiden ist dabei eine Perforation der inneren Kalottenschicht (Abb. 1).

Unter vorsichtigem Längszug kann, je nach Bruchtyp, das Zuggewicht von anfänglich 3 – 5 kg auf über 20 kg gesteigert werden. Bei Luxationen bzw. Luxationsfrakturen vollzieht die Zugrichtung den Unfallmechanismus nach (meistens die Flexion), bis die Gelenkfortsätze in einer Höhe stehen (Abb. 2). Nach radiologischer Überprüfung wird die Zugrichtung geändert (meist Dorsalflexion) sowie das Zuggewicht reduziert, bis die Gelenkfortsätze wieder reponiert sind. Als Dauerbehandlung ist die Crutchfield-Extension nicht geeignet. Sowohl medizinische Nachteile (kardiorespiratorische Komplikationen, thromboembolische Gefahren, Inaktivitätsatrophie, Druckulzera sowie Bohrlochinfektionen mit nachfolgender Enzephalitis) als auch die verzögerte Reintegration in das Sozialleben sprechen dagegen.

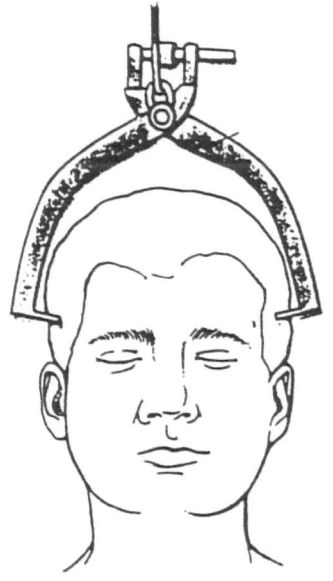
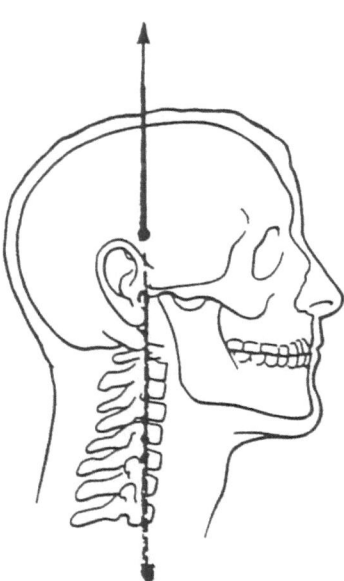

Abb. 1. Crutchfield-Extension

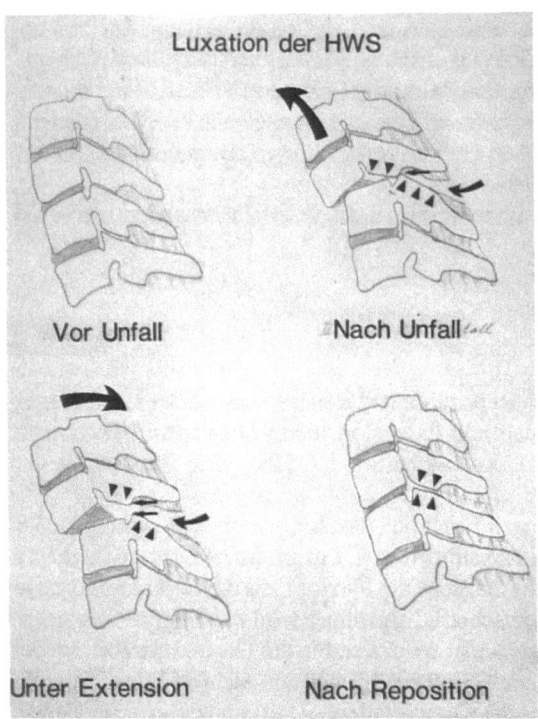

Abb. 2. Repositionsvorgang bei Luxation

Halofixateur

Zunehmend Anwendung in der Therapie traumatischer Läsionen der Halswirbelsäule findet der von Nickel et al. [12] in seiner jetzigen Form entwickelte Halofixateur (Abb. 3).

Die Halofixation besteht aus dem in verschiedenen Größen vorliegenden Haloring, den einzelnen Positions- und Halteschrauben sowie einer Kunststoffjacke, die mittels Trägerstreben am Haloring befestigt wird. Auf diese Weise entsteht eine mechanisch ausreichend feste Einheit von Schädel, Halswirbelsäule und Brustkorb. Diese Fixationsanordnung bietet die z. Z. beste externe Stabilisierung. Nach einer Untersuchung von Johnson [8] wird die Mobilität im Halswirbelsäulenbereich um über 90% eingeschränkt.

Angelegt wird die Haloextension in der Regel ohne Allgemeinnarkose, da die aktive Mitarbeit des Patienten wünschenswert ist. Nach Verabreichung des Sedativums wird der Patient auf dem Operationstisch mit einer Kopfstütze als Hypomochlion gelagert. In Höhe des Processus mastoideus, etwa 1 cm oberhalb der Ohrmuschel, sowie über den seitlichen Augenbrauenrändern wird nach Haarrasur in Lokalanästhesie der Haloring mittels selbstschneidender Fixationsschrauben und Drehmomentschraubenziehern angebracht. Entweder im Liegen, aber auch nach Aufsetzen des Patienten wird zuerst das hintere, dann das vordere Westenteil angelegt und unter Bildwandlerkontrolle eine ggf. noch erforderliche Reposition vorgenommen.

Der Patient kann sofort mobilisiert werden und verbleibt in kurzer stationärer Behandlung, zum einen wegen möglicher Korrekturen und zum anderen wegen des unbedingt erforderlichen Nachspannens der Schrauben in den ersten 2 Tagen. Diese Kontrolluntersuchungen werden 8- bis 14tägig wiederholt. Die Abnahme des Halofixateurs erfolgt ambulant.

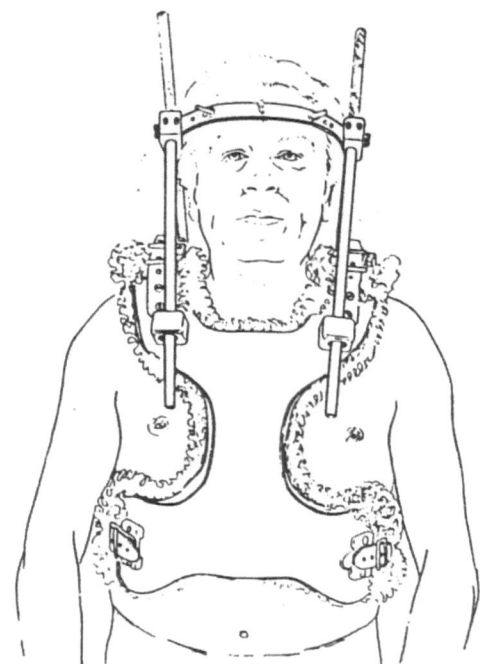

Abb. 3. Halofixateur

Die Vorteile der Halofixation liegen in seiner einfachen und sicheren Handhabung, jedoch in Abhängigkeit vom System, sowie in der ständigen Repositions- und Korrekturmöglichkeit. Die röntgenologische Darstellung der oberen Halswirbelsäule wird durch dieses System nicht beeinträchtigt.

Repositionsverlust und Retention

Bei Redislokation einer Fraktur ist das Repositionsverfahren zu überprüfen. Eine nochmalige Reposition, besonders bei Densfrakturen, ist vorzunehmen. Bei wiederholter Redislokation ist ein Verfahrenswechsel zur Operation hin vorzunehmen.

Indikation zur konservativen Behandlung

Geeignet zur Reposition und anschließenden konservativen Behandlung sind im Halswirbelsäulenbereich:

- Bruch des 1. Halswirbelkörpers (Jefferson-Bruch),
- Densfraktur Typ Anderson III,
- Bogenbruch des Axis („hangman fracture"),
- unilaterale Gelenkfortsatzluxationen.

Bruch des 1. Halswirbelkörpers

Der Bruch des Atlasbogens ist eine stabile Verletzung und bedarf keiner längerfristigen äußeren Fixierung. Er ist eine Stauchungsfraktur und eignet sich ebenfalls ideal zur konservativen Behandlung. Eine Pseudarthrosenbildung ist nicht bekannt. Primäre Repositionsmanöver kommen nur selten in Frage, die Behandlung wird im Halofixateur oder im Minervagips vorgenommen.

Densfrakturen

Isolierte Densfrakturen
Die isolierte Densfraktur ist mit Abstand die häufigste Verletzung und bereitet häufig diagnostische Probleme. In vielen Fällen geht sie mit wenig klinischen Symptomen einher und ist auf den Nativröntgenaufnahmen oft schwer zu erkennen. Hinweise auf das Vorliegen eines Bruchs können eine Vergrößerung des Abstandes der Dornfortsätze sowie ein prävertebraler Weichteilschatten sein (Abb. 4).

Die Unterteilung der Densfrakturen durch Anderson [1] bedeutet eine entscheidende Hilfestellung für die therapeutische Indikation (Abb. 5). Während die Bruchtypen Anderson II klare Operationsindikationen darstellen, heilen die breitbasigen Densfrakturen der Klassifizierung III mit ihrer großen spongiösen Fläche problemlos auf konservativem Wege aus. Diese Frakturen bedürfen, wenn sie nur wenig disloziert sind, keiner weiteren Reposition.

Leicht erkennbar sind Densfrakturen mit Verschiebung. Hier kommt der exakten Reposition sowie einer ausreichend langen Ruhigstellung eine wesentliche Bedeutung zu. Disloka-

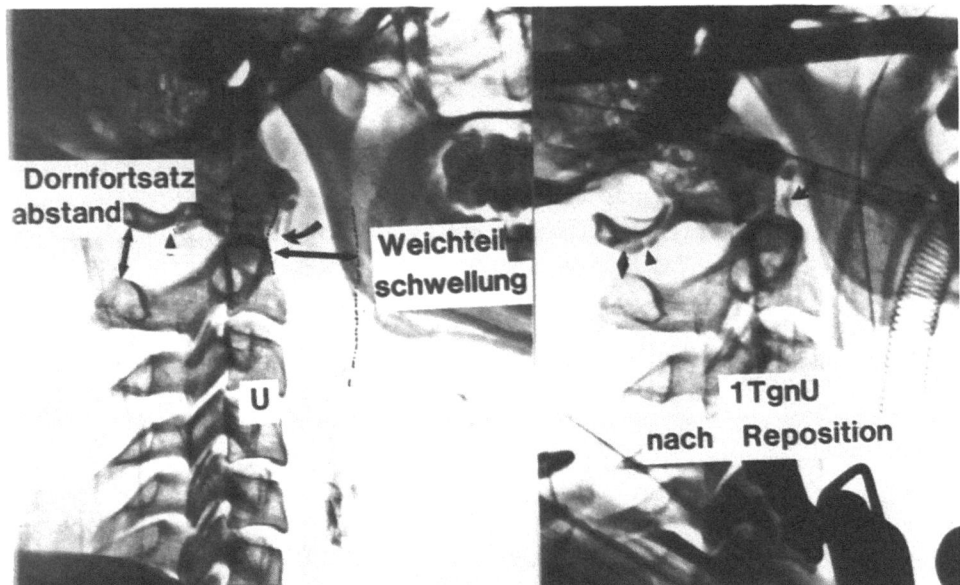

Abb. 4. Densfraktur mit verbreitertem prävertebralem Weichteilschatten und vergrößertem Dornfortsatzabstand C1, C2

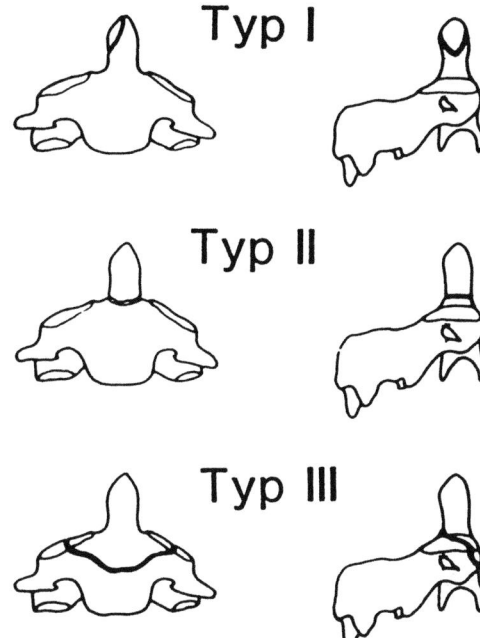

Abb. 5. Unterteilung der Densfrakturen nach Anderson

tionen um mehr als 5 mm (ca. 1/3 Densbreite) bedürfen der Reposition. Bei den Anderson-III-Frakturen liegt in 60 – 80% eine Dislokation nach ventral vor, die durch vorsichtige Extension und forcierte Reklination behoben werden kann, bis sich die Frakturenden ineinanderzahnen. Dies ist in seltenen Fällen nur in kurzer Allgemeinnarkose möglich. Vorteilhaft ist die Reposition mit manuellem Gegenzug im Nacken durch die Hände des Assistenten bzw. durch ein um den Nacken geschlungenes Tuch als Gegenzug.

Kombinierte Densfrakturen
Die häufige Frakturkombination vom Bogenbruch des 1. Halswirbelkörpers und Bruch des Dens axis stellt ein Zusammenwirken von axialer Belastung und Hyperextension dar. Hier bietet die Ruhigstellung mittels Halofixateur ausreichende Stabilisationsmöglichkeit. Ein alternatives Therapiekonzept stellt die Schraubenosteosynthese des Dens mit gleichzeitiger Halofixation bis zur Ausheilung des Halswirbelbogenbruches dar.

Bogenbruch des 2. Halswirbelkörpers

Der isolierte Bruch des 2. Halswirbelkörpers ist ebenfalls auf einen Kompressions-Extensions-Unfallmechanismus zurückführen. Die traumatische Spondylolisthesis läßt sich aufgrund der häufig breiten Diastase gut diagnostizieren. Der Bogenbruch des 2. Halswirbelkörpers läßt sich in stabile und instabile Typen unterteilen (Abb. 6). Durch die Bogenfraktur sowie das posttraumatische Vorwärtsgleiten wird der Wirbelkanal während des Unfalls vergrößert und somit die Möglichkeit neurologischer Läsionen verringert.

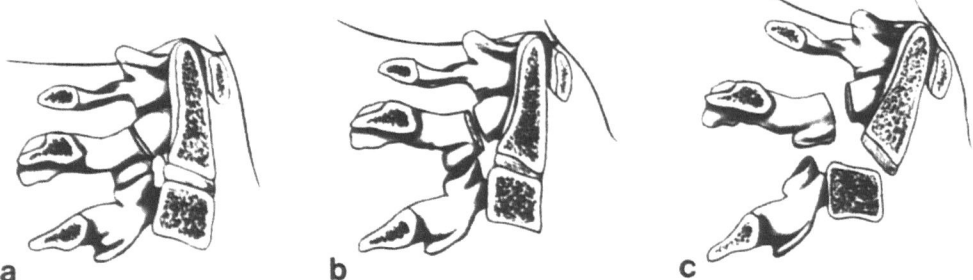

Abb. 6 a – c. Bogenfraktur des 2. Halswirbelkörpers. **a** stabil, **b** instabil, **c** disloziert

Die Reposition erfolgt in der Regel durch Reklination des Kopfes und digitalen Druck auf den Dornfortsatz des 2. Halswirbelkörpers sowie anschließende Stabilisierung im Halofixateur. Lediglich sich in den Funktionsaufnahmen als stabil herausstellende Frakturen können mit einer Krawatte behandelt werden (Abb. 7).

Eine anatomische Reposition ist nicht unbedingt notwendig (Abb. 8). Die Pseudarthroserate dieser Bogenbrüchen unter konservativer Behandlung ist als gering anzusehen [4, 5, 11].

Einseitige Luxationen

Die einseitige Luxation ist primär eine Indikation zur konservativen Behandlung. Die Reposition erfolgt unter Bildwandlerkontrolle bei liegendem Patienten. Unter vorsichtigem Zug am Kopf wird zuerst in Richtung der Luxation gedreht, so daß die verhakten Gelenkfortsätze sich lösen können. Danach erfolgt die Einrichtung durch Längszug und Drehung in Gegenrichtung. Nichtreponierbare, einseitige Luxationen sowie Facettenabrisse erfordern die operative Revision mit Facettektomie und Osteosynthese.

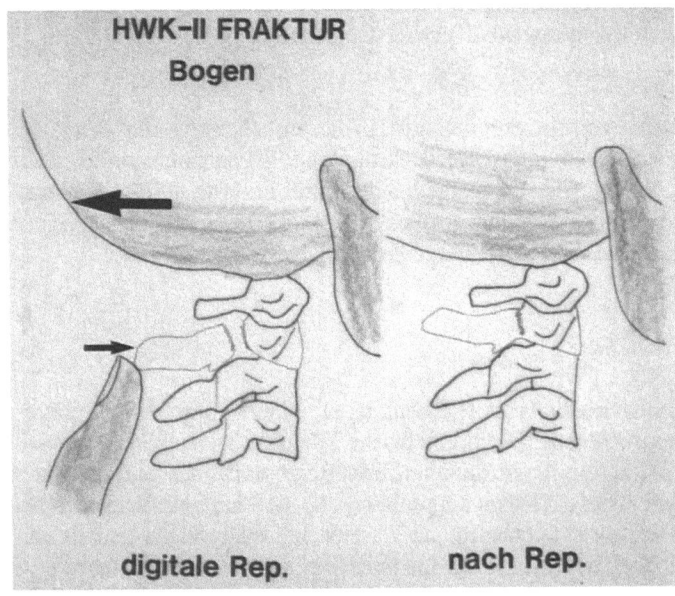

Abb. 7. Repositionsmanöver bei Frakturen des 2. Halswirbelkörpers

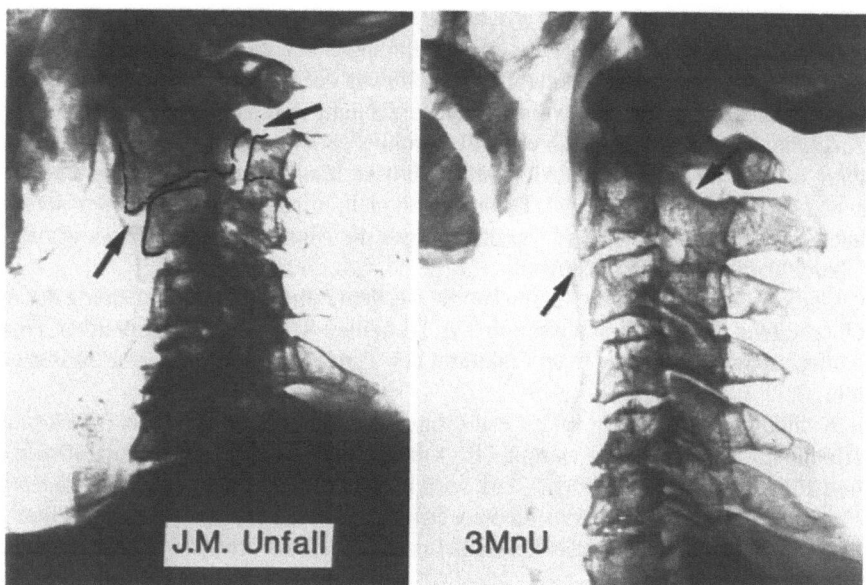

Abb. 8. Bogenbruch des 2. Halswirbelkörpers. 83jähriger Patient, Sturz von einer Treppe, Ruhigstellung 10 Wochen im Halofixateur

Komplette Luxationen

Eine komplette Verrenkung mit oder ohne begleitende Fraktur bedarf der geschlossenen Reposition sowie der späteren offenen Fixation mittels ventraler und/oder dorsaler Spondylodese. Auch hier kann die Reposition mittels Crutchfield-Extension über mehrere Stunden bzw. Tage erfolgen als auch durch manuelle Reposition in Allgemeinnarkose im Operationssaal unter Bildwandlerkontrolle. Vermieden werden sollte bei der Reposition eine über längere Zeit anhaltende verstärkte Distraktion und die damit verbundene Markschädigung.

Diskussion

Ausschlaggebend für eine konservative Behandlung ist die Prognose hinsichtlich Reponierbarkeit und Pseudarthrosenbildung.

Densfrakturen

Die Literaturangaben der Pseudarthroserate nach konservativ behandelten Densfrakturen schwankt zwischen 2,9% bei Jahna [7] bis zu 62,8% bei Schatzker et al. [13]. Die Gründe liegen in einer fehlenden Klassifizierung der Fraktur und in der Behandlungstechnik. Während Schatzker zwischen „hohen" und „tiefen" Frakturen unterscheidet, abhängig vom atlantoaxialen Ligament, unterteilt Anderson [1] in 3 Frakturtypen mit Pseudarthroseraten von 36% für Typ-II-Frakturen und nur 7% für Typ-III-Frakturen. Prognostisch wichtig ist deswegen die Unterscheidung zwischen Typ II und Typ III. Die letztere Bruchform ist, im spongiösen Bereich lokalisiert, meist als Beugungsbruch zu erkennen. Nach entsprechender Reposition kommt es zu einer stabilen Verzahnung der Frakturflächen. Schon Lorenz Böhler [2] wies darauf hin. Erreicht wurde diese Verzahnung durch einen genügend starken, dosiert zunehmenden Längszug am Kopf mit anschließender „rücklaufender" Verletzungsbewegung, also Extension oder Flexion, wobei brüske Manöver wegen der drohenden Medullaschädigung zu vermeiden sind. Es empfiehlt sich, möglichst auf Allgemeinanästhesie und auch tiefe Lokalanästhesie zu verzichten, um die Muskeleigenreflexe zu wahren, die vor Überdehnung des Marks schützen.

Clark [3] belegte in einer Sammelstudie aus dem Jahre 1985 die Bedeutung der Anderson-Unterteilung. Von 84 Frakturen von Typ III heilten 87% unter konservativer Therapie folgenlos aus, während von den 96 Frakturen von Typ II sich in 32% Pseudarthrosen entwickelten.

Nicht nur die Höhe der Fraktur war prognostisch bedeutend, auch die Dislokation und die Abkippung des Dens. Als wesentliche Verschiebung sind 5 mm in horizontaler Richtung und 10° Abkippung anzusehen. Clark wies in seiner Studie nach, daß bei Anderson-Typ-III-Frakturen und über 5 mm Verschiebung sich bis zu 40% Pseudarthrosen einstellten, bei mehr als 10° Abkippung Falschgelenkbildung bis zu 22%. Auch Anderson selbst konnte diese Abhängigkeit bestätigen.

Jahna [6] sieht den Hauptgrund eines unbefriedigenden Ergebnisses neben einer zu kurzen Ruhigstellungszeit in einer möglichen Diastase des Dens. Besonders groß ist die Gefahr der Diastase bei der Anlage des Halofixateurs in liegender Position. Koch u. Nickel [10] berichteten über Distraktionskräfte bis zu 13,6 kg beim Übergang von liegender zu sitzender Stellung. Dies bedeutet, daß zur Vermeidung der Diastase der Halofixateur zur Impaktierung der Fraktur im Stehen nochmals gelockert werden muß.

Bogenbrüche des 2. Halswirbelkörpers

Francis et al. [5] erzielten mit ihren Patienten (n = 116) eine primäre Heilungsrate von 94,5% und konnten keine Korrelation zu anfänglicher Verschiebung und Abkippung feststellen. Effendi et al. [4] unterteilten in ihrer Untersuchung an 131 Patienten die Frakturen des 2. Halswirbelkörpers in 3 Typen, wobei Typ III (7%) eine zusätzliche Dislokation der Gelenkfortsätze beinhaltet (Abb. 9). Lediglich diese Gruppe bedarf nach seiner Meinung der primären Operation. Auch Levine u. Edwards [11] betonen die Wichtigkeit der Gelenkfortsatzreposition, die geschlossen jedoch auch nach seiner Ansicht kaum möglich ist.

Alle Autoren warnen vor einem zu starken Streckverband bei Bogenbrüchen des 2. Halswirbelkörpers. Schon bei einem Zuggewicht von 4 kg ist eine Schädigung des Myelons bei einer begleitenden diskoligamentären Instabilität C2-C3 möglich [4, 5]. Zum Ausschluß einer ligamentären Instabilität werden Funktionsröntgenaufnahmen durchgeführt.

Untere Halswirbelsäule

Die Reposition von Luxationen und Luxationsfrakturen ist möglichst sofort vorzunehmen, besonders bei Patienten mit neurologischen Ausfällen. Auch bei nicht unmittelbarer Operation sollte ein Streckverband angelegt und die schnelle Reposition angestrebt werden.

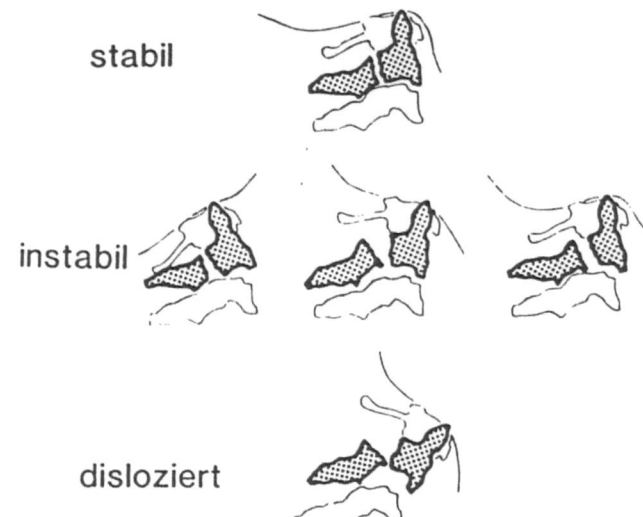

Abb. 9. Unterteilung der Frakturen des 2. Halswirbelkörpers nach Effendi

Unilaterale Verrenkungen von Gelenkfortsätzen ohne Abriß sind primär stabile Verletzungen. Spätfolgen, wie chronische Halswirbelsäulenbeschwerden bedingt durch die Fehlrotation mit ständiger Hyperkompression der angrenzenden Etagen, rechtfertigen bei diesen Verletzungen die Reposition, auch operativ.

Zusammenfassung

Die konservative Ausbehandlung einer Halswirbelsäulenluxationsfraktur stellt die Ausnahme dar und ist auf wenige Indikationen beschränkt. Wichtig für eine erfolgreiche konservative Therapie sind exakte Klassifizierung, korrekte Reposition, Vermeidung der Distraktion und Verfahrenswechsel bei Redislokation.

Literatur

1. Anderson LD, D'Alonzo RT (1974) Fractures of the odontoid process of the axis. J Bone Joint Surg [Am] 56: 1663 – 1674
2. Böhler L (1954) Die Technik der Knochenbruchbehandlung, 12. und 13. Aufl. Maudrich, Wien
3. Clark MD (1985) Fractures of the dens. J Bone Joint Surg [Br] 63: 313 – 327
4. Effendi B, Roy D, Cornisch B, Dussault RG, Laurin CA (1982) Fractures of the ring of the axis. J Bone Joint Surg [Br] 63: 319 – 327
5. Francis WR, Fielding JW, Hawkins RJ (1981) Traumatic spondylolisthesis of the axis. J Bone Joint Surg [Br] 63: 313 – 318
6. Jahna H (1977) Vorschläge zur Vermeidung von pseudarthrosen nach Frakturen des Dens axis. Unfallheilkunde 3: 19 – 23
7. Jahna H (1984) Die konservative Therapie von Frakturen und Luxationsfrakturen des Dens axis. Hefte Unfallheilkd 163: 156 – 159
8. Johnson RM, Hart DL, Simmons EF, Ramsby GR, Sothwick WD (1977) Cervical orthesis. J Bone Joint Surg [Am] 59: 332 – 339

9. Josten C, Muhr G (1987) Konservative Frakturbehandlung der Wirbelsäule und des Beckens, Traumatologie 1. In: Schweiberer L (Hrsg), Konservative und operative Frakturbehandlung. Urban & Schwarzenberg, München Wien Baltimore, S 65 – 78
10. Koch RA, Nickel VL (1978) The halo vest. An evaluation of motion and forces across the neck. Spine 3: 103 – 107
11. Levine AM, Edwards CC (1985) The management of traumatic spondylolisthesis of the axis. J Bone Joint Surg [Am] 67: 217 – 226
12. Nickel V, Perry J, Garrett A (1968) The halo – A spinal skeletal traction fixation device. J Bone Joint Surg [Am] 50: 1400 – 1409
13. Schatzker J, Rorabeck CH, Waddell JP (1971) Fractures of the dens. J Bone Joint Surg [Br] 53: 392 – 405

Brust- und Lendenwirbelsäule

O. J. Russe und K. Neumann

Berufsgenossenschaftliche Krankenanstalten „Bergmannsheil" Bochum, Universitätsklinik, Gilsingstr. 14, D-4630 Bochum 1

Bei der Nachuntersuchung konservativ behandelter instabiler Brüche der Brust- und Lendenwirbelsäule konnten auch bei korrekter Behandlung bis zu 45% mäßige oder schlechte Ergebnisse gefunden werden [9].

Dauerhafte Beschwerden werden bei Spätkontrollen von Patienten gefunden, die einen posttraumatischen Gibbus von mehr als 20° hatten [13].

Patienten, die aufgrund ihrer subjektiven Beschwerden bei in den Nachbarsegmenten nicht kompensierbaren posttraumatischen Fehlstellungen sekundär durch eine Korrekturosteotomie aufgerichtet wurden, hatten präoperativ eine durchschnittliche Fehlstellung im thorakolumbalen Übergang von 25° in der mittleren und unteren Lendenwirbelsäule von 18° [12].

Da mit der winkelstabilen Plattenosteosynthese der Wirbelsäule und den Fixateur-interne-Systemen ausgereifte Implantate mit standardisierter Operationstechnik zur Verfügung stehen, ist es möglich geworden, die ursprünglich in der Behandlung von Querschnittsgelähmten verwendeten Implantate auch bei der Behandlung instabiler Wirbelsäulenverletzungen ohne begleitende neurologische Ausfälle einzusetzen, wenn mit konservativen Methoden die Einrichtung des Bruches oder die Erhaltung des Repositionsergebnisses bis zur stabilen Ausheilung nicht möglich ist.

Erstuntersuchung und radiologische Diagnostik

Vor der orientierenden Röntgenuntersuchung werden die Vitalparameter abgeklärt und die schriftlich dokumentierte neurologische Eingangsuntersuchung durchgeführt.

Bei erhaltener Sensibilität und Motilität ist auf die Zeichen der spinalen Irritation mit Erweiterung der Reflexzone, auf Kloni bei Dorsalflexion der Sprunggelenke und auf das Blasenfüllungsgefühl sowie den Tonus des Analsphinkters zu achten. Nach den erforderlichen Röntgenbildern in der a. p.-Richtung wird der Patient unter Beachtung seiner Nebenverletzungen in die stabile Seitenlage gebracht und so zur Durchführung der seitlichen Aufnahmen gehalten.

Die seitlichen Aufnahmen der Brust- und Lendenwirbelsäule erfolgen mit der flexiblen Abdeckung („Strahlenkranz"). Die überstrahlungsfreie Darstellung der Dornfortsätze ist zur Klassifizierung der Bruchart erforderlich.

Über das weitere Vorgehen zur Behandlung des Wirbelbruches wird anhand folgender Kriterien entschieden:
1. Allgemeinzustand und Nebenverletzungen des Patienten,
2. Art und Ausdehnung der traumatischen Schädigung am Wirbel und den diskoligamentären Elementen,

3. Ausmaß und Entwicklung der neurologischen Ausfälle (spinale Ausfälle bzw. radikuläre Ausfälle): Zunahme, Persistenz oder Rückbildung im Zeitraum nach dem Unfall,
4. Ort und Ausmaß der Achsendeformität der Wirbelsäule,
5. bruchbedingte Einengung des Spinalkanales,
6. vorbestehende anlagebedingte oder erworbene Veränderungen der Wirbelsäule.

Bei allen Wirbelfrakturen mit Hinweisen auf eine Bruchschädigung der Hinterwand oder einer ausgeprägten keilartigen Verformung ist eine weitere radiologische Abklärung erforderlich.

"Primäre Reposition"

Anhand der Übersichtsröntgenaufnahme ist bei Luxationsfrakturen im thorakolumbalen Übergang mit funktionell bedeutsamen neurologischen Ausfällen bei starker Dislokation des Wirbelbruches ein Repositionsversuch möglich (Abb. 1 b).

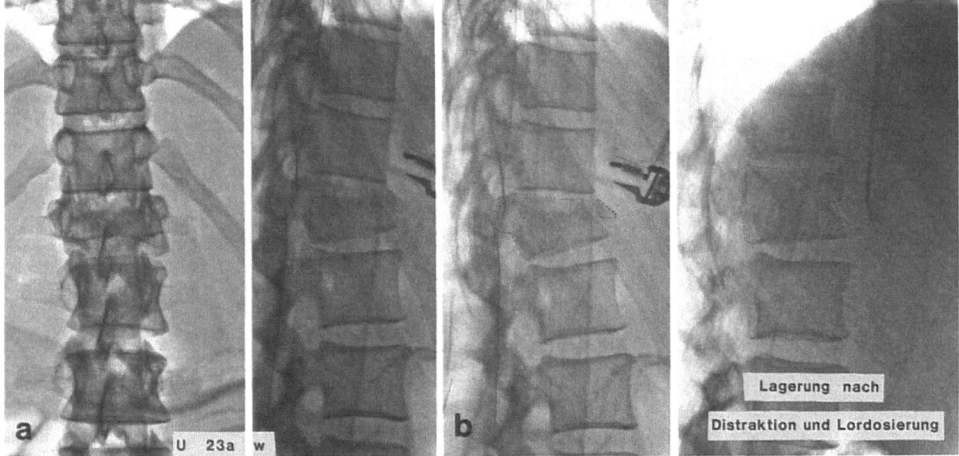

Abb. 1. a 23jährige Patientin mit komplettem Berstungsbruch des 1. Lendenwirbelkörpers und Verdacht auf Einengung des Spinalkanals. b Durch Distraktion und Lordosierung primäre Reposition des Bruches, es kommt zu einer weitgehenden Entfaltung

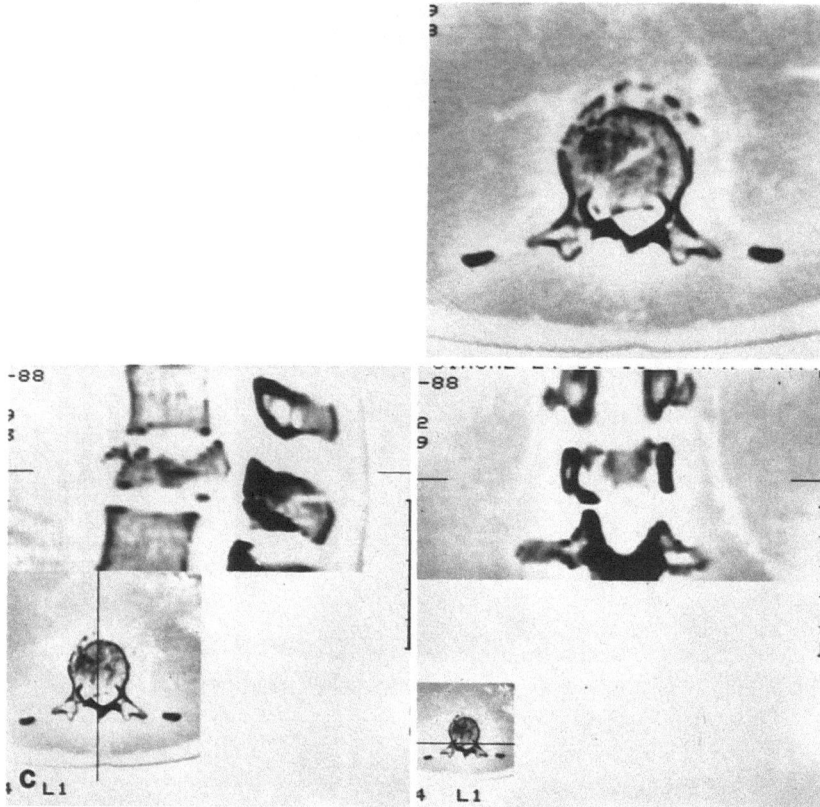

Abb. 1. c Computertomographie des 1. Lendenwirbelkörpers zeigt sowohl im Schnittbild als auch in der Rekonstruktion die weitgehende Verlegung des Spinalkanales

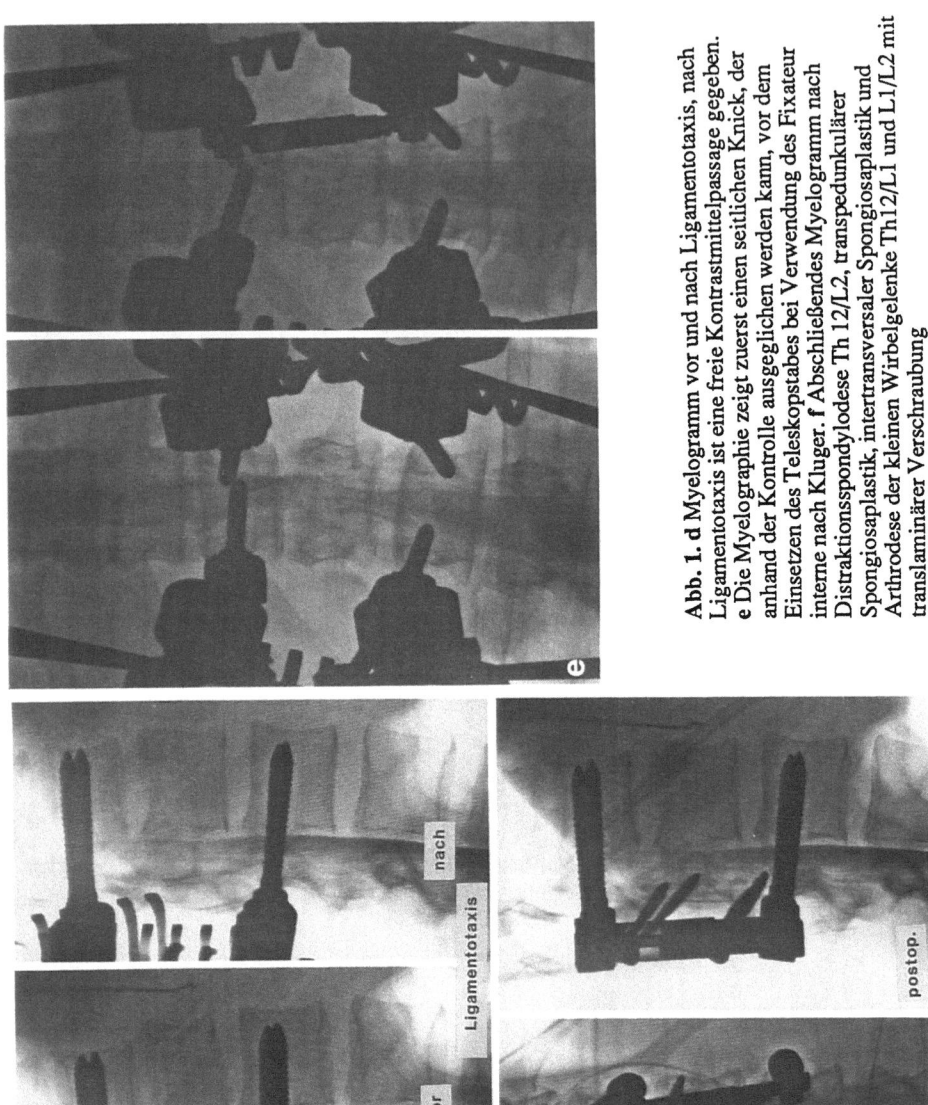

Abb. 1. d Myelogramm vor und nach Ligamentotaxis, nach Ligamentotaxis ist eine freie Kontrastmittelpassage gegeben. **e** Die Myelographie zeigt zuerst einen seitlichen Knick, der anhand der Kontrolle ausgeglichen werden kann, vor dem Einsetzen des Teleskopstabes bei Verwendung des Fixateur interne nach Kluger. **f** Abschließendes Myelogramm nach Distraktionsspondylodese Th 12/L2, transpedunkulärer Spongiosaplastik, intertransversaler Spongiosaplastik und Arthrodese der kleinen Wirbelgelenke Th12/L1 und L1/L2 mit translaminärer Verschraubung

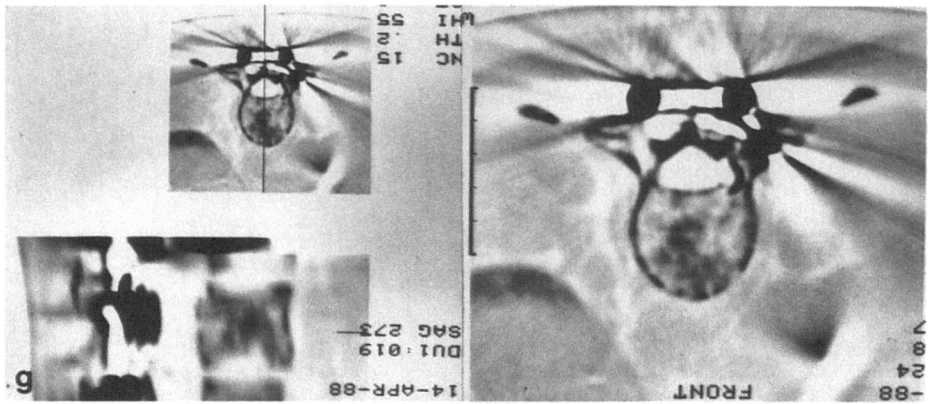

Abb. 1. g Das postoperative Kontrollcomputertomogramm zeigt die Wiederherstellung des Spinalkanales sowohl im Schnittbild als auch in der Rekonstruktion

Bei stark verschobenen Luxationsfrakturen im thorakolumbalen Übergang sind Verläufe dokumentiert, bei denen es nach der Reposition durch Längszug und Lordosierung innerhalb der ersten Stunden nach dem Unfall zur Rückbildung erheblicher neurologischer Ausfälle kam.

Dabei ist die mit einer Federwaage kontrollierte Distraktion mit Extensionstischschuhen an den Füßen und einer Bettlakenschlinge durch die Achselhöhlen der manuellen Methode, bei der an Armen und Beinen gezogen wird, vorzuziehen. Die Zugkraft soll 100 kp nicht überschreiten, das Repositionsmanöver unter Bildwandlerkontrolle erfolgen. Anschließend erfolgt die Lagerung auf einer mäßig lordosierenden Unterlage.

Röntgendiagnostik bei Brüchen mit Verdacht auf Schädigung der Wirbelkörperhinterwand

Bei einer Höhenminderung der Wirbelkörperhinterwand kann anhand einer Übersichtsaufnahme eine Spinalkanalstenose nicht sicher erfaßt oder ausgeschlossen werden, da bei der individuellen Abgangshöhe der Pedunkel sich Hinterwandfragmente in den Pedunkelschatten projizieren können und so nicht zur Darstellung kommen. Gut stellen sich im Übersichtsröntgen nur jene dorsokranialen Fragmente dar, die nicht in sich gebrochen sind. Dorsokraniale Fragmente, die in der Mitte gebrochen sind und mit den mittleren Kanten v-förmig in den Spinalkanal vorstehen, können diesen wesentlich stärker einengen als anhand der Übersichtsaufnahmen zu vermuten wäre. (Abb. 2 a, b).

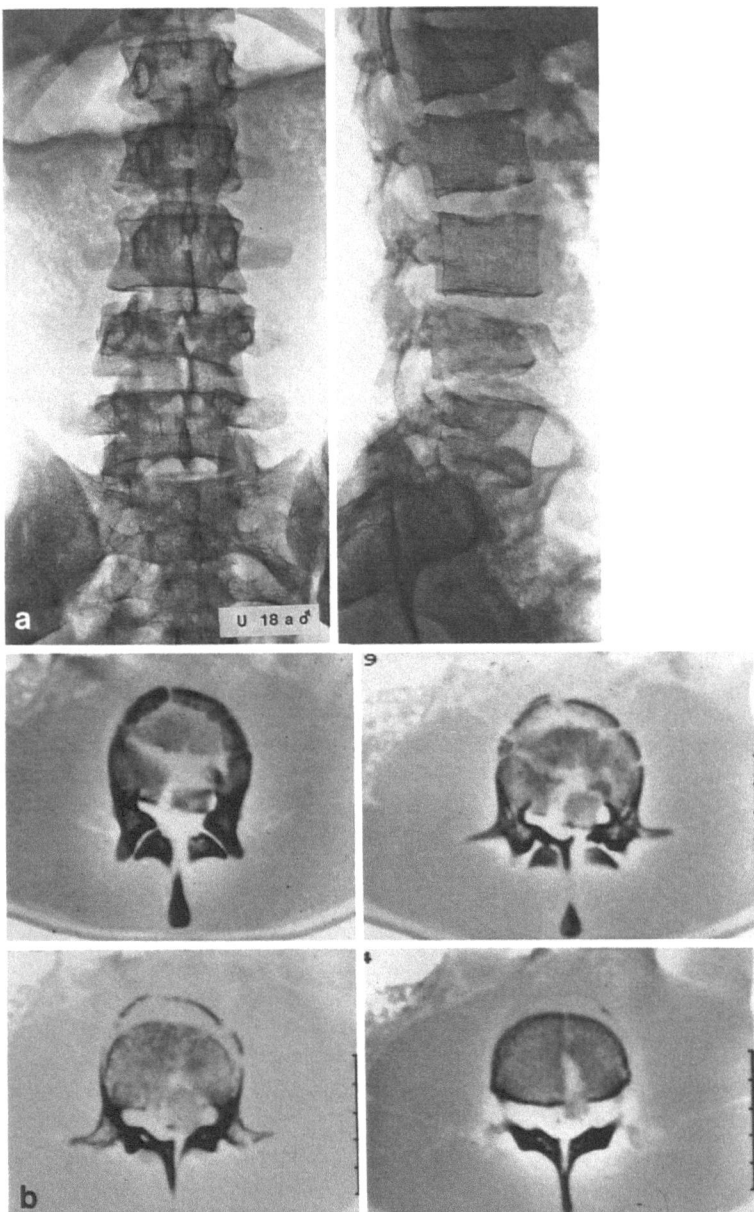

Abb. 2. a 18jähriger Patient mit LWK-4-Fraktur und sensiblen und motorischen Ausfällen sub L 4. Das Übersichtsbild läßt keine wesentliche Spinalkanaleinengung erkennen. **b** Das Computertomogramm zeigt neben der vollständigen Verlegung des Spinalkanales durch Wirbelkörperhinterwandfragmente auch die Spaltung des Dornfortsatzes von innen. Bei diesem Patienten bestand ein 3 cm langer Duralängsriß mit Prolaps der Cauda. Versorgung durch primäre Spinalkanalrevision

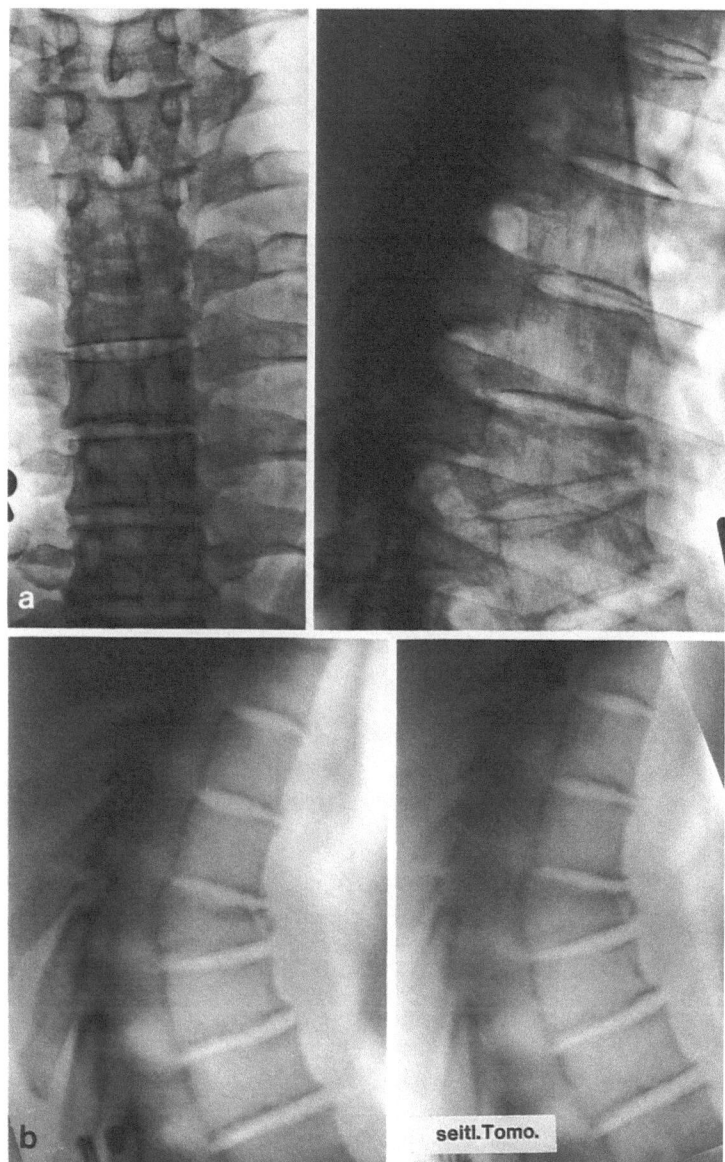

Abb. 3. a 40jähriger Patient mit Bruch des 6. Brustwirbelkörpers ohne neurologische Ausfälle. Das Übersichtsröntgen zeigt eine Höhenminderung des Wirbelkörpers, eine Spinalkanaleinengung kann nicht sicher ausgeschlossen werden. **b** Seitliches Tomogramm des 6. Brustwirbelkörpers. Es zeigt sich die keilförmige Verformung des Wirbelkörpers sowie der Bruch des darüberliegenden Dornfortsatzes, Hinweise für Fragmente im Spinalkanal liegen nicht vor

Um die Verhältnisse an der Wirbelkörperhinterwand, den Bogenwurzeln und den Deck- und Bodenplatten abzuklären, ist eine seitliche Tomographie erforderlich, um die Bruchschädigung der Hinterwand zu dokumentieren. Den Bruchverlauf darzustellen oder alle in den Spinalkanal verlagerten Fragmente sicher zu erfassen, ist jedoch nur computertomographisch möglich (Abb. 3 a – c).

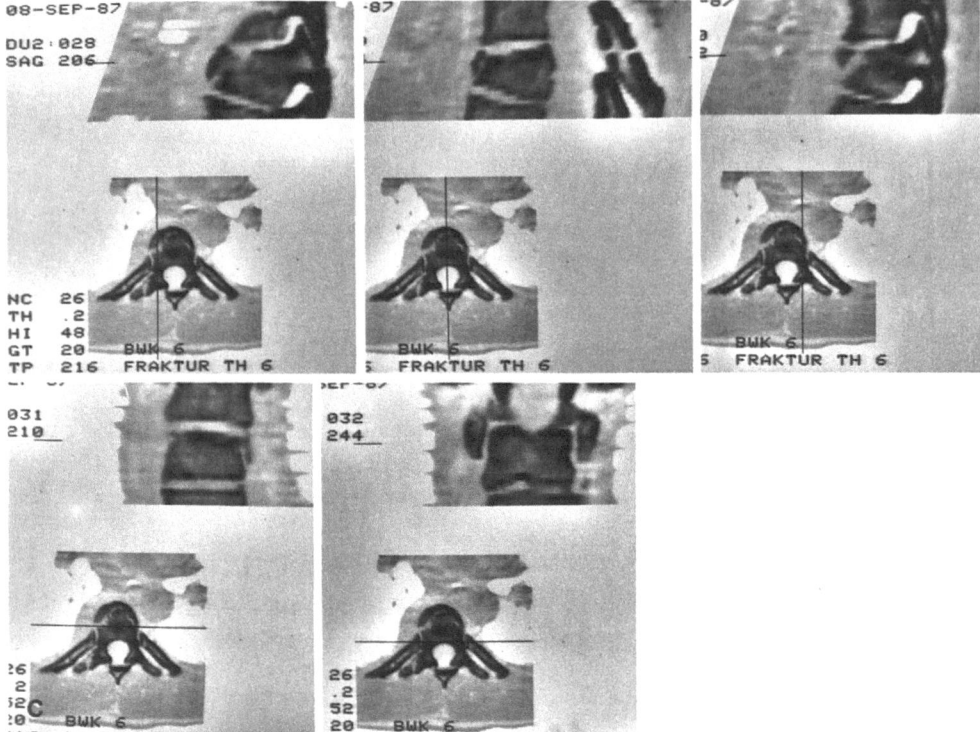

Abb. 3. c Das Computertomogramm zeigt die Bruchschädigung des 6. Brustwirbelkörpers mit dem Verlauf der Bruchlinien im Wirbelkörper, Querfortsatz und Dornfortsatz

Therapeutisch ergeben sich anhand dieser radiologischen Befunde bei Wirbelkörperfrakturen folgende Möglichkeiten:

Funktionelle Vorgangsweisen

Diese belassen den Wirbelbruch im Zustand seiner posttraumatischen Verformung. Die Mobilisation des Patienten erfolgt je nach Schmerzen und Wirbelbruchform. Diese Vorgangsweise ist zulässig, wenn keine erheblichen Achsenknickungen oder Spinalkanalstenosen bei vorwiegend knöchernen Wirbelsäulenverletzungen vorliegen.

Frühfunktionelle Behandlung

Diese ist bei der größten Anzahl der Wirbelbrüche angezeigt, und zwar immer dann, wenn ein Deckplatteneinbruch, eine Vorderkantenabsprengung oder eine keilförmige Verformung des Wirbelkörpers ohne Beteiligung des „segment moyenne" vorliegt. Der Winkel nach Cobb zwischen der Bodenplatte des unverletzten darüberliegenden Wirbels und der Bodenplatte des verletzten Wirbels beträgt nicht mehr als 20°.

Funktionelle Behandlung

Bei Wirbelbrüchen mit Beteiligung der Hinterwand und vorwiegend knöcherner Schädigung ist beim Fehlen einer wesentlichen Spinalkanalstenose (unter 25% der Spinalkanalweite) und einer in den Nachbarsegmenten kompensierbaren Achsenfehlstellung (a. p. unter 10°, seitlich unter 20° im verletzten Wirbelsäulenabschnitt), die funktionelle Wirbelbruchbehandlung möglich. Nach etwa 4 Wochen Bettruhe (in Abhängigkeit vom Ausmaß der Hinterwandschädigung) mit intensiver Krankengymnastik zur Stärkung der Bauch- und Rückenmuskulatur erfolgt die Mobilisation.

Reponierende Vorgangsweisen

- Geschlossen indirekt: Aufrichtung im ventralen oder dorsalen Durchhang [3].
- Perkutan indirekt: Geschlossene Aufrichtung mit perkutan eingebrachtem Fixateur externe der Wirbelsäule [10].
- Offene indirekt: Distraktionsreposition mit Ligamentotaxis durch einen dorsalen Zugang mit z. B. dem Harrington-Distraktor oder einem Fixateur interne.
- Offene direkt: Reposition der Wirbelfragmente von dorsal (oder ventral) mit Revision des Spinalkanals.

Geschlossene indirekte Reposition

Die geschlossene indirekte Reposition wird bei der konservativen Behandlung mit Aufrichtung des Wirbelbruches im ventralen oder dorsalen Durchhang und anschließendem Gipsmieder für 12 – 16 Wochen angewendet.

Wirbelbrüche im thorakolumbalen Übergang mit intakter Hinterwand und einer Kyphose von mehr als 15° können im ventralen Durchhang aufgerichtet und im Gipsmieder stabilisiert werden, doch ergibt sich dabei folgende Problematik: Die Aufrichtung erfolgt nicht nur durch Entfaltung des verformten Wirbels, sondern auch durch Aufdehnung der benachbarten Zwischenwirbelräume.

Nach der mindestens 3monatigen Gipsfixation kommt es nicht selten neben dem Zusammensinken der aufgedehnten Bandscheibenräume auch noch zur teilweise erfolgenden Sinterung des aufgerichteten Wirbelkörpers, so daß das erzielte Repositionsergebnis im Verhältnis zum Aufwand manchmal nur geringfügig besser ist als bei der funktionellen Therapie.

Brüche mit Höhenminderung der Hinterwand können nach Abklingen der initialen Schockphase im dorsalen Durchhang nach Längsdistraktion aufgerichtet werden, doch ist ein dauerhafter Repositionserfolg nur bei Brüchen zu erwarten, bei denen die Ligamentotaxis möglich ist und keine Osteoporose besteht. Bei erreichter Aufrichtung ist aber danach noch, je nach Ausmaß der Zerstörung der Hinterwand, die Vollmobilisation um bis zu 4 Wochen verzögert.

Translationsverletzungen mit vornehmlicher Verletzung der diskoligamentären Strukturen und Luxationsverletzungen können mit chronisch-instabilen Narbenbereichen ausheilen. Erst wenn diese segmentalen Instabilitäten durch Spangenbildung überknöchern, ist eine deutliche Minderung der Beschwerden zu erwarten.

Problematisch bei der Gipsmiederbehandlung ist die nicht selten bestehende Stammadipositas der Patienten, die einen guten Miedersitz zum Erhalt der Reposition verhindert und den Heilverlauf für den Patienten mühsam macht.

Gedeckte Reposition mit perkutan eingebrachtem Fixateur externe der Wirbelsäule

Diese Methode hat trotz ihrer technischen Brillanz bei geringer Akzeptanz keine weite Verbreitung erlangt. Das perkutane Einbringen des Fixateur externe verlangt ein gutes räumliches Vorstellungsvermögen und ein hohes Maß an Erfahrung in der Wirbelsäulenchirurgie.

Hauptindikation für den offen eingebrachten Fixateur externe bleibt aber der sonst nicht beherrschbare Infekt in einem instabilen Wirbelsäulenabschnitt.

Offene indirekte oder direkte Reposition von Wirbelbrüchen

Das Ziel der operativen Behandlung von Wirbelbrüchen ist:

- Korrektur von Wirbelsäulenachsenabweichungen, um posttraumatische Deformitäten zu vermeiden, die in den Nachbarsegmenten nicht schmerzfrei ausgeglichen werden können und später degenerative Veränderungen verursachen.
- Behebung wesentlicher Spinalkanalstenosen zur Vermeidung posttraumatischer Irritationen der intraduralen Strukturen.
- Verhinderung anhaltender schmerzhafter Instabilitäten in den diskoligamentären Anteilen des verletzten Wirbelsäulensegmentes.

Zeitpunkt der operativen Behandlung

Kontraindikationen stellen Nebenverletzungen oder Erkrankungen dar, die den Patienten durch den Eingriff an der Wirbelsäule vital gefährden würden. Vorrangig sind andere Eingriffe, die aus vitaler Indikation und zur Erhaltung wesentlicher Funktionen erforderlich sind.

Rasche operative Behandlung erfolgt bei:
- offenen Wirbelsäulenverletzungen,
- sekundär auftretenden oder zunehmenden Lähmungen,
- Vorliegen einer Instabilität oder einer Spinalkanaleinengung durch Luxation oder Fraktur.

Sofern Transportfähigkeit besteht, ist bei diesen Patienten die notfallmäßige Verlegung an eine wirbelsäulenchirurgisch erfahrene Einrichtung notwendig.

Möglichst frühe operative Behandlung erfolgt bei spinalen oder radikulären Ausfällen und bei spinalen Irritationszeichen durch Instabilität oder wesentliche Spinalkanaleinengung durch Luxation oder Fraktur. Die operative Behandlung innerhalb der ersten Tage erfolgt bei Achsendeformitäten der Wirbelsäule in verletzten Segmenten in der Frontalebene von mehr als 10°, in der Sagittalebene von mehr als 20°, und bei Spinalkanalstenosen über 25% der Spinalkanalweite sowie bei diskoligamentär instabilen Verletzungen.

Bei der letzten Gruppe ist eine problemlose Versorgung vom dorsalen Zugang nur innerhalb der 1. Woche möglich, da danach durch zunehmende Verfestigung des Bruchhämatoms die Reposition deutlich erschwert oder unmöglich ist.

Problematisch in der Beurteilung des Wirbelbruches bleiben dabei folgende Bruchformen:

– Brüche mit einer keilförmigen Deformation des Wirbelkörpers ohne Bruch der Hinterwand und Bodenplatte, die in lordosierter Lagerung des Patienten aufgenommen wurden. Hier kann es bei der Lagerung zu einer Aufdehnung der Zwischenwirbelräume oberhalb und unterhalb des verletzten Wirbels gekommen sein, die einen geringeren Grad der end-

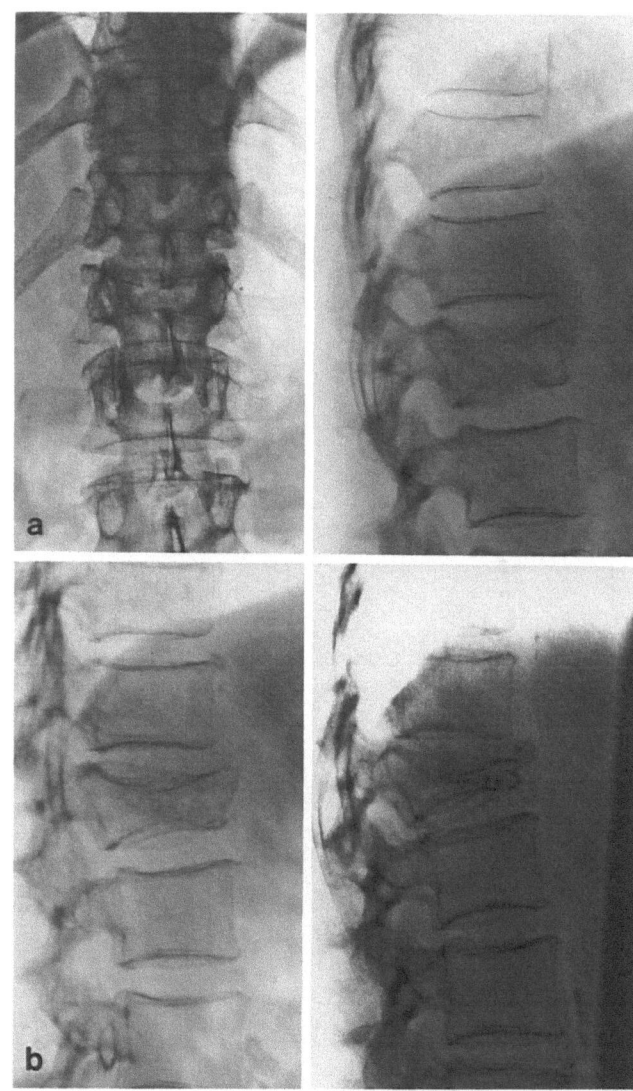

Abb. 4 a. 63jährige Patientin mit Kompressionsbruch des 1. Lendenwirbelkörpers und ausgeprägter Osteoporose. b Im Verlauf der funktionellen Behandlung Sinterung des Wirbelkörpers, ohne daß es zum Auftreten von neurologischen Ausfällen gekommen ist. Die keilförmige Verformung ist in den angrenzenden Segmenten kompensierbar

- gültigen Achsenfehlstellung annehmen läßt. Bei der funktionellen Behandlung dieser Brüche kommt es zu einem Zusammensinken der aufgedehnten Zwischenwirbelräume und damit zu einer stärkeren Kyphose am Ende der Ausheilung, als dies aufgrund der ersten Röntgenaufnahmen zu erwarten war.
- Wirbelbrüche bei einer generalisierten Osteoprose. Der bei der Erstuntersuchung festgestellte Kyphosewinkel einer keilförmigen Deformierung erhöht sich nach der Mobilisation manchmal erheblich, da der osteoporotische Knochen entweder infolge der Bruchschädigung einer erheblichen Sinterung unterliegt oder weil bei der leichten Verformbarkeit des veränderten Knochens die erste Aufnahme des Wirbelbruches nicht die maximale Bruchschädigung, sondern ein „Repositionsergebnis" durch die Lagerung dargestellt hat (Abb. 4 a, b).

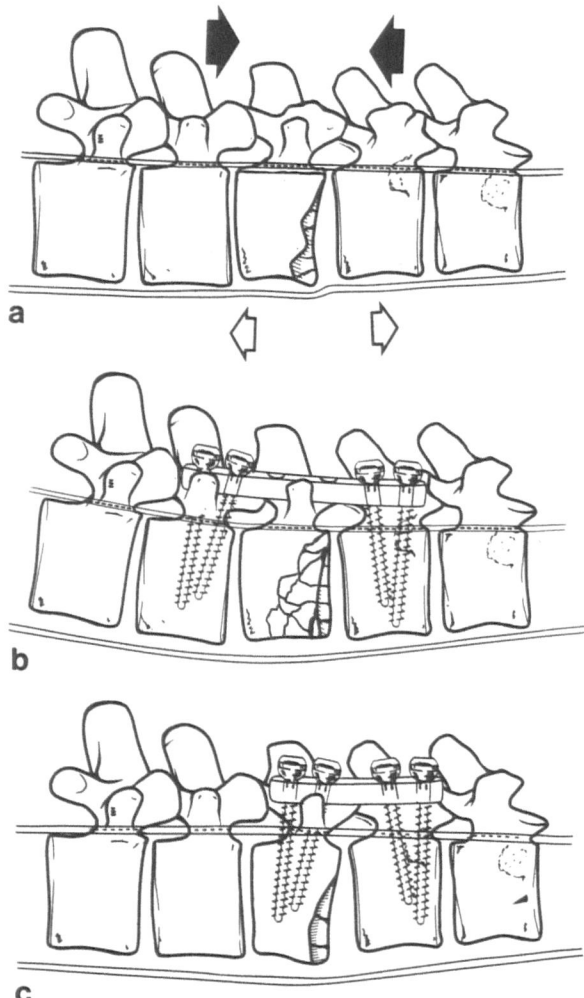

Abb. 5 a. Schematische Darstellung eines Wirbelbruches im thorakolumbalen Übergang mit intakter Hinterwand, die Hinterwand steht als Hypomochlion zur Reposition zur Verfügung. **b** Bei ausgeprägterer Bruchschädigung und intakter Hinterwand ist eine einsegmentale Stabilisation von dorsal nicht möglich, deswegen Spondylodese über 2 Wirbelsegmente. **c** Bei nur geringer Bruchschädigung eines Wirbelkörpers ist die einsegmentale Spondylodese möglich, da die Schrauben hier in dem verletzten Wirbel einen ausreichenden Halt finden

Planung der Reposition und Stabilisation eines Wirbelbruches

Die Planung des operativen Eingriffes ist nur anhand eines Computertomogrammes möglich, das die Bogenwurzeln der angrenzenden nichtverletzten Wirbel mit darstellt.

Eingriffe bei intakter Wirbelkörperhinterwand

1. Dorsale Zuggurtung bei keilförmig deformierten Wirbelkörpern unter Verwendung der Hinterwand als Hypomochlion (Abb. 5 a). Anhand der Computertomographie ist zu entscheiden, ob einsegmental vorgegangen werden kann, wenn der Bruch den Bereich ventral der Pedunkel und die untere Wirbelkörperhälfte nicht erfaßt hat, oder ob eine zweisegmentale Stabilisation aufgrund der ausgedehnten Bruchschädigung erforderlich ist (Abb. 5 b, c).
2. Dorsale Stabilisation bei reinen Translations- oder Luxationsverletzungen. Durch die Computertomographie müssen in den Spinalkanal verlagerte Fragmente ausgeschlossen werden (Abb. 6 a, b). Intraoperativ ist durch die Myelographie die Verlagerung von Weichteilen (hinteres Längsband, Bandscheibenanteile) in den Spinalkanal auszuschließen.

Eingriffe bei Brüchen mit Beteiligung der Wirbelkörperhinterwand

Anhand der Computertomographie muß geklärt werden:
– ob eine primäre Spinalkanalrevision erforderlich ist,
– ob zur Rekonstruktion des Wirbelkörpers, der Wirbelsäulenachse und der Spinalkanalweite die Ligamentotaxis einsetzbar erscheint, nicht einsetzbar ist oder ob diese gefährlich sein kann,
– von welcher Seite zusätzliche Repositionsmanöver zur Wiederherstellung des Spinalkanales möglich sind, wenn diese durch die Ligamentotaxis nicht erzielt werden kann (transpedikuläre instrumentelle Reposition, direkte Impaktation von Hinterwandfragmenten nach Laminektomie, posterolaterale Osteotomie nach Abtragen des Querfortsatzes),
– Lage, Richtung und Durchmesser der Pedunkel der angrenzenden Wirbel im Hinblick auf das Implantat (Fixateure interne, Platte).

Primäre Spinalkanalrevision

Die primäre Spinalkanalrevision ist bei folgenden computertomographischen Befunden angezeigt:
– Bei Bruchstücken der Wirbelkörperhinterwand, die durch Ligamentotaxis nicht reponierbar erscheinen bei gleichzeitigem Vorliegen einer wesentlichen Spinalkanaleinengung. Es handelt sich hier um Fragmente, die einer abgebrochenen oberen, hinteren Wirbelkörperkante nicht zuzuordnen sind (Abb. 7 b, c).
– Bei abgebrochenen Facettenanteilen der kleinen Wirbelgelenke mit Verlagerung in den Spinalkanal (s. Abb. 6 b).

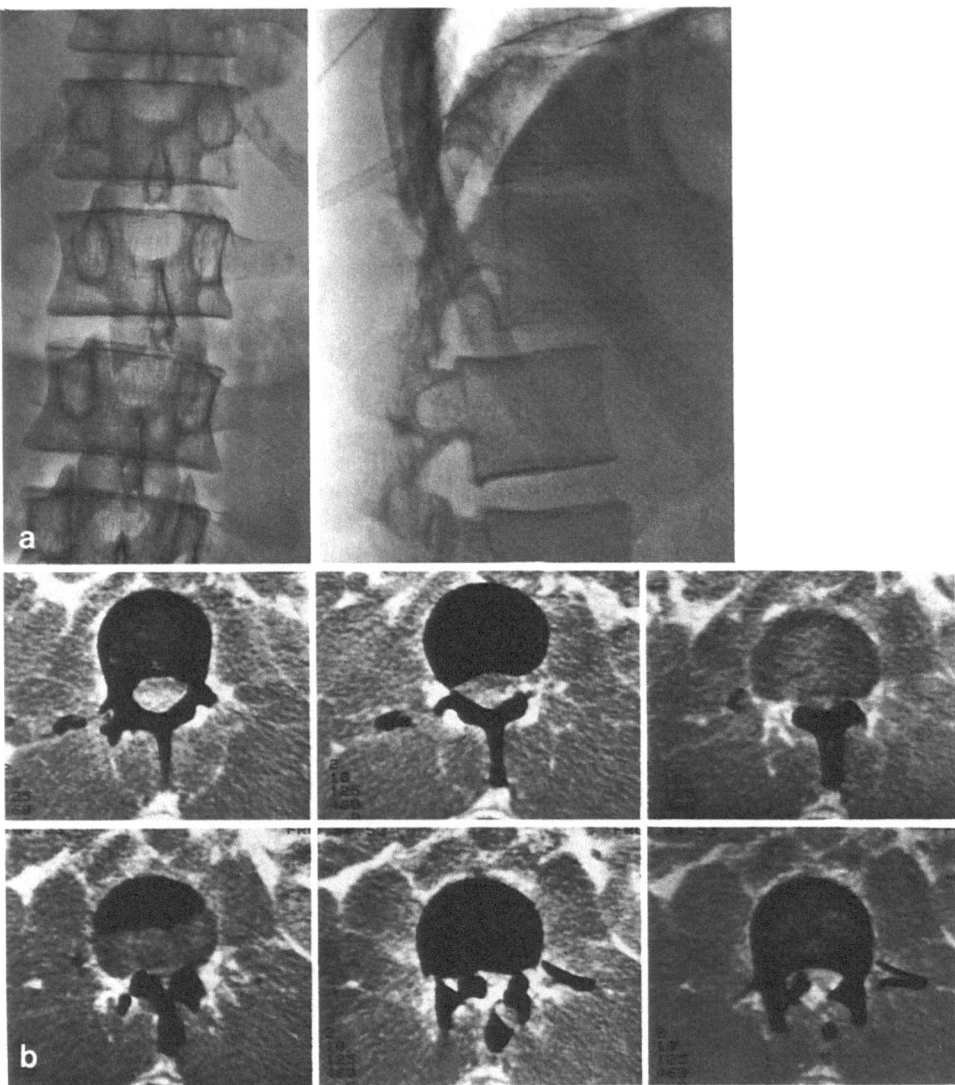

Abb. 6. a 31jähriger Patient mit Luxation L 1/L 2 und komplettem Querschnittssyndrom sub L 2. Das Übersichtsbild zeigt keine Hinweise auf intrakanalikuläre Fragmente. **b** Erst die Computertomographie zeigt, daß Anteile der kleinen Wirbelgelenke im Segment L 1/2 den Spinalkanal verlegen

– Bei Kombination eines dorsokranialen Kantenfragmentes mit wesentlicher Einengung der Spinalkanalweite und mit in den Spinalkanal vorragenden Bruchenden eines Wirbelbogenbruches. Bei etwa der Hälfte der Patienten mit diesem Befund wurden Durarisse mit Liquoraustritt oder Prolaps intraduraler Strukturen gefunden (s. Abb. 2 b).

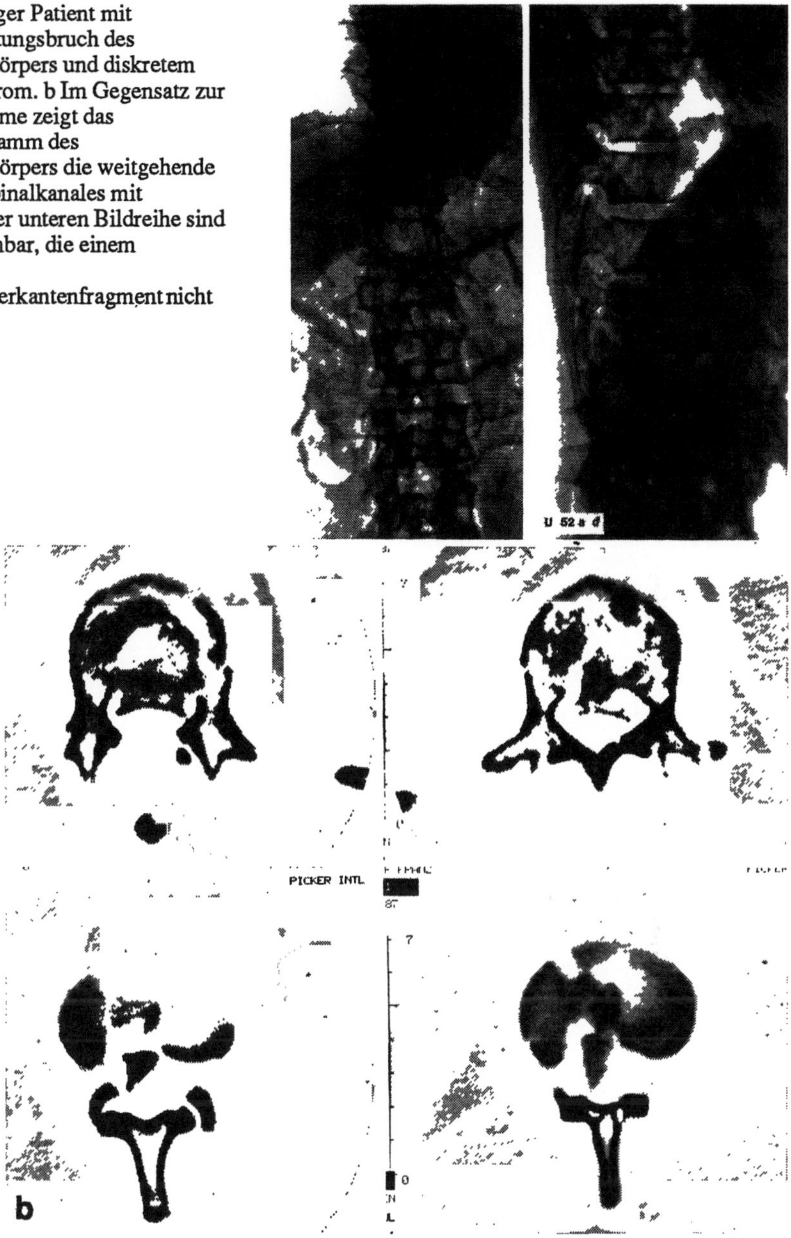

Abb. 7. a 52jähriger Patient mit komplettem Berstungsbruch des 1. Lendenwirbelkörpers und diskretem Konuscaudasyndrom. b Im Gegensatz zur Übersichtsaufnahme zeigt das Computertomogramm des 1. Lendenwirbelkörpers die weitgehende Verlegung des Spinalkanales mit Fragmenten. In der unteren Bildreihe sind Fragmente erkennbar, die einem dorsokranialen Wirbelkörperhinterkantenfragment nicht zuzuordnen sind

Ligamentotaxis

Die Ligamentotaxis zur Reposition der den Spinalkanal einengenden Hinterwandfragmente ist immer innerhalb der ersten Tage nach dem Unfall einsetzbar, wenn das hintere Längsband intakt ist.

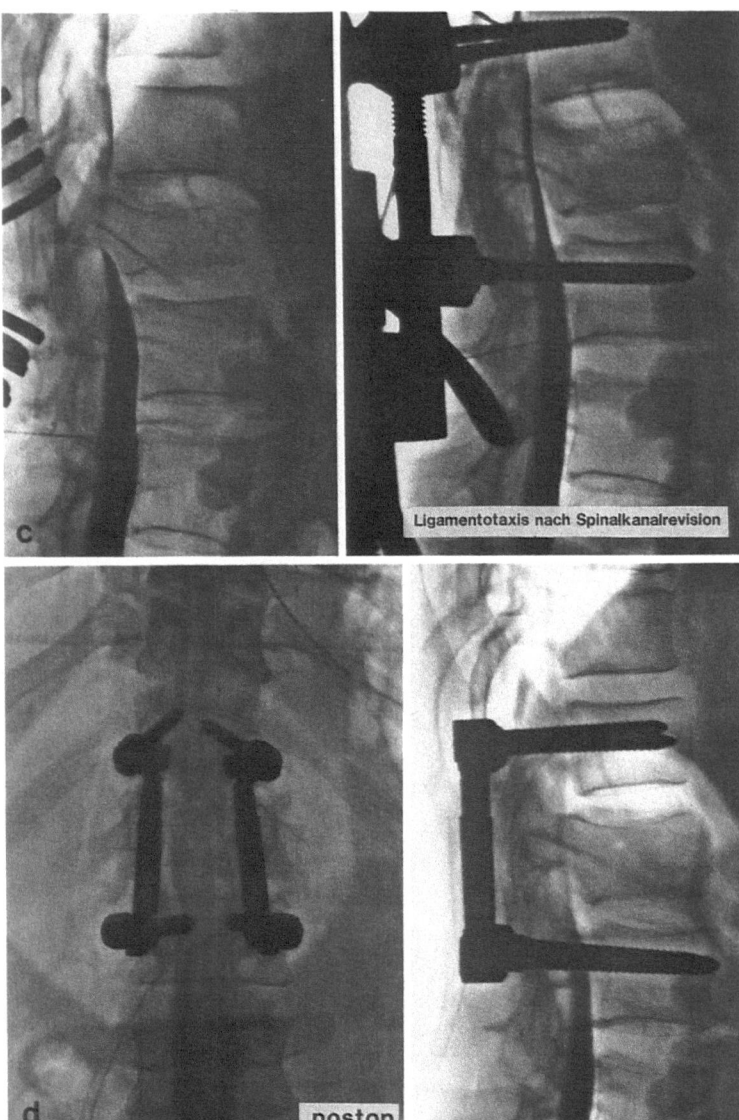

Abb. 7. c Wegen des computertomographischen Befundes erfolgt hier zuerst die Spinalkanalrevision zur Entfernung des Fragmentes unterhalb des dorsokranialen Kantenfragmentes, es handelte sich um ein Facettenstück. Danach Rekonstruktion der Wirbelsäulenachse und der Wirbelkörperform durch Ligamentotaxis. **d** Abschlußmyelogramm nach Distraktionsspondylodese, transpedunkulärer Spongiosaplastik und intertransversaler Spongiosaplastik und Stabilisation mittels Fixateur interne nach Kluger

Indirekte Zeichen dazu sind aus der Art des Bruches sowie Form und Lage der Hinterwandfragmente ableitbar, doch ist die intraoperative Kontrolle der Distraktion im Bildwandler und die intraoperative Myelographie mit Röntgenaufnahmen in 2 Ebenen entscheidend.

Liegt ein dorsokraniales Fragment mit oder ohne mediane Fraktur vor, so ist dessen Reposition durch Ligamentotaxis wahrscheinlich, ebenso bei Frakturen bei osteoporotischen Wirbelbrüchen, bei denen sich die Hinterwand großbogig in den Spinalkanal vorwölbt.

Liegen mehrere Fragmente im Spinalkanal, die einem dorsokranialen Fragment nicht zuzuordnen sind, besteht ein dorsokaudales Hinterwandfragment oder liegen Zeichen einer Flexions-Distraktions-Fraktur mit oder ohne Rotationskomponente vor, muß von einer weitgehenden Zerstörung des hinteren Längsbandes ausgegangen werden. Hier besteht die Gefahr einer Überdistraktion im verletzten Wirbelsäulenabschnitt, ohne daß es zur erwünschten Reposition der spinalkanaleinengenden Fragmente kommt.

Horizontale Verletzungen, wie sie von Chance beschrieben wurden, dürfen nicht distrahiert werden, da hier alle dorsalen Strukturen horizontal durchtrennt sind. Bei freiem Spinalkanal ist die Stabilisation von dorsal ohne Distraktion angezeigt.

Ligamentotaxis durch Fixateur interne oder Distraktor ist bei Fragmenten, die unterhalb eines dorsokranialen Fragmentes stiftartig in den Spinalkanal vorragen, gefährlich.

Dieses Fragment klemmt in der sagittalen Fraktur der unteren Hälfte des gebrochenen Wirbelkörpers und ragt durch einen Längsriß im hinteren Längsband, durch das es teilweise oder vollständig hindurchgetreten ist, vor. Durch Längszug ist dieses Fragment nicht zu reponieren, da sich durch Zug der Riß im hinteren Längsband verengt und damit das Fragment im Riß einklemmt. Damit kann das Fragment auf den Duralsack und die spinalen Strukturen Druck ausüben, wodurch eine neurologische Verschlechterung möglich ist.

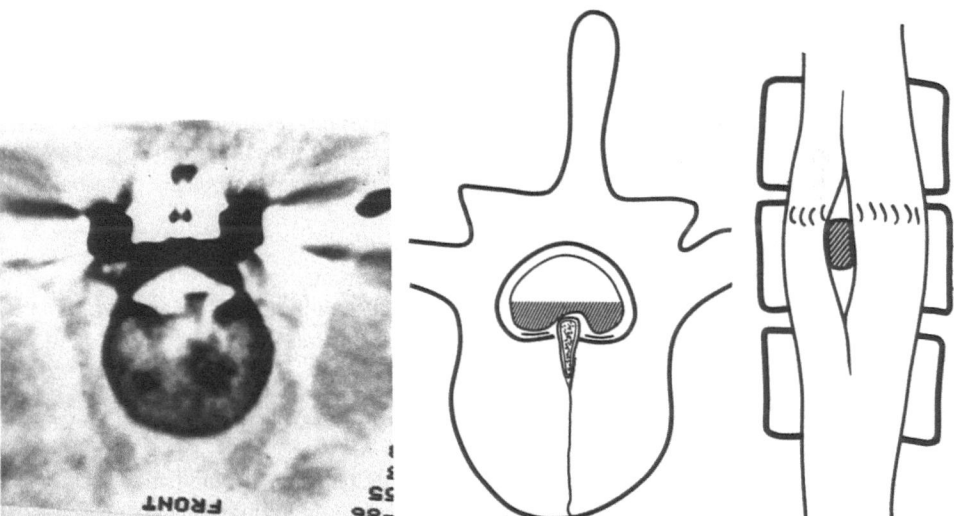

Abb. 8. a Stiftförmig in den Spinalkanal vorstehende Fragmente sind im intraoperativen Myelogramm nicht ersichtlich, diese müssen präoperativ im Computertomogramm erfaßt werden. Auf dem Computertomogramm sieht man das stiftförmig vorragende Fragment aus der Hinterwand des Wirbelkörpers. Das mittlere Schema zeigt das Umfließen des Fragmentes mit Kontrastmittel im seitlichen Strahlengang, so daß es nicht zur Darstellung kommt. Dieses Fragment wird im Riß des hinteren Längsbandes eingeklemmt und kann durch Ligamentotaxis deswegen nicht reponiert werden

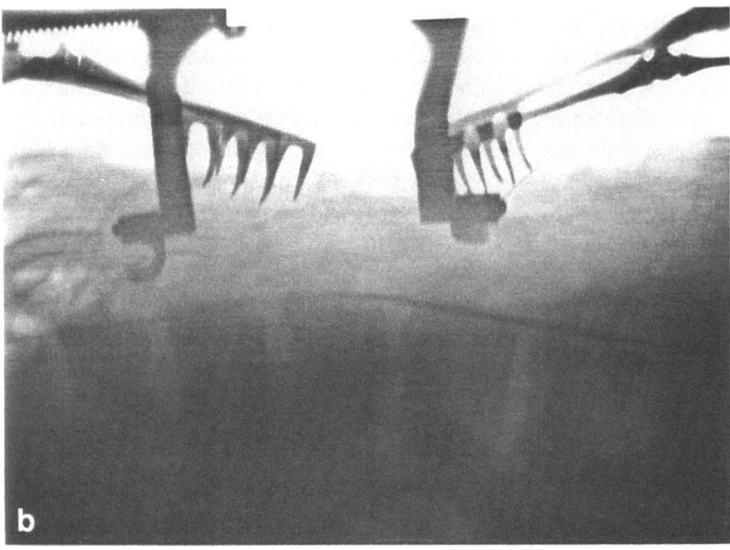

Abb. 8. b Intraoperatives Myelogramm des gleichen Patienten, das Kontrastmittel weist einen glatten Verlauf über die Wirbelkörperhinterwand auf, ohne Hinweis darauf, daß hier ein Fragment in den Spinalkanal vorsteht

Diese Spinalkanaleinengung ist auch in der intraoperativen Myelographie nicht immer erkennbar, da das Kontrastmittel an beiden Seiten des Fragmentes im Duralsack vorbeifließt und so im seitlichen Strahlengang eine glatte Kontrastmittelpassage an der Hinterwand des Wirbels im Bildwandlerbild erscheinen läßt (Abb. 8 a, b). Im a. p.-Strahlengang ist diese Aussparung durch Überlagerung nicht zu erkennen. Möglicherweise ist die intraoperative Sonographie im Rahmen einer Spinalkanalrevision mit Laminektomie geeignet, diese Fragmente darzustellen. Wir haben diese Fragmente bei 164 Frakturen 2mal beobachtet.

Wenn durch die Ligamentotaxis, kontrolliert durch die intraoperative Myelographie, die Spinalkanalweite mit freier Kontrastmittelpassage nicht wieder hergestellt werden kann, sind folgende weitere Maßnahmen möglich:
– transpedunkuläre Instrumentation zur Fragmentreposition,
– direkte Impaktation der Hinterwandfragmente nach Laminektomie,
– posterolaterale Osteotomie des Wirbelkörpers nach Osteotomie des Processus transversus (im Bereich der Brustwirbelsäule mit Resektion des Rippenhalses) [2].

Transpedunkuläre Repositionsmanöver

Frakturen mit starker Wirbelkörperkompression entfalten sich, besonders ventral, nach einigen Tagen durch dorsale Distraktion und Lordosierung nicht mehr ausreichend, so daß die Reposition der Deckplatte transpedunkulär erfolgen muß (Abb. 9 c).

Durch ein transpedunkuläres 6 mm starkes Bohrloch in den verletzten Wirbel kann mit Repositionshaken oder Spongiosastößel die Deckplatte aufgerichtet werden.

Auch ist es manchmal möglich, den Spinalkanal einengende Fragmente, die an einer Seite bis nahe an den Pedunkel heranreichen, transpedunkulär zu erfassen und nach ventral vorzu

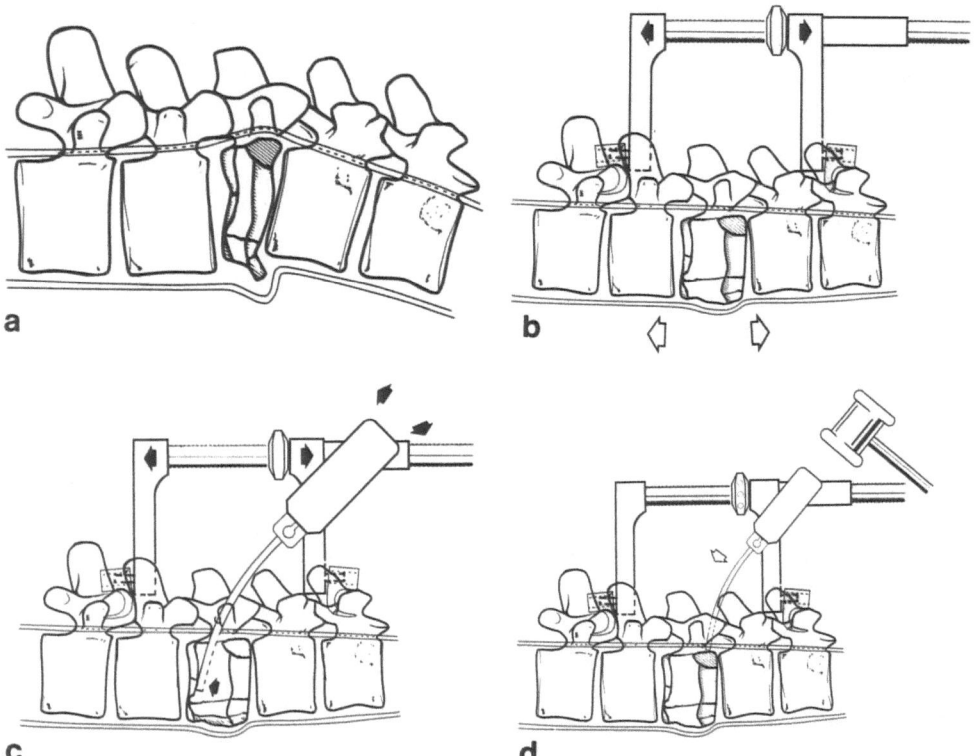

Abb. 9. a Schema eines Wirbelbruches des thorakolumbalen Überganges mit Höhenminderung der Wirbelkörperhinterwand und Spinalkanaleinengung durch ein dorsokraniales Fragment. **b** Durch Längsdistraktion und Anspannen des hinteren Längsbandes kommt es zur Reposition des dorsokranialen Fragmentes (schraffiert) und Wiederherstellung der Wirbelkörperhöhe. **c** Bei nicht ausreichender Entfaltung können durch ein transpedunkuläres Bohrloch Deck- und Bodenplatte mit einem Stößel reponiert werden. **d** Wenn keine ausreichende Reposition eines dorsokranialen Fragmentes zur Ligamentotaxis zu erzielen ist, kann nach Laminektomie und Beiseitehalten des Duralsackes die direkte Impaktation mit einem Spongiosastößel erfolgen

stoßen (s. Abb. 3 c, g) Daniaux [4] hat dazu einen eigenen Satz Repositionshaken angegeben, andere Autoren verwenden zugerichtete Ender-Nägel (Wörsdörfer, persönl. Mitteilung).

Laminektomie und direkte Fragmentimpaktation

Wenn mit den transpedunkulären Repositionstechniken keine ausreichende Wiederherstellung der Spinalkanalweite mit ungehinderter Kontrastmittelpassage möglich ist, wird nach Laminektomie und Beiseitehalten des Duralsackes das einengende Bruchstück dargestellt und mit einem Stößel oder Spongiosastopfer in die Wirbelkörperhinterwand impaktiert (s. Abb. 9 c). Dieses Vorgehen ist im Caudabereich unterhalb von L 1 unproblematischer als im kranial liegenden Abschnitt. Einerseits ist dort das Myelon wesentlich empfindlicher auf mechanische Irritationen, andererseits ist der Spinalkanal wesentlich enger.

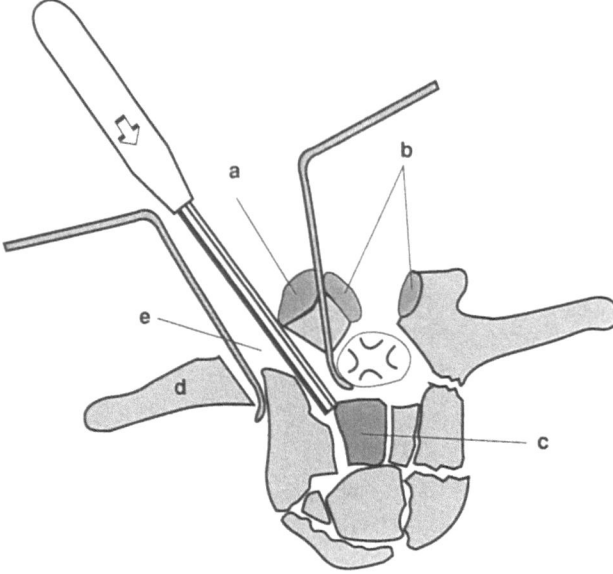

Abb. 10. Schematische Darstellung der direkten Reposition eines Hinterwandfragmentes nach posterolateraler Wirbelkörperosteotomie. **a** = Abgetragener Gelenkfortsatz, **b** = Resektionsflächen nach Laminektomie, **c** = zu reponierendes dorsokraniales Fragment, **d** = osteotomierter Querfortsatz, **e** = Öffnung nach posterolateraler Wirbelkörperosteotomie nach Querfortsatzosteotomie

Transversotomie und posterolaterale Osteotomie des Wirbelkörpers, Spongiosaplastik

Um auch problematische Fragmente bei beengten Spinalkanalverhältnissen erreichen zu können, kann die posterolaterale Osteotomie des Wirbelkörpers eingesetzt werden.

Dazu wird zuerst von kranial her der Querfortsatz abgespalten, unter dem sich kaudal die Nervenwurzel befindet.

Beim Einbringen der Spongiosa ist zu beachten, daß das Eindringen von Spongiosa in den Spinalkanal nur dann vermieden werden kann, wenn der Trichter nach Daniaux verwendet wird, dessen Rohransatz bis vor die Ebene der Wirbelkörperhinterwand reicht (Abb. 11 a). Die noch angebotenen „Ohrtrichter" sind bei versehentlicher Eröffnung des Spinalkanals bei zu weit medial im Pedunkel gelegtem Bohrkanal (Abb. 11 b) durchaus geeignet, Spongiosa in den Spinalkanal eindringen zu lassen. Auch ist eine zu ausgedehnte transpedunkuläre Spongiosaplastik bis an die Hinterwand zu vermeiden, da bei zu kraftvollem Auffüllen des Wirbelkörpers bis an seine Hinterwand Fragmente derselben wieder in den Spinalkanal gedrückt werden können (Abb. 11 c). Nach Reposition durch eine posterolaterale Wirbelkör-

Abb. 11. a Schematische Zeichnung einer Eröffnung des Spinalkanales durch transpedunkuläre Bohrung und Entweichen von Spongiosa durch zu kurzen Trichter (Ohrtrichter). Bei Verwendung des Trichters nach Daniaux, der bis vor die Hinterwandebene des Wirbelkörpers reicht, ist ein Austreten der Spongiosa in den Spinalkanal nicht möglich. **b** Postoperative Computertomographie nach Reposition eines LWK-1-Bruches. Auf der rechten Seite ist die versehentliche Entfernung der seitlichen Begrenzung des Spinalkanales durch die transpedunkuläre Aufbohrung zu erkennen. Davor die eingebrachte Spongiosaplastik. Da sie mit dem Trichter nach Daniaux eingebracht worden ist, entweicht sie nicht in den Spinalkanal. **c** Bei Auffüllung des Wirbelkörpers über die vorderen 2/3 hinaus ist die Gefahr der retrograden Reimpaktation von Wirbelkörperhinterwandfragmenten gegeben. Am Ende der Spongiosaplastik muß eine intraoperative Myelographie freie Durchgängigkeit des Spinalkanales zeigen

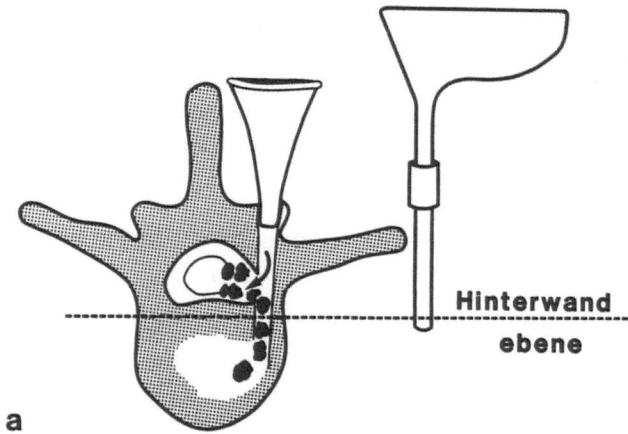

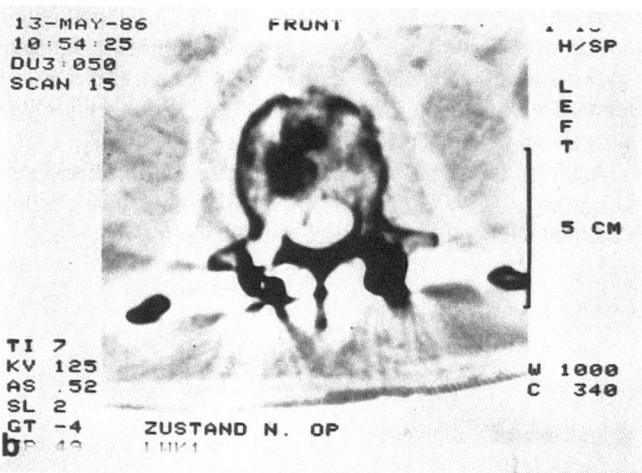

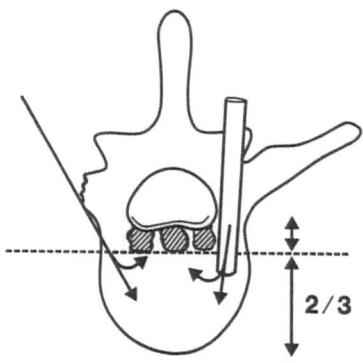

Abb. 11. a–c   Intraop. Myelographie !

perosteotomie ist ein direktes Einbringen von kortikospongiösen Blöcken mit größerer Abmessung möglich, als dies transpedunkulär möglich ist.

Nach Abschluß der transpedunkulären oder posterolateralen Spongiosaplastik muß eine neuerliche intraoperative Myelographie durchgeführt werden, um ein versehentliches Eindringen von Spongiosa in den Spinalkanal auszuschließen.

Lage, Richtung und Durchmesser der Pedunkel im Hinblick auf Bohrrichtung und Implantatwahl

Die Eintrittsstellen für die transpedunkuläre Schraubenlage wurde von Roy-Camille et al. anhand anatomischer Kriterien [11] genau beschrieben, doch muß man bei kritischer Betrachtung der Röntgenbilder und bei deren Vergleich mit dem Computertomogramm eine individuelle Lage, Richtung und Durchmesser der Pedunkel feststellen, die für die einzelnen Wirbel sogar seitendifferent sein können.

Bei der Verwendung einer Platte kann es manchmal unmöglich sein, in sehr schmale Pedunkel die erforderlichen 2 Schrauben einzubringen, so daß präoperativ andere Implantate, wie z. B. der Fixateur interne, zu erwägen sind. Dabei ist wiederum die Dicke der transpedunkulären Schraube (5 oder 6 mm) dem Pedunkeldurchmesser anzupassen, die Ausmessung ist am Computertomogramm möglich (Abb. 12).

Auch ist die Abgangshöhe der Pedunkel für die einzelnen Wirbel unterschiedlich, so daß bei geringer Abweichung des Bildwandlerstrahlenganges durch Schrägstellung eine extrapedunkuläre Schraubenlage erzielt werden kann (Abb. 13).

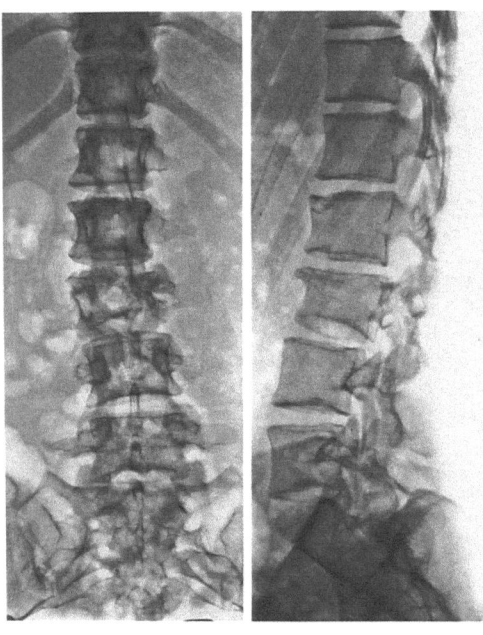

Abb. 12. 30jährige Patientin mit Bruch des 3. Lendenwirbelkörpers. Die präoperativen Aufnahmen zeigen die schlanken Pedunkel auf der linken Seite des 2. Lendenwirbelkörpers, die eine Doppelbesetzung mit Schrauben bei einer Plattenosteosynthese nicht ermöglichten. Bei derartigen anatomischen Verhältnissen kann die Verwendung eines Fixateur interne günstiger sein

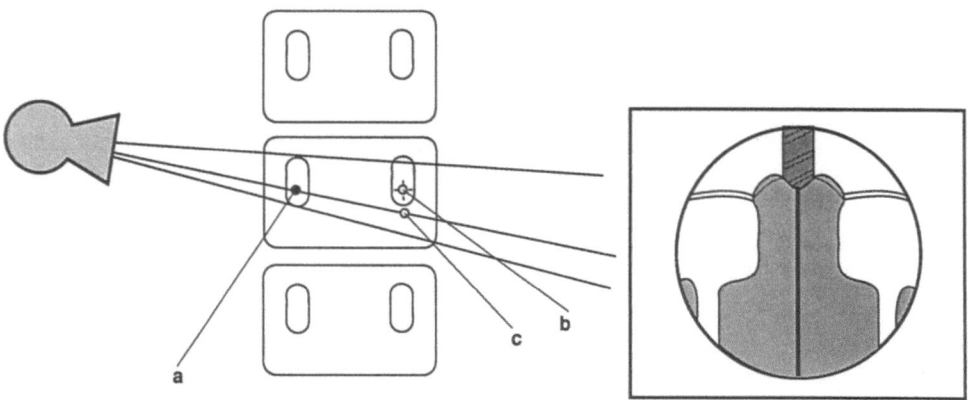

Abb. 13. Schematische Darstellung einer extrapedunkulären Schraubenlage durch schräge Anordnung des Bildwandlers zur Querachse der Wirbelsäule. a = Regelrechte Lage eines intrapedunkulären Drahtes. Durch schräge Projektion vermeint man im Pedunkel der Gegenseite zu bohren, wenn der Bohrer auf Punkt c angesetzt ist. Durch Überprojektion des röntgenröhrennahen Pedunkels ist diese extrapedunkuläre Lage zu verkennen. Bei paralleler Anordnung des Bildwandlers zur Querachse würde die Projektion des Punktes a auf den gesuchten Punkt b fallen, wie es in der schematischen Bildwandlerdarstellung demonstriert ist

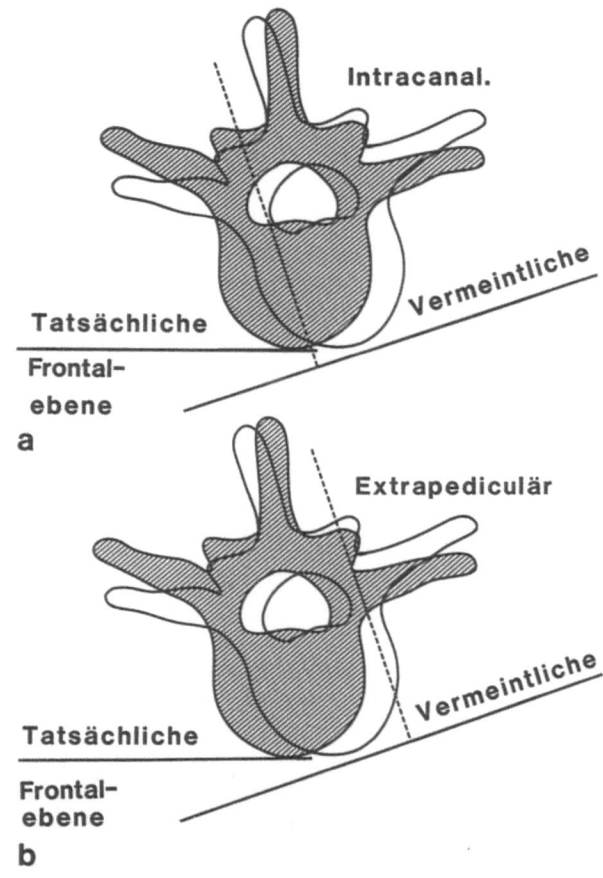

Abb. 14. a Schematische Darstellung einer Rotationsfehlstellung in einem Wirbelsegment, das einer Rotationsverletzung unterlegen hat. Durch die Verkippung des Bohrers auf die vermeintliche Frontalebene erfolgt bei korrekter Eintrittsstelle die Bohrung intrakanalikulär mit der Gefahr einer Duraverletzung.
b Bei gleicher Situation kann auf der Gegenseite bei Verwendung der korrekten Bohrereintrittsstelle eine extrapedikuläre Lage der Schrauben mit Verlust der Stabilität erzielt werden. Präoperativ ist auf den Übersichtsaufnahmen sowie auf den Computertomographien auf eine Verkippung der Wirbel kranial und kaudal des verletzten Abschnittes zu achten

Eine extrapedunkuläre Schraubenlage kann auch dann eintreten, wenn eine Rotationsfehlstellung in dem verletzten Segment vorliegt, das durch eine Spondylodese überbrückt werden soll.

Der Eintrittswinkel für Schrauben, Platte oder Fixateur interne ist dann jeweils auf die Wirbelhinterwandebene der Wirbel oberhalb und unterhalb des instabilen Segmentes zu beziehen und nicht auf die Fußbodenebene (Abb. 14 a, b).

Intraoperative Myelographie

Die intraoperative Myelographie ermöglicht es, während der ganzen Operation die Spinalkanalweite zu beobachten, den Effekt der indirekten oder direkten Repositionsmanöver zu beurteilen und vorhandene Verlagerungen von Weichteilen im Spinalkanal sichtbar zu machen (s. Abb. 1 d).

Die intraoperative Myelographie ist am Ende der Repositionsmanöver in 2 Ebenen zur Kontrolle der Spinalkanalweite und der Wirbelsäulenachse nach Abschluß der Spongiosaplastik in den Wirbelkörper im seitlichen Strahlengang durchzuführen (s. Abb. 1 c u. d).

Operative Repositionstechniken bei Plattenosteosynthese oder Stabilisation mit Fixateur interne

Je nachdem, ob eine Plattenfixation oder eine Fixation mit einem Fixateur interne durchgeführt werden soll, sind die Repositionsschritte unterschiedlich.

Reposition und Plattenfixation bei Wirbelbrüchen mit intakter Hinterwand

Lagerung
Der Patient wird in Bauchlage derartig auf gummiüberzogenen Blöcken aus Schaumstoff gelagert, daß in der Höhe des gebrochenen Wirbels der Tisch geknickt werden kann. Dadurch ist eine Kyphosierung, die die Identifikation der anatomischen Strukturen an der Wirbelsäule erleichtert, möglich. Zur Reposition kann der Patient durch Änderung des Knickes im Operationstisch in Lordose gebracht werden.

Zugang
Über einen medianen Hautschnitt erfolgt ein dorsaler Zugang mit Abschieben der Wirbelsäulenmuskulatur bis 1½ Segmente oberhalb und 1 Segment unterhalb der verletzten Segmente, dann Einsetzen von Selbsthaltern nach Darstellung der Gelenk- und Querfortsätze, der die instabilen Segmente begrenzenden Wirbel.

Reposition
Bei Brüchen mit intakter Hinterwand und keilförmiger Verformung steht die Hinterwand bei der Reposition der Kyphose als Hypomochlion zur Verfügung. Die Reposition erfolgt über Lordosierung durch das Knicken der Operationstischplatte und durch das Aufsetzen einer Repositionszange an den Dornfortsätzen. Wenn die Pedikelregion und die untere Hälfte des gebrochenen Wirbels intakt sind, kann die Spondylodese einsegmental durchgeführt werden (Abb. 15). Die Spongiosaplastik ist dann nur intertransversal und entlang der Dornfortsätze

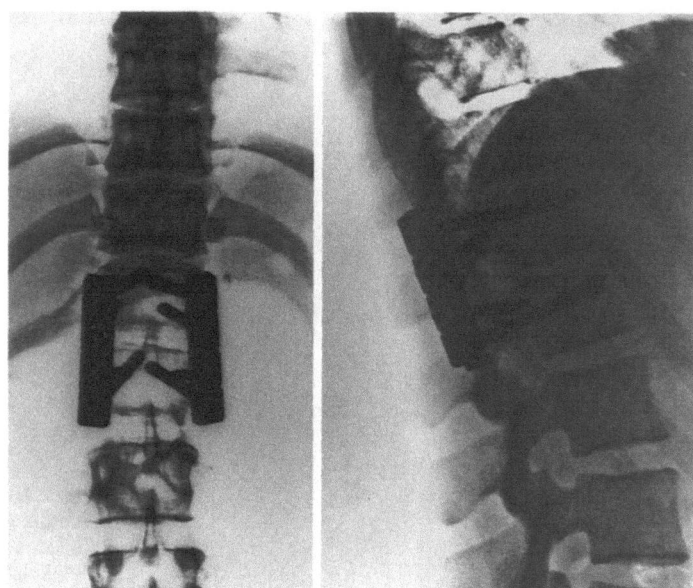

Abb. 15. Darstellung einer einsegmentalen Stabilisierung bei Luxationen ohne wesentliche Schädigung des Wirbelkörpers

möglich. Eine Reposition der Deckplatte und eine posterolaterale Spongiosaplastik durch Wirbelkörperosteotomie nach Arnold [1] ist wegen der Gefahr einer Auslockerung der einzubringenden Implantate nicht angezeigt.

Wenn im verletzten Wirbel die Bruchzone bis in den Bogenbereich hineingeht, ist eine einsegmentale Stabilisierung nicht möglich. Hier stehen dann die Pedunkel des verletzten Wirbels für transpedunkuläre Repositionsmanöver und zur transpedunkulären Spongiosaplastik zur Verfügung.

Fixation mit Platte

Die Fixation mit einer Platte sollte nur die Segmente überspannen, in denen eine Deck- oder Bodenplatte gebrochen ist [1]. Bei Verwendung einer Kerbenplatte der AO sollten die Pedunkel der oberen und unteren Randwirbel der Spondylodese mit 2 Schrauben besetzt werden, um die Winkelstabilität zwischen Schrauben und Platte zu erhöhen. Auch ist eine auf den gebrochenen Wirbel hin konvergente Schraubenlage günstiger als eine divergente, da dadurch bei der begrenzten Winkelstabilität der Schrauben in den Plattenlöchern ein Zusammensinken des keilförmig verformten Wirbels vermindert wird.

Die Platte nach Roy-Camille et al. hat für die passenden Schrauben mit schaftartigem Hals kragenartige Führungen, die dieses Neigen der Schrauben verhindern. Die Führung der Schrauben ist dadurch zwar verbessert, doch entspricht der Abstand der Plattenlöcher nur ungefähr dem individuellen Pedunkelabstand.

Der Plattenfixateur nach Wolter erzielt [14] eine Winkelstabilisierung der Schrauben durch auf die Platte aufsetzbare, anschraubbare Deckel. Die Schlitzlöcher mit seitlicher Zähnelung in der Platte ermöglichen das Einbringen der transpedunkulären Schrauben entsprechend der individuellen Pedunkelabstände.

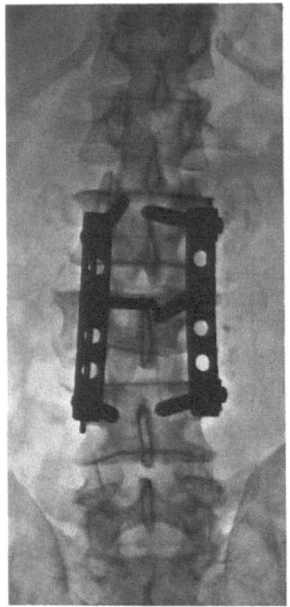 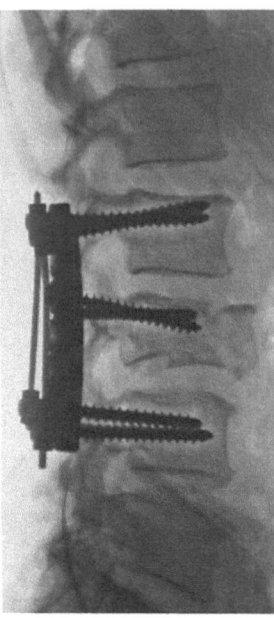

Abb. 16. Stabilisation eines Kompressionsbruches des 3. Lendenwirbelkörpers mit der winkelstabilen Plattenosteosynthese nach Daniaux

Daniaux [4] hat das Problem der mangelnden Winkelstabilität der Schrauben in der Platte dadurch gelöst, daß er VDS-Schrauben nach Zielke einbringt. Diese werden durch je einen Gewindestab an jeder Seite, der durch die Schraubenköpfe läuft und mit Muttern an diese fixiert wird, winkelstabil (Abb. 16) [6].

Reposition von Wirbelbrüchen mit Höhenminderung der Hinterwand und Fixation mit Platte unter Verwendung der Ligamentotaxis

Lagerung und Zugang entsprechend dem Vorgehen bei Wirbelbrüchen mit erhaltener Hinterwand.

Bei den Brüchen mit Beteiligung der Hinterwand hat zur Einrichtung ein Vorgehen in mehreren Schritten zu erfolgen:

- Wiederherstellung der Wirbelhinterwandhöhe,
- Beseitigung einer vorhandenen Seitknickung,
- Beseitigung der traumatischen Kyphose,
- Wiederherstellung der Spinalkanalweite,
- Wiederherstellung des physiologischen Schwunges des verletzten Wirbelsäulenabschnittes.

Die Wiederherstellung der Wirbelkörperhinterwandhöhe erfolgt durch Distraktion. Der Harrington-Distraktor wird an der Seite an den Bögen der angrenzenden intakten Wirbel eingesetzt, an der der verletzte Wirbel eine seitliche Höhenminderung aufweist. Probleme ergeben sich an den Bögen der unteren Lendenwirbelsäule, da diese dort deutlich aus der horizontalen Ebene kippen. Beim Einschieben der Stifte des Distraktors in die Hakenlöcher werden die Haken aus den Bögen herausgehebelt. Dort kann daher der Einsatz des Fixateur interne günstiger sein.

Durch schrittweises Aufdrehen des Harrington-Distraktors werden die Elemente der hinteren Wirbelsäule gespannt, wobei bei intaktem hinterem Längsband die Hinterwandfragmente aus dem Spinalkanal wieder in den Wirbelkörper gedrängt werden. Dieser Prozeß ist auf dem Bildwandler im seitlichen Strahlengang nicht gut erkennbar, wird aber durch die intraoperative Myelographie sichtbar (Abb. 17 a – c). Nur stiftartige oder seitliche Fragmente, die in den Spinalkanal vorstehen und vom Kontrastmittel umschlossen werden, kommen hier nicht zur Darstellung. Wenn präoperativ ein derartiger Befund mit wesentlicher Stenose des Spinalkanales im Computertomogramm zu sehen ist, muß die primäre Spinalkanalrevision erfolgen (s. Abb. 8 a – c).

Die Reposition der Deckplatte erfolgt durch ein 6 mm weites transpedunkuläres Bohrloch in dem verletzten Wirbel mit Hilfe eines Spongiosastopfers. Wenn der Wirbelkörper in Hinterwandhöhe und Form wieder anatomisch hergestellt ist, erfolgt die transpedunkuläre Spongiosaplastik. Wenn die intraoperative Myelographie die wiederhergestellte Wirbelsäulenachse im Spinalkanalweite zeigt, wird eine Platte in ausreichender Länge für den entsprechenden Wirbelsäulenabschnitt vorgebogen. In den kranial und kaudal des verletzten Wirbel gelegenen Pedunkel sollen je 2 Schrauben auf jeder Seite fassen können (Abb. 17 e).

Während am thorakolumbalen Übergang und im unteren Brustwirbelsäulenbereich die Platte nicht oder nur gering vorgebogen wird, muß an der mittleren und unteren Lendenwirbelsäule im Sinne der Lordose stärker vorgebogen werden. Zuerst werden die kaudalen Schrauben in die darunterliegenden Pedunkel gesetzt, dann wird die Platte am kranialen

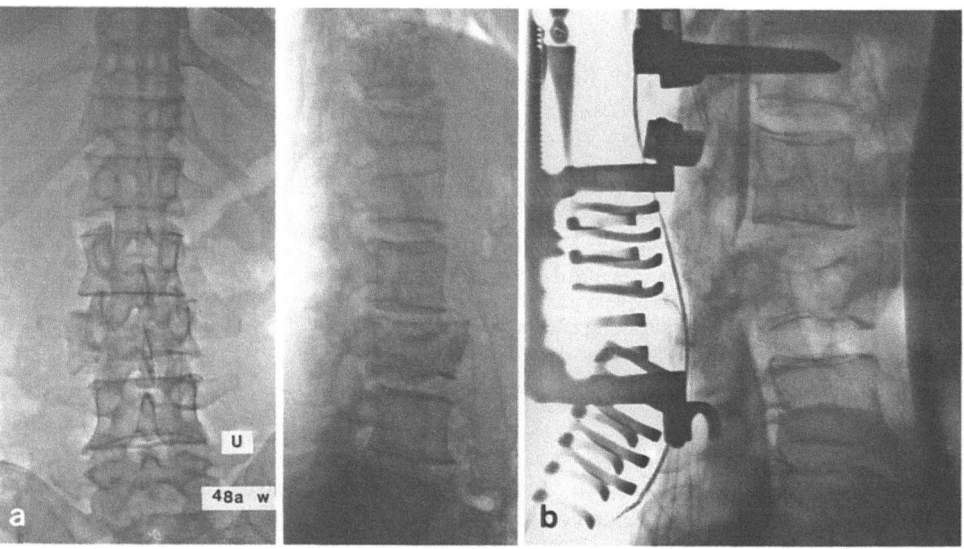

Abb. 17. a 48jährige Patientin mit Bruch des 12. Brustwirbelkörpers und 3. Lendenwirbelkörpers mit motorischen und sensiblen Ausfällen zu L 3 nach Sturz. **b** Myelographie vor Ligamentotaxis des 3. Lendenwirbelkörpers, es besteht ein subtotaler Stop durch verlagerte Fragmente in den Spinalkanal. Der 12. Brustwirbelkörper ist bereits durch einen Kluger-Fixateur stabilisiert

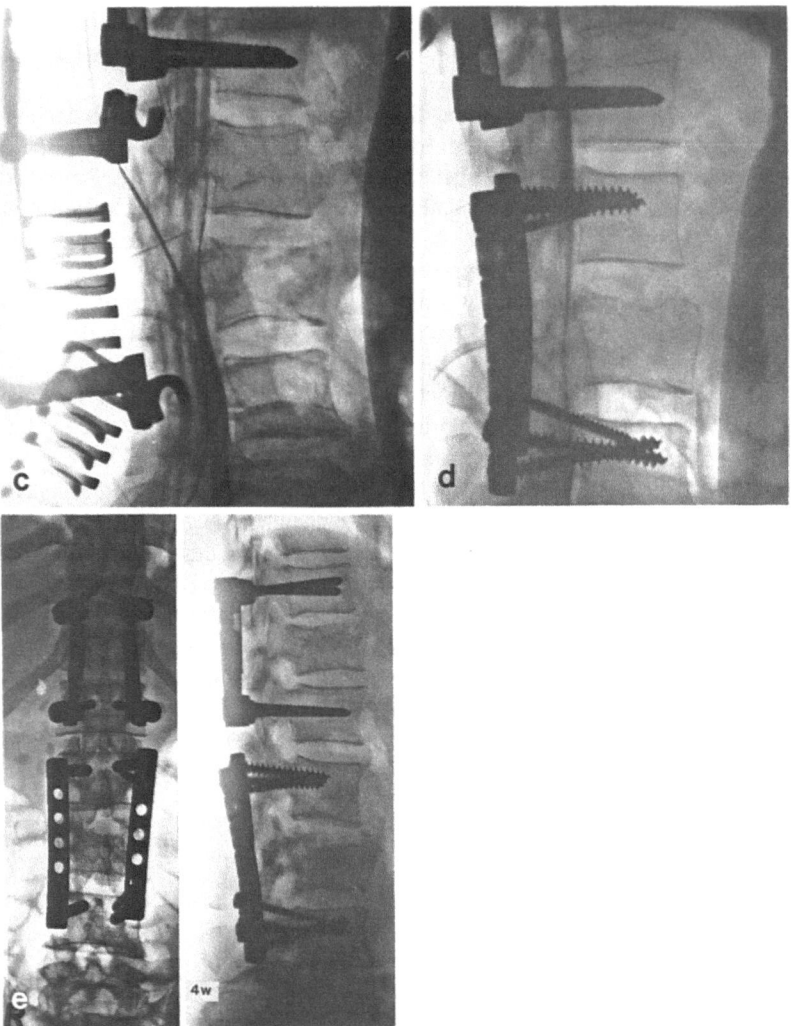

Abb. 17. c Nach Distraktion ist durch Ligamentotaxis die freie Passage des Kontrastmittels über den 3. Lendenwirbelkörper wieder hergestellt. **d** Wiederherstellung der Wirbelsäulenachse durch Vorbiegen der Kerbenplatte. Das Myelogramm nach Spongiosaplastik zeigt die freie Passage.
e Kontrollaufnahmen bei der Entlassung aus stationärer Behandlung 4 Wochen nach Distraktionsspondylodese

Ende mit einem „Kugelspieß" an den oberen Wirbel angedrückt, so daß die gleichzeitig eingebrachte Schraube den kranial der Verletzung liegenden Wirbel an die Platte heranzieht.

Nach Entfernung des Harrington-Distraktors aus der Gegenseite kann dort in gleicher Weise die 2. Platte angelegt werden. Der verletzte Wirbel sollte, wenn möglich, ebenfalls mit 2 transpedunkulär eingebrachten Schrauben besetzt werden, um ein seitliches Verkippen der Plattenosteosynthese zu verhindern. Dazu kann die Verwendung von Spongiosaschrau-

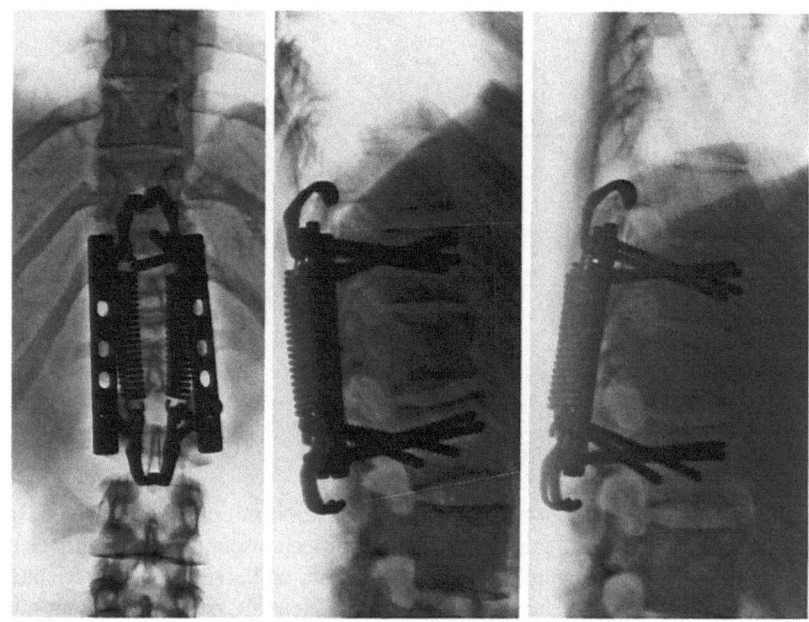

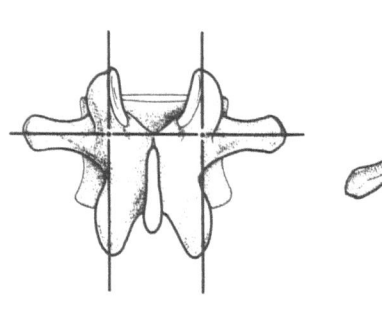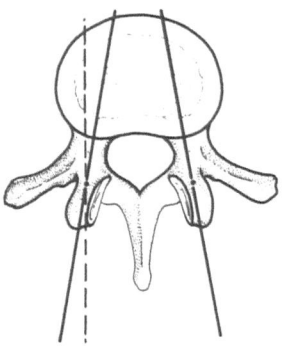

Abb. 19. Schematische Zeichnung eines Lendenwirbels mit den Eintrittsstellen und dem Verlauf der Bohrkanäle für die Plattenosteosynthese (*gestrichelte Linie*) und Fixateur interne (*durchgehende Linie*)

Repositionstechnik bei intakter Hinterwand

Lagerung und Zugang entsprechend der Reposition mit der Platte. Unter Bildwandlerkontrolle im seitlichen Strahlengang werden die Knochenschrauben mit aufgesetzten Verlängerungsstäben in die Pedunkel der Wirbel oberhalb und unterhalb des verletzten Wirbels eingebracht. Die Knochenschrauben weisen eine Neigung nach medial von etwa 15° auf, um eine seitliche Kippstabilität der Spondylodese zu erzielen (Abb. 19).

Die Eintrittsstellen für die Knochenschrauben sind deswegen weiter lateral als die von Roy-Camille et al. für die Plattenosteosynthese angegebenen, um bei der Neigung eine intrapedunkuläre Lage sicherzustellen.

An der Brustwirbelsäule findet man die Eintrittsstelle leicht durch das Abtragen der Querfortsätze.

An der Lendenwirbelsäule liegen sie am kaudolateralen Rand des Gelenkfortsatzes. An dieser Stelle setzt häufig ein kleiner Sehnenspiegel an einem tastbaren Knochenvorsprung an. Dieser Punkt liegt etwas außerhalb der Verlängerung des Gelenkspaltes nach kaudal und in der Höhe der Mitte des Querfortsatzes. Die für Reposition erforderliche Lordosierung erfolgt sowohl durch Knicken der Tischplatte als auch durch Inklination der Verlängerungsstäbe im aufgesetzten Repositionsgerät. Nach Fixation der Lordosierung im Repositionsgerät kann am verletzten Wirbel transpedunkulär noch die Deckplatte angehoben werden und die Spongiosaplastik eingebracht werden. Dabei ist auch eine transpedunkuläre Ausräumung der Bandscheibenanteile mit einem Rongeur mit nachfolgender Auffüllung des Zwischenwirbelraumes mit Spongiosa möglich.

Die Reposition wird durch Festziehen der Schrauben zwischen den Teleskoplängsträgern und der Knochenschrauben gehalten. Eine Spongiosaplastik zwischen den angrenzenden Querfortsätzen und Dornfortsätzen schließt den Eingriff ab.

Fixation bei diskoligamentären Verletzungen oder bei Frakturen

Reine diskoligamentäre Verletzungen oder horizontale Verletzungen werden in gleicher Weise stabilisiert, doch ist eine abschließende intraoperative Myelographie erforderlich, um Interponate im Spinalkanal auszuschließen.

Reposition mit dem Fixateur interne bei Brüchen mit Zerstörung der Hinterwand

Lagerung, Bildwandleraufbau und Zugang sind wie bei Brüchen mit intakter Hinterwand.

Nach Einbringen der Knochenschrauben mit den Verlängerungsstäben wird das Repositionsgerät auf die Verlängerungsstäbe aufgesetzt. Es wird zuerst im Sinne der Lordosierung die Neigung der Verlängerungsstäbe vorgenommen, diese werden dann im Distraktionsgerät in ihrer Richtung fixiert.

Danach ist durch Verdrehen der Rändelschrauben am Distraktor die Wiederherstellung der Hinterwandhöhe bei gleichzeitiger Verwendung der Ligamentotaxis, wenn diese zulässig ist, möglich (s. Abb. 1 d).

Da in einigen Fällen eine erhebliche Spannung zur Erzielung einer Reposition durch Ligamentotaxis erforderlich ist, haben wir die Vorgangsweise, wie sie von Kluger u. Gerner angegeben worden ist, etwas geändert:

Auf die Enden der Verlängerungsstäbe setzen wir zur Erzielung einer kraftvollen Lordosierung Verbrüggezangen, die gegen das Abrutschen durch Fixateur externe Backen gesichert sind. Der Fixateur, der anfänglich nur gering distrahiert wird, und dessen Verbindungsgelenke zu den Verlängerungsstangen nicht blockiert wird, wirkt als Hypomochlion für eine wirkungsvolle Ligamentotaxis, wenn die Verbrüggezangen gespannt werden.

Durch Spannen der Verbrügge-Zangen ist eine Reposition im Sinne der Lordosierung, durch Verändern der Rändelschraubenstellung an den Distraktionsgeräten ist eine Änderung der Distraktion seitengetrennt möglich, so daß diese Einrichtungsschritte so voneinander unabhängig einsetzbar sind.

Wenn die Ligamentotaxis allein nicht zur Erzielung des Repositionszieles ausreicht sind die weitergehenden Repositionsschritte wie oben (s. S. 136) beschrieben einzusetzen.

Nach Wiederherstellung der Wirbelsäulenachse, der Wirbelkörperform und der Spinalkanalweite erfolgt die transpedunkuläre Spongiosaplastik, wobei diese Schritte wieder durch die intraoperative Myelographie kontrolliert werden. Die intertransversale und dorsale Spongiosaplastik mit Entnahme des spongiösen Materials vom hinteren Beckenkamm und das Einsetzen der Teleskoplängsträger schließen die Stabilisation ab.

Besonderheiten der Reposition an der Brustwirbelsäule

Im Gegensatz zur Lendenwirbelsäule treten an der Brustwirbelsäule Luxationsfrakturen auf, die eine Verhakung, ähnlich der an der Halswirbelsäule, aufweisen können. Die Reposition erfordert dann häufig die Resektion der Facetten. Die Stabilisation erfolgt wegen der geringen Weichteildeckung der Brustwirbelsäule günstiger mit einer Plattenosteosynthese, wobei diese kranial und kaudal 2 Wirbel mitfaßt. Der dadurch bedingte Bewegungsverlust ist hier nicht so bedeutsam.

Mehrsegmentale Instabilitäten der Wirbelsäule

Zunehmend treten mehrsegmentale Instabilitäten der Brust- und Lendenwirbelsäule auf. Wenn zwei unverletzte Wirbel dazwischen liegen, kann jede Verletzung isoliert mit Implantaten versorgt werden, die der Verletzungsart und -höhe entsprechen (s. Abb. 17 e). Ist nur ein Wirbel zwischen den instabilen Wirbelsegmenten, so hat sich die Kombination von Fixateur interne und Platte bewährt (Abb. 20).

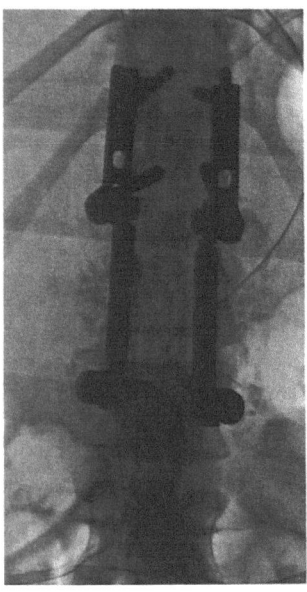 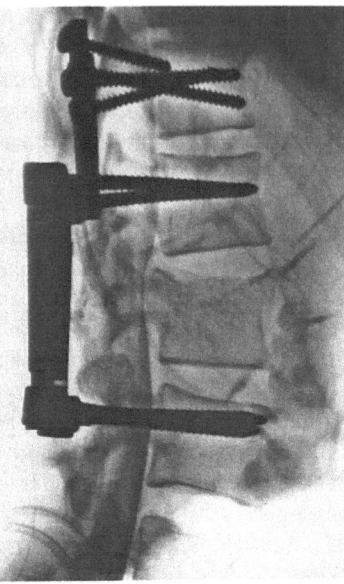

Abb. 20. Kombination eines Fixateur interne und einer Plattenosteosynthese bei Kompressionsbruch des 2. Lendenwirbelkörpers bei gleichzeitiger bestehender discoligamentärer Flexionsverletzung mit Instabilität im Segment Th 12/L 1. Der Fixateur geht dabei durch die unteren Plattenlöcher. Auf der a. p.-Aufnahme ist die intertransversale Spongiosaplastik von L 1 auf L 3 deutlich zu erkennen

Nachbehandlung

Die Patienten ohne neurologische Ausfälle werden in der ersten Woche nach der Operation mit 2 Unterarmstützen mobilisiert. Etwa nach 8 – 10 Tagen wird ein Gipsabdruck für ein Stützmieder abgenommen, mit diesem erfolgt dann die Vollmobilisation. In den ersten 6 Wochen erfolgt das intensive Muskeltraining unter Vermeidung der Vorbeugung und Rotation, von der 7. bis zur 12. Woche noch unter Vermeidung von Rotationsbelastungen. Das Mieder wird nur zur Krankengymnastik, zur Körperpflege und zum Schlafen abgenommen. Ab der 12. Woche wird der Patient zunehmend stundenweise vom Mieder abtrainiert.

Krankengymnastik ist bis zum Ende der 16. Woche erforderlich. Es hat sich günstig erwiesen, sie von der 1. bis zur 6. sowie von der 13. bis zur 16. postoperativen Woche, wenn es dem Patienten zumutbar ist, stationär durchzuführen, da dadurch eine wesentlich bessere Rehabilitation möglich wurde als ambulant.

Zusammenfassung

Mit Hilfe der beschriebenen standardisierten Operationstechnik sowie den ausgereiften Implantaten ist es innerhalb der 1. Woche nach dem Unfall möglich, alle Frakturen der mittleren und unteren Brustwirbelsäule, des thorakolumbalen Überganges sowie der Lendenwirbelsäule von dorsal zu reponieren und zu stabilisieren.

Am „Bergmannsheil" Bochum konnten in den letzten 2 Jahren so mit Hilfe des Fixateur interne 140 frische Frakturen versorgt werden, ohne daß zusätzlich ein ventraler Eingriff erforderlich wurde.

Literatur

1. Arnold W (1985) Operative Frühbehandlung mit dem Fixateur externe bei traumatischer Querschnittslähmung. Beitr Orthop Traumatol 32: 6 – 14
2. Böhler L (1932) Die Behandlung der Wirbelbrüche. Arch Clin Chir 173: 842 – 847
3. Bötel U (1980) Die Behandlung der Verrenkungsbrüche der Brust- und Lendenwirbelsäule mit der Weiß-Feder und ihre Modifikation. Unfallheilkd 149: 182 – 184
4. Daniaux H (1986) Transpedikuläre Reposition und Spongiosaplastik bei Wirbelkörperbrüchen der unteren Brust- und Lendenwirbelsäule. Unfallchirurgie 89: 197 – 213
5. Daniaux H (1987) 3. AO-Kurs für Wirbelsäulenchirurgie, Dezember 1987, Davos
6. Dick W (1987) Innere Fixation von Brust- und Lendenwirbelfrakturen, 2. vollständig überarbeitete und ergänzte Aufl. In: Aktuelle Probleme in Chirurgie und Orthopädie 28, Huber, Bern Stuttgart Toronto, Monographie
7. Kluger G, Gerner HJ (1986) Das mechanische Prinzip des Fixateur externe zur dorsalen Stabilisierung der Brust- und Lendenwirbelsäule. Unfallchirurgie 12: 68 – 79
8. Ludolph E, Hierholzer G (1983) Funktionelle Behandlung der Frakturen an der Brust- und Lendenwirbelsäule. Orthopäde 12: 136 – 142
9. Magerl F (1982) External skeletal fixation of the lower thoracic and the lumbar spine. In: Uhthoff HK (ed) Current concepts of external fixation of fractures. Springer, Berlin Heidelberg New York, pp 353 – 366
10. Muhr G, Bötel U, Russe O (1985) Operative Standardtechnik bei frischen Frakturen der Brust- und Lendenwirbelsäule. Aktuel Traumatol 15: 232 – 237
11. Roy-Camille R, Saillant G, Mazel C (1986) Internal fixation of the lumbar spine with pedicle crew plating. Clin Orthop 203: 7 – 17
12. Russe OJ (1987) Technik und Ergebnisse der operativen Behandlung bei veralteten Instabilitäten an der Wirbelsäule. Deutsche Sektion der Internationalen Arbeitsgemeinschaft für Osteosynthesefragen, März 1987
13. Trojan E (1972) Langfristige Ergebnisse von 200 Wirbelbrüchen der Brust/Lendenwirbelsäule ohne Lähmung. Z Unfallchir Versicherungsmed Berufskr 65: 122 – 134
14. Wolter (1986) Die operative Therapie von Wirbelsäulenverletzungen und tumorbedingten Destruktionen. 27. 2. bis 1. 3. 1986 Krankenhaus St. Georg, Hamburg

V. Becken und Acetabulum

Becken und Acetabulum

K. Neumann und O. J. Russe

Chirurgische Universitätsklinik Berufsgenossenschaftliche Krankenanstalten „Bergmannsheil Bochum", Gilsingstr. 14, D-4630 Bochum 1

Die Prognose instabiler Beckenbrüche und Hüftpfannenverrenkungen sowie -verrenkungsbrüchen wird durch die primäre Reposition wesentlich mitbestimmt. Standardisierte Operationsverfahren [5] führten zwar unter erfahrenen Operateuren zu einer Reduzierung der Arthrose am Hüftgelenk bis zu 23%, dagegen reichte die postoperative Nekroserate von 7 bis 17% [11]. Spätschäden sind die Folgen ungenügender oder zu spät durchgeführter Repositionen. Welche Repositionstechniken können bei instabilen Beckenbrüchen angewendet werden?

Zu diesen Bruchtypen zählen vordere und hintere Beckenringbrüche oder doppelte vertikale Brüche, Ruptur der Symphyse mit Verletzung des Kreuzbein- bzw. Darmgelenkes, Symphysenrupturen oder Kombinationen [3, 12, 14]. Gemeinsam ist diesen Frakturformen ein Aufklappen der Beckenschaufel mit Verdrehung und Dislokation nach kranial (Abb. 1). Diese Verletzungskombinationen stellen Gelenkzerreißungen dar, weshalb eine einfache Lagerung mit der Aufklappbarkeit in der Horizontalebene und Außenrotation der Beine im Liegen nicht ausreichend ist [18].

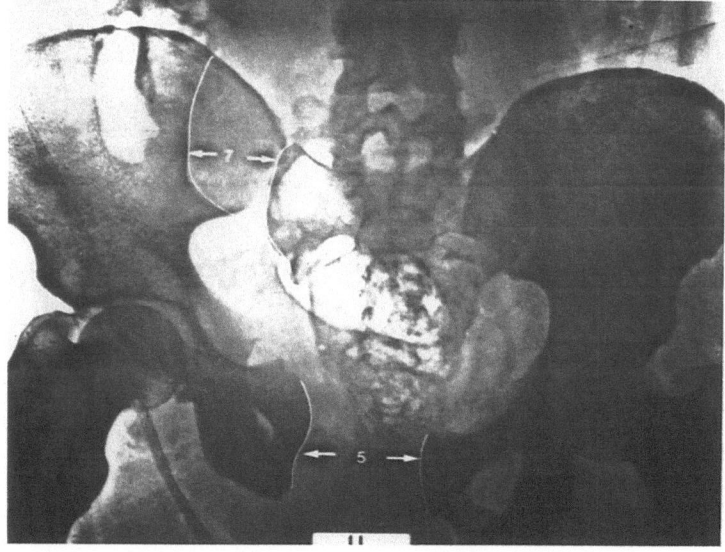

Abb. 1. Instabiler Beckenbruch mit Ruptur der Symphyse und gleichzeitiger Zerreißung des rechtsseitigen Iliosakralgelenkes unter Aufklappen der Beckenschaufel mit Verdrehung und Dislokation nach kranial

Konservative Therapie bei Symphysensprengung und Malgaigne-Verrenkungsbruch

Bei der konservativen Behandlung einer *Symphysensprengung* oder eines Malgaigne-Verrenkungsbruches des Beckens kann die gekreuzte *Beckenschwebe* angelegt werden. Bei der reinen Symphysenruptur mit Dislokation wird der Patient auf den gepolsterten Teil der Beckenschwebe gelagert, wobei beide Beine angebeugt auf Braun-Schienen positioniert sind. Verbindungsstreben von den jeweiligen Enden der Beckenschwebe kreuzen über dem Bauch und verlaufen über seitliche Rollenzüge an der Extensionsvorrichtung (Abb. 2 a, b). Das Extensionsgewicht beträgt in Abhängigkeit von Körpergewicht und Dislokationsgrad der Symphyse gemäß der Röntgenkontrolle 1/10-1/7 kg des Körpergewichtes [2, 4]. Die Beckenschwebe soll nur soweit von der Bettunterlage abgehoben sein, daß eine Hand darunter geschoben werden kann. Die Lagerungszeit beträgt 6 – 10 Wochen. Frühzeitig ist auf

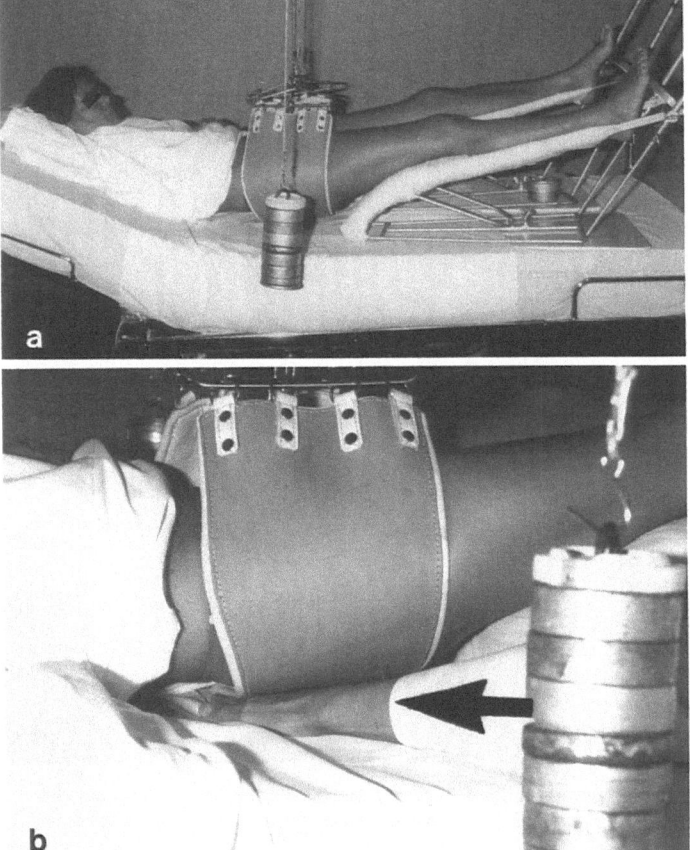

Abb. 2 a. Lagerung in der Beckenschwebe mit angebeugter Plazierung der Beine. b Klinische Kontrolle der Beckenschwebe dadurch, daß gerade eine Hand zwischen die Bettunterlage geschoben werden kann

Mobilisierung und Gymnastik der nicht verletzten Extremitäten zu achten. Dabei können günstigerweise aktive Bewegungsschienen für die untere Extremität eingesetzt werden.

Liegt gleichzeitig neben der Symphysensprengung ein einseitiger oder gekreuzter Beckenringbruch mit Höherverschiebung vor, ist auf der betroffenen Seite eine suprakondyläre Extension anzulegen. Sind beide Beckenhälften verschoben, kann eine suprakondyläre Extension beiderseits erforderlich sein. Das Extensionsgewicht beträgt dabei in der Regel 1/7 des Körpergewichtes. Um eine Verschiebung des Patienten durch den Zug nach unten und damit ein Verrutschen zu vermeiden, empfiehlt sich die Höherstellung des Bettes [4]. In Verbindung mit den Extensionen erhöht sich die Verweildauer auf 10 – 12 Wochen. Hinsichtlich der Lagerung auf den Braun-Schienen und der Tendenz zur Außenrotation der Unterschenkel ist täglich auf Motorik und Sensibilität zum Ausschluß einer begleitenden Peronäuslähmung zu achten. Durch Lagerung auf die gesunde Seite können die Weichteile in der Auflage der Beckenschwebe kontrolliert werden, um Pflegemaßnahmen zu erleichtern und Druckulzera frühzeitig zu erkennen. Die Röntgenkontrolle erfolgt unmittelbar nach der Reposition sowie dann einmal wöchentlich.

Die Beckenschwebe ist unlogisch bei Patienten mit lateralen Kompressionsverletzungen, da die originären Kräfte simuliert werden [9].

Operative Stabilisierung bei Symphysenrupturen

Zeigt sich unter dieser Behandlung keine zufriedenstellende Reposition der Symphyse oder gar ein Überkreuzen der Symphysenfugen um bis zu 3 cm, ist die *offene Reposition und Osteosynthese der Symphyse* neben der absoluten Indikation bei offenen Verletzungen sowie Blasen- und Harnröhrenverletzungen indiziert. Über einen Pfannenstielschnitt wird die Symphyse dargestellt. Bei frischen Verletzungen läßt sich die offene Reposition gelegentlich durch Kompression beider Beckenkämme erzielen. In der Regel ist jedoch die Verwendung von Repositionszangen erforderlich. Dazu werden 2 Schrauben weit lateral der medialen Schambeinastbegrenzung in ventrodorsaler Richtung eingebracht und darüber eine Beckenrepositionszange plaziert. Durch Kompression der Zange läßt sich der Fugenschluß unter Beachtung der Höhe vertikal und horizontal erreichen (Abb. 3 a, b). Nun wird eine leicht konkav vorgebogene 3,5-er 4-Loch-DC-Platte von kranial aufgelegt und die beiden symphysennahen Schrauben exzentrisch parallel zur Fuge in die Schambeinäste von kranioventral nach kaudodorsal in einem Winkel von 20° zur Horizontalen gebohrt. Die beiden äußeren Schraubenlöcher werden konvergierend eingebracht (Abb. 4 a, b). Die durchschnittliche Schraubenlänge beträgt 50 – 60 mm [1, 10, 17].

Eine weitere operative Repositionsmöglichkeit besteht darin, 2 Schrauben konvergierend zur Fuge in die Schambeinäste mit Unterlegscheibe einzubringen. Um den Schraubenhals wird eine doppelt gelegte 8er Cerclage gelegt. Durch Verdrillen der Drahtenden läßt sich damit eine kontinuierliche Reposition und Retention bis zum Fugenschluß erzielen [8, 9, 15] (Abb. 5 a, b).

Zur Reposition eines impaktierten hinteren Beckenringes sowie zur Korrektur eines Rotationsfehlers einer Beckenhälfte wird die betroffene Seite in Hüft- und Kniegelenk gebeugt, wobei der Fuß auf dem gegenüberliegenden Knie lagert. Jetzt wird ein Zug über die Spina iliaca superior anterior und Druck auf das Kniegelenk der betroffenen Seite mit Außenrotation durchgeführt. Um eine Beckenrotation zu vermeiden, wird die gegenseitige Beckenhälfte von einem Assistenten fixiert [9, 17]. Läßt sich so unter Röntgen- oder Bildwandlerkon-

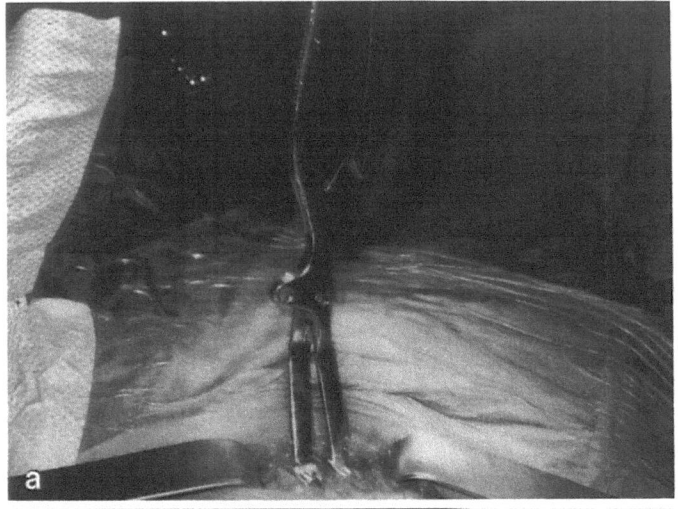
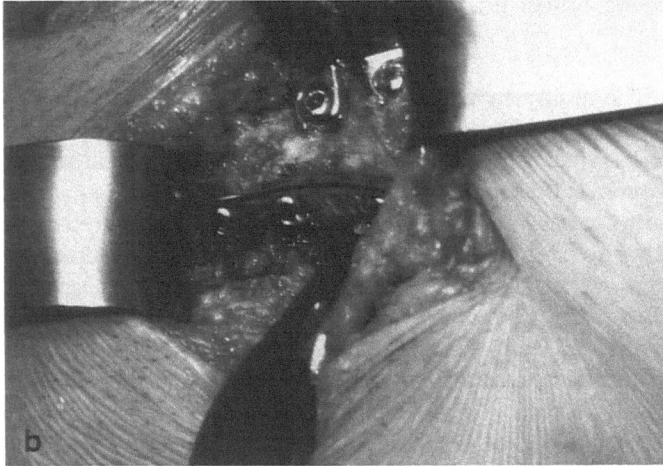

Abb. 3. a Offene Reposition einer Symphysenruptur mit der AO-Zange und b nach Fugenschluß Anmodellieren einer leicht konkav vorgebogenen 3,5er 4-Loch-DCP von kranial

trolle eine Reposition erzielen, wird eine suprakondyläre Extension bei gebeugter Hüfte angelegt, um den hinteren Komplex unter Außenrotation nach vorne zu ziehen. Zusätzlich wird der Patient in Beckenschwebe gelagert [18].

Osteosynthesen an den Iliosakralgelenken

Bei Zerreißungen und Verschiebungen des *Iliosakralgelenkes* ist die Osteosynthese indiziert. In Abhängigkeit von Begleitverletzungen des Beckens kann der vordere wie auch der hintere Zugang gewählt werden.

Beim vorderen Zugang ist besonders auf die Wurzel L 5 zu achten, die auf der Ala des Sakrums 2 – 3 cm medial des Gelenks liegt. Nach subperiostaler Präparation des Iliums wird das Iliosakralgelenk dargestellt. Die Reposition erfolgt durch Zug auf das Ilium unter Ver-

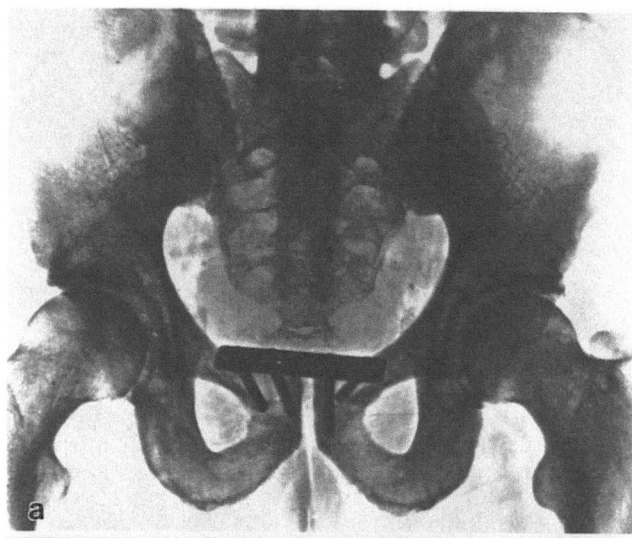
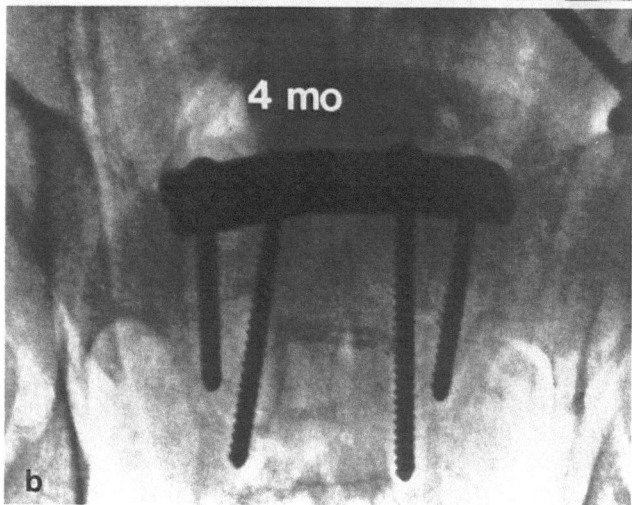

Abb. 4. a Die beiden symphysennahen Schrauben werden exzentrisch parallel zur Fuge in die Schambeinäste von kranioventral nach kaudodorsal in einem Winkel von 20° zur Horizontalen gebohrt. **b** Die beiden äußeren Schraubenlöcher werden konvergierend eingebracht

wendung von Einzinkerhaken (Abb. 6 a – c). Das Repositionsergebnis wird mittels eines Tasthakens überprüft. Dabei werden zwei 3,5er oder 4,5er DC-Platten zur Rotationssicherung angelegt. Bei den Platten sollten 2 Schrauben im Ilium und 1 Schraube in der Massa lateralis sitzen. Die Plazierung der Schraube im Sakrum sollte dabei parallel oder leicht lateral zur Ebene des Iliosakralgelenkes liegen [1, 8, 9, 12, 13].

Beim hinteren Zugang zum Iliosakralgelenk erfolgt die Reposition indirekt durch Palpation und Röntgenkontrolle.

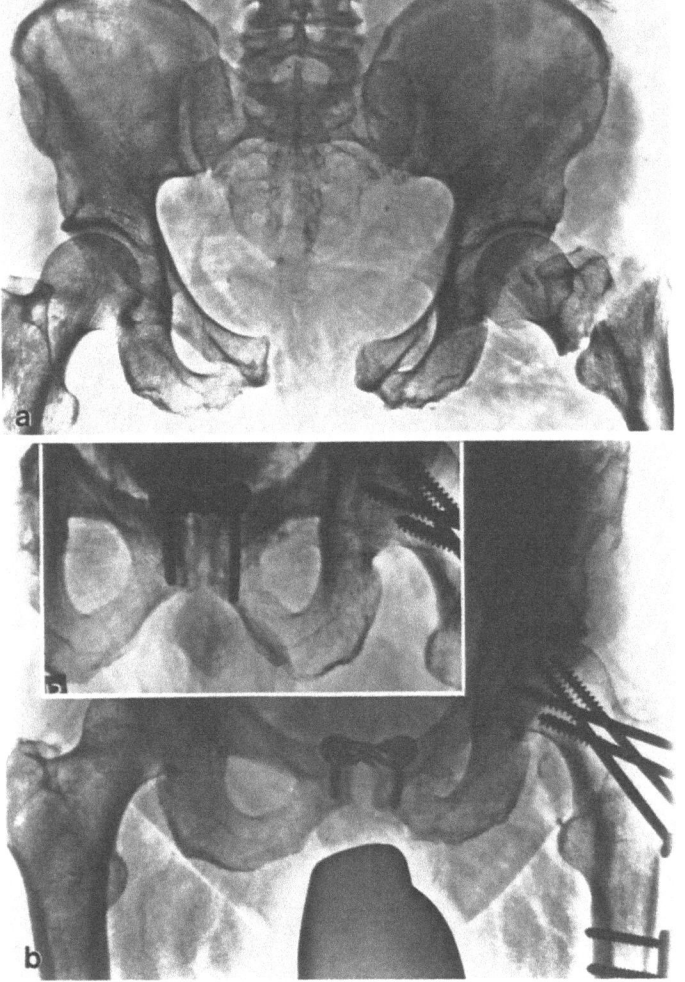

Abb. 5.
a Symphysenzerreißung bei polytraumatisiertem Patienten.
b Zuggurtungsosteosynthese der Symphyse durch doppelt gelegte Achter-Cerclage um 2 konvergierende Schrauben

In Seiten- oder Bauchlage wird eine senkrechte Inzision lateral der Spina iliaca superior posterior durchgeführt. Glutäus maximus sowie Piriformisansatz werden abgeschoben. Der hintere Teil des Sakrums wird zur Darstellung des 1. dorsalen Foramens präpariert. Ebenso muß die Crista iliaca superior dargestellt werden, um darüber den Zeigefinger auf den vorderen Teil des Iliums zur digitalen Kontrolle zu plazieren. Auf eine Verwechslung des Querfortsatzes L 5 mit der Ala sacralis ist zu achten [6, 8, 9]. Nach Säuberung und Spülung des Gelenkspaltes erfolgt die Reposition über Klemmen oder Haken und temporäre Sicherung mittels Spickdrähten. Zur Osteosynthese werden entweder eine 4,5-er DCP oder 2 – 3 Spongiosazugschrauben mit Unterlegscheiben unter perpendikulärer Lage plaziert (Abb. 7 a, b).

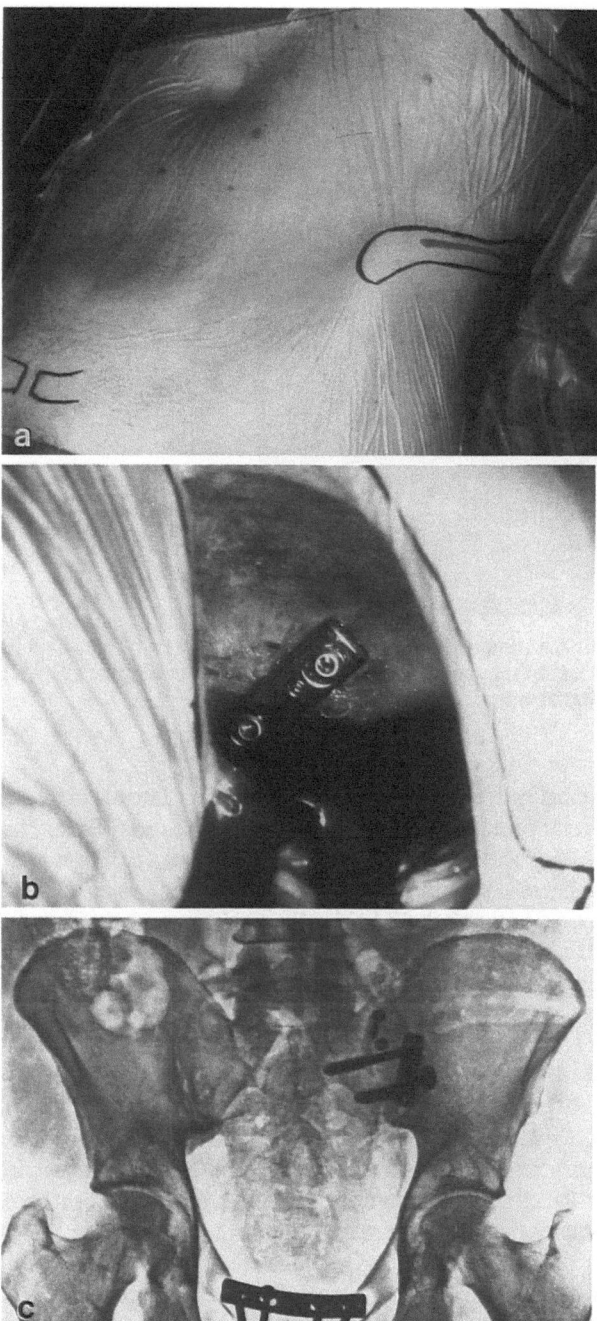

Abb. 6.
a Markierung des vorderen Zugangs zum Iliosakralgelenk.
b Intraoperativer Situs mit anmodellierter DCP.
c Röntgenkontrolle nach Reposition

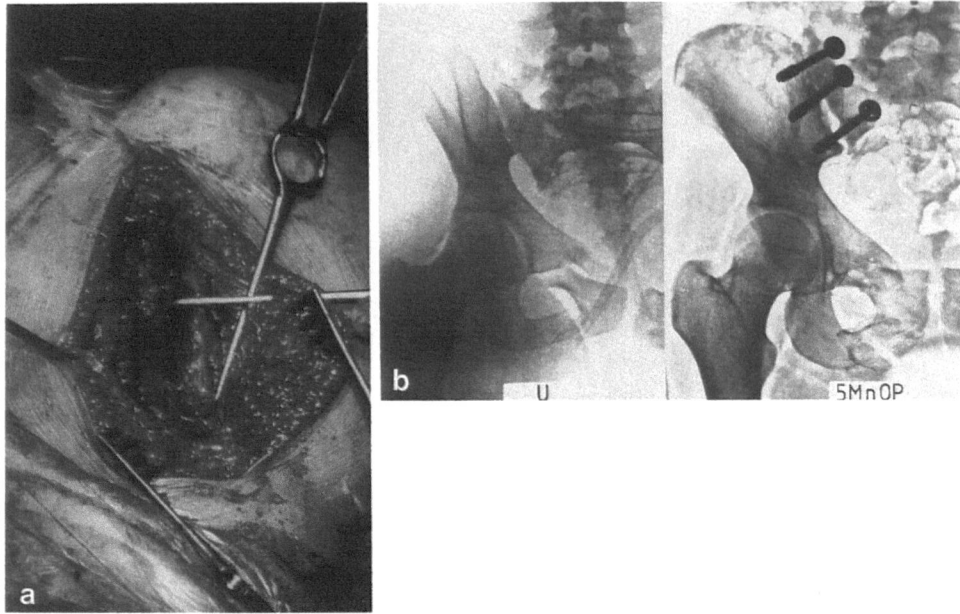

Abb. 7. a Hinterer Zugang zum Iliosakralgelenk mit Reposition über Einzinkerhaken und temporäre Spickdrahtfixierung. **b** Perpendikuläre Schraubenlage nach Reposition und Osteosynthese in der Röntgenkontrolle

Dabei sollen die Schrauben 2 Querfinger lateral und 2 Querfinger kranial der Spina iliaca superior posterior liegen. Die Schraubenrichtung beträgt horizontal 25 – 35° und frontal 50 bis 60°. Darunter faßt das Gewinde sicher in der Massa lateralis des Sakrums (Abb. 8 a – c).

Bilaterale sakroiliakale Zerreißungen oder sakrale Trümmerfrakturen werden über eine Querinzision unterhalb beider Beckenkämme dargestellt. Eine leicht M-förmige 4,5er DCP wird anmodelliert. Nach Osteotomie der Spitzen des Processus spinosus posterior und Tunnellierung des M. paraspinosus kann die Platte plaziert werden [9, 17].

Brüche des Iliums

Brüche des Iliums heilen in der Regel konservativ aus. Bei erheblichen ventralen Verschiebungen und erfolglosem konservativem Repositionsversuch können innen oder außen 3,5-mm-DCP mehrfach angelegt werden. Dabei ist zu beachten, daß die beste Fixierungsregion hinsichtlich der knöchernen Struktur nicht zentral im Ilium liegt, sondern entlang der Linea iliopectinea im vorderen Drittel oberhalb des Acetabulums an der Spina iliaca anterior inferior sowie unterhalb der Crista. Im Beckenkammbereich kommen Malleolarschrauben bevorzugt zur Anwendung.

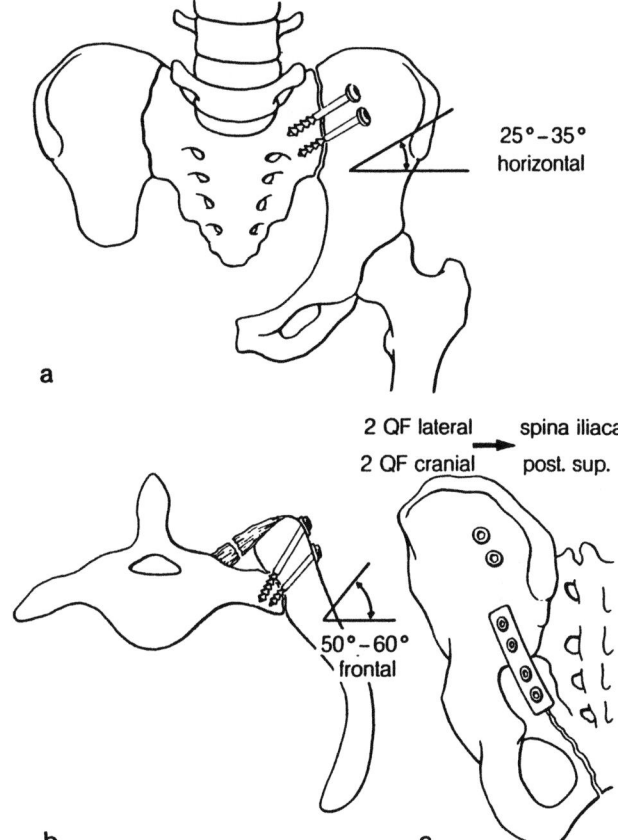

Abb. 8. a Horizontale Lage der Schrauben zur Stabilisierung der Iliosakralfuge. **b** Frontale Lage der Schrauben bei Stabilisierung der Iliosakralfuge. **c** Dorsale Platten- und Schraubenlage bei Osteosynthese des Iliosakralgelenkes

Indikationen und Anwendung des Fixateur externe am Becken

Den *Fixateur externe* am Becken wenden wir vorwiegend additiv, temporär, selten definitiv an. Eine exakte Reposition läßt sich in der Regel kaum erzielen. Die hintere Zerreißung am Becken kann zudem durch den Fixateur externe nicht stabilisiert werden. Die Indikation für einen Fixateur externe sehen wir bei kombinierten vorderen und hinteren Instabilitäten, bei denen infolge Mehrfragmentbrüchen beider Schambeinäste eine Osteosynthese nicht suffizient möglich ist (Abb. 9 a, b). Außerdem kommt der Fixateur externe bei Polytraumen mit instabiler Hämodynamik und fehlender Möglichkeit zur internen Fixierung sowie offenen Beckenbrüchen zur Anwendung [7, 10, 16, 19].

Zum Anlegen eines Fixateur externe am Becken werden 5-mm-Schanz-Schrauben von 160 – 180 mm Länge verwendet. Sie werden entweder perkutan oder offen mit medialer und lateraler Darstellung des Beckenkamms eingebracht. Die ideale Lage der 1. Schanz-Schraube ist 1 – 2 Querfinger hinter der Spina iliaca superior anterior und geht in einem Winkel von 20° in festen Knochen über dem Acetabulum ein (Abb. 10 a, b). Ist ein Verfahrenswechsel später nicht geplant, kann zur festeren Verankerung die Schanz-Schraube in der Spina iliaca

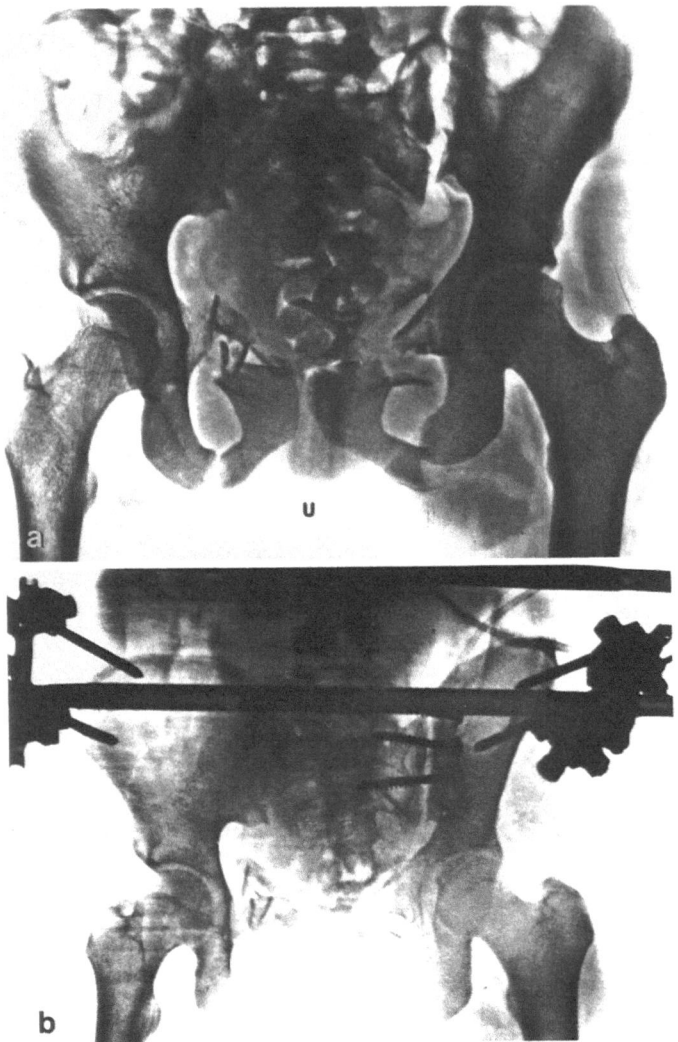

Abb. 9. a, b Kombinierte vordere und hintere Beckeninstabilität.
a Ohne Möglichkeit einer internen Fixierung.
b Nach Versorgung mittels Fixateur externe

anterior inferior angebracht werden. Die 2. Schanz-Schraube wird in einem Abstand von 2 – 5 cm am posterioren Übergang der Crista plaziert. Bei vorliegender Symphysensprengung sollen die Inzisionen 2 – 3 cm medial liegen, um bei der anschließenden Reposition Hautspannungen zu vermeiden. nach diesem Prinzip können dann querverlaufende Rohrstangen angebracht werden. Reposition und Retention können in vereinzelten Fällen durch Seitenlage des Patienten bei gleichzeitiger Stellungskontrolle unter Durchleuchtung erleichtert werden.

Eine besonders hohe Festigkeit und Rotationsstabilität soll die Fixateuranordnung nach Slätis [15, 16] bieten, wonach die Anordnung der Rohrstangen trapezoid nach vorne in einem Winkel von 70° verläuft. Bei der Plazierung der Klemmen und Backen ist darauf zu achten, daß später eine Hüftbeugung von 60 – 80° möglich ist (Abb. 11). Wöchentliches Nachspannen des Fixateur externe zur Vermeidung von Lockerungen ist notwendig.

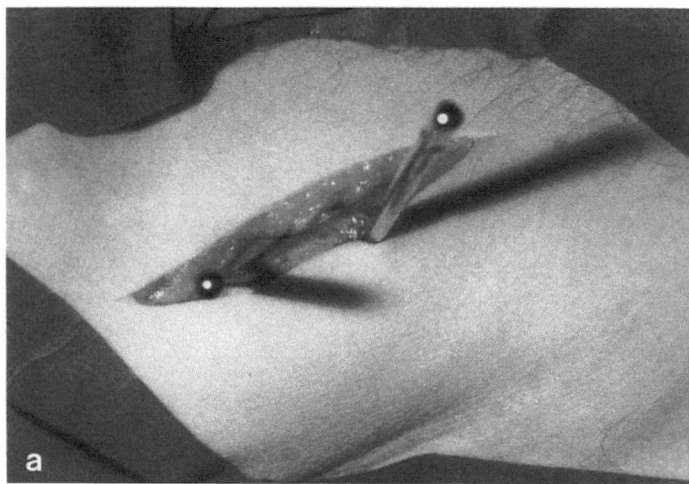

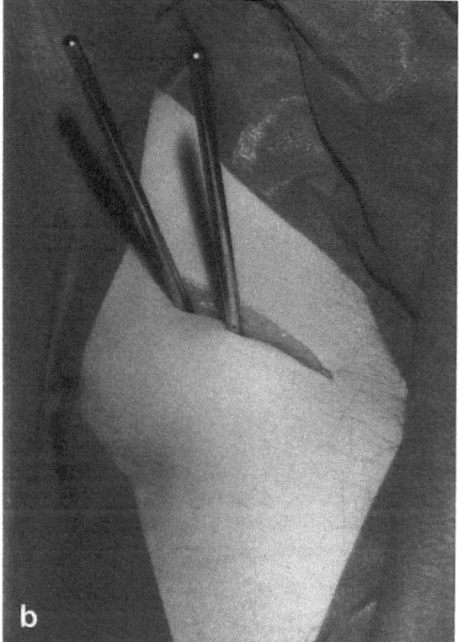

Abb. 10 a. In der seitlichen Ansicht liegt die 1. (untere) Schanz-Schraube 1 – 2 Querfinger hinter der Spina iliaca superior oder inferior anterior und geht in einem Winkel von 20° in den festen Knochen über dem Acetabulum. Die 2. Schanz-Schraube wird in einem Abstand von 2 – 5 cm am posterioren Übergang der Crista plaziert. **b** Bei vorliegender Symphysensprengung sollen die Inzisionen 2 – 3 cm medial liegen, um bei der anschließenden Reposition Hautspannungen zu vermeiden (Ansicht von vorne)

Repositionstechniken bei Hüftverrenkungsbrüchen

Repositionstechniken bei *Hüftverrenkungsbrüchen* werden unter Längszug am rechtwinklig gebeugten Oberschenkel bei Rückenlage des Patienten vorgenommen. Hierzu liegt der Patient auf einer röntgendurchlässigen Schocktrage [2, 4]. Die Reposition erfolgt in der Regel in Allgemeinnarkose, um jegliche muskuläre Gegenspannung auszuschalten und schmerzhafte Umlagerungen zu vermeiden. Als Repositionsmanöver hat sich der schonende Zug über den aufrichtenden Körper des Operateurs bewährt. Dabei wird ein zusammenge-

166

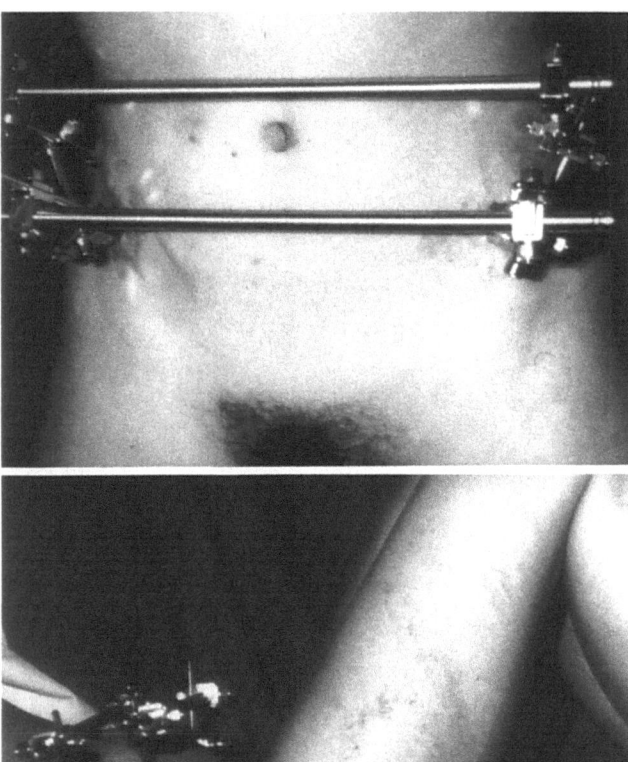

Abb. 11.
Rahmen-Fixateur-externe am Becken mit möglicher Hüftbeugung bis zu 90°

rolltes Operationstuch oder ein Ledergurt in einer Achterschleife von der peripheren Streckseite des kniegelenknahen Oberschenkels durch die Kniekehle kreuzend um den Schienbeinkopf geschlungen und über Schulter sowie Rücken des Arztes fixiert. Kniekehle sowie Wadenbeinköpfchen werden durch Schaumstoff unterpolstert. Unter rechtwinklig gebeugtem Knie- und Hüftgelenk wird nunmehr durch das Aufrichten des Arztes ein kontinuierlicher starker Zug nach ventral ausgeführt [2, 4]. Gelegentlich empfiehlt sich die Fixierung des Beckens mit einem Gurt auf der Trage als Widerlager (Abb. 12). Unmittelbar nach der spür- und oft hörbaren Reposition des Hüftgelenkes wird die Stabilität durch Gegendruck auf das Kniegelenk bei gebeugter Hüfte geprüft (Abb. 13). Anschließend erfolgen Übersichtsaufnahmen sowie Ala- und Obturatorprojektionen zur Kontrolle. Besonders ist im Röntgenbild die Gelenkspaltbreite mit der unverletzten Seite zu vergleichen, um einen indirekten Hinweis für ein Interponat zu gewinnen. Ergänzende Aussagen über die verschobenen Ebenen und Dislokationsgrade am Acetabulum kann zudem das Computertomogramm liefern (Abb. 14 a, b).

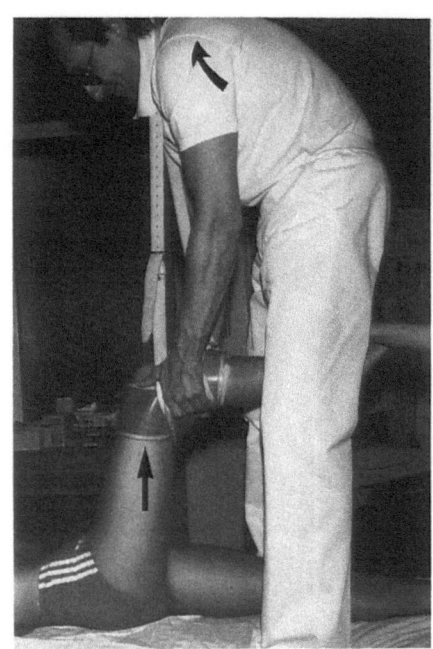

Abb. 12. Repositionsmanöver beim Hüftgelenkverrenkungsbruch

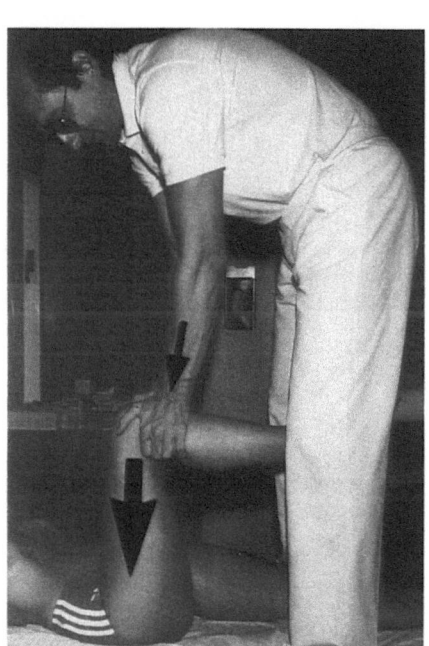

Abb. 13. Überprüfung der Stabilität des Hüftgelenks nach Reposition durch Gegendruck bei rechtwinklig gebeugtem Hüft- und Kniegelenk

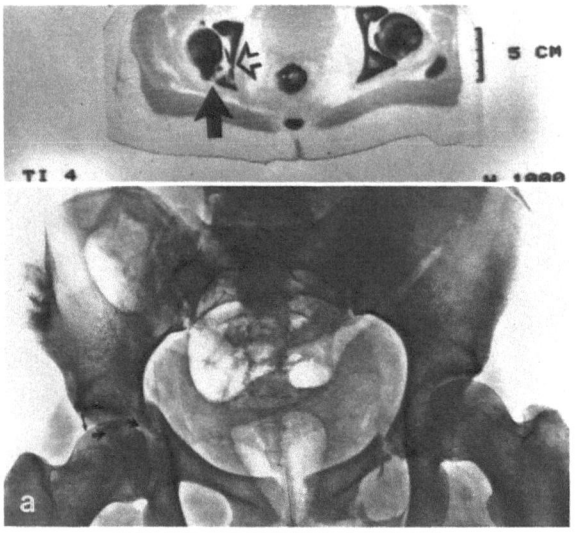
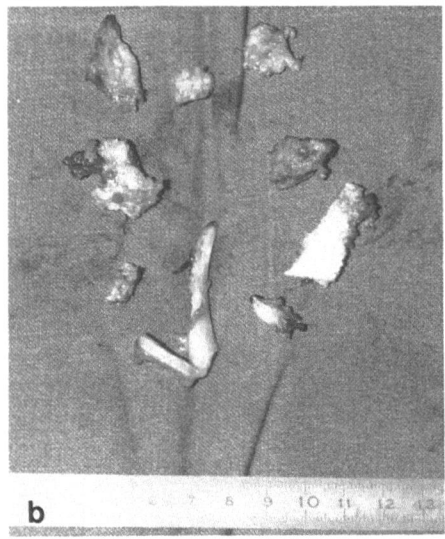

Abb. 14. a Hüftgelenksverrenkungsbruch nach Reposition mit verbreitertem Gelenkspalt und knöchernen Interponaten im CT. **b** Intraoperativ entfernte Knochenfragmente aus dem rechten Hüftgelenk

Operationsindikationen und -techniken bei Azetabulumfrakturen

Während reponible und stabile Frakturen sowie Trümmerbrüche bei osteoporotischen Patienten eher konservativ behandelt werden sollten, gelten folgende Operationsindikationen:

- dorsokraniale Fragmente,
- Interpositionen,
- irreponibler hinterer Pfeiler,
- instabiler vorderer Pfeiler,
- hohe Querbrüche,
- Brüche beider Pfeiler.

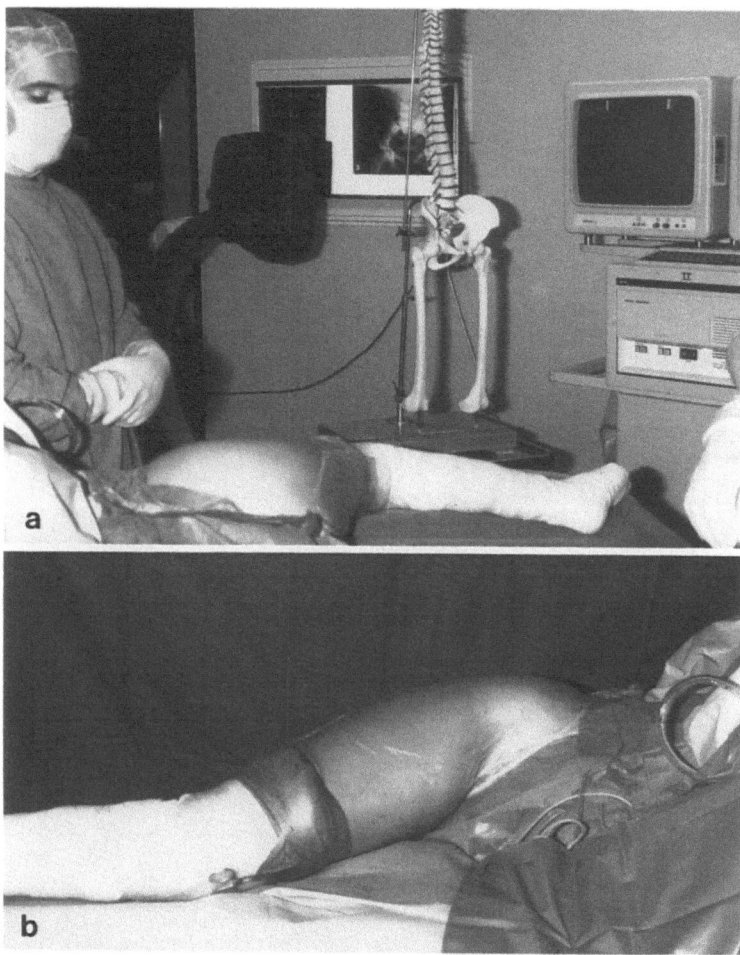

Abb. 15. a, b Stabile Seitenlage des Patienten mit beweglich abgedecktem Bein für den hinteren (**a**) wie auch für den vorderen Zugang (**b**)

Voraussetzungen zur *Operation von Acetabulumfrakturen* sind Erfahrungen des Operateurs in der Röntgenanalyse und Definition der verschiedenen Bruchtypen sowie Kenntnisse der Anatomie und Zugangswege. Ein Beckenmodell im Operationssaal kann gelegentlich Orientierungshilfen leisten.

Für die operative Versorgung einer Acetabulumfraktur ist nach Analyse der Röntgenbilder einschließlich des CT der vordere und/oder hintere Zugang erforderlich [3, 5, 6, 8]. Beim *hinteren Zugang* wird der Patient auf die gesunde Seite gelagert sowie Hüfte und Kniegelenk leicht gebeugt beweglich auf Polstern gelagert (Abb. 15 a, b). Nach Darstellung des dorsalen Hüftgelenkanteiles empfiehlt sich zur besseren Übersicht das Einsetzen eines Einzinkers unter dem Trochanter major, um durch Zug und Rotation einen Blick in das Acetabulum zu bekommen (Abb. 16 a, b). Dabei werden interponierte Fragmente entfernt und ausgespült. Zum Lösen impaktierter Frakturen am hinteren Pfeiler werden Hohmann-Hebel eingesetzt,

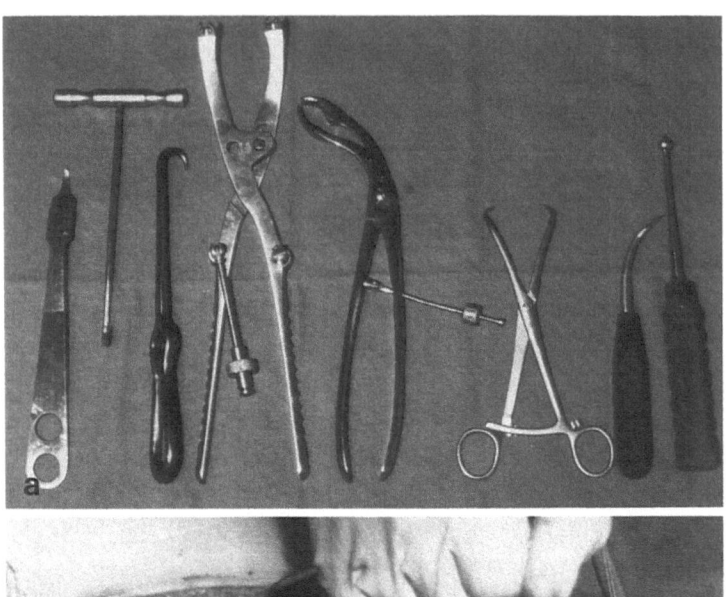
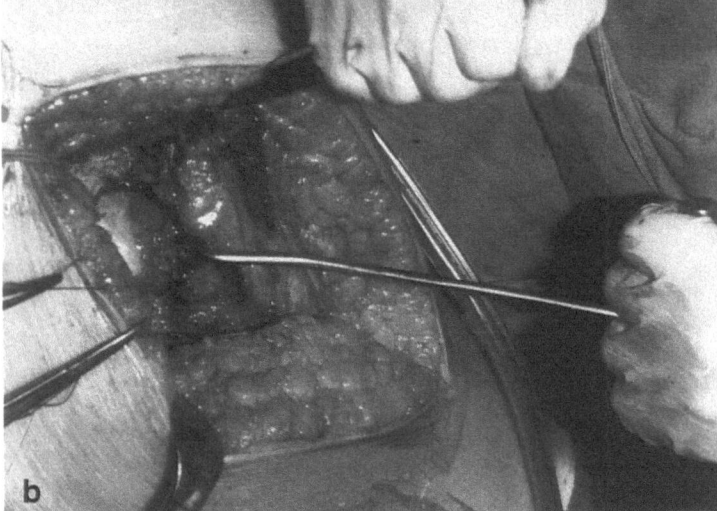

Abb. 16. a Hilfsinstrumente zur temporären Reposition und Refixation bei Acetabulumfrakturen.
b Einsetzen eines Einzinkers unter dem Trochanter major, um eine intraartikuläre Inspektion und Remodellierung des Acetabulums zu ermöglichen. Zum Lösen impaktierter Frakturen am hinteren Pfeiler kann gleichzeitig ein Hohmann-Hebel eingesetzt werden

wodurch dann der Knochendeckel angehoben und die Verschiebung beseitigt werden kann (Abb. 17 a – d). Ein tieferer hinterer Pfeiler kann durch Einsetzen einer Schanz-Schraube in das Tuber ossis ischii reponiert werden. Bei T-Frakturen empfiehlt sich zuerst die Reposition des vorderen Pfeilers wegen des Iliums und erst dann die Rekonstruktion des hinteren Pfeilers [5, 8, 9].

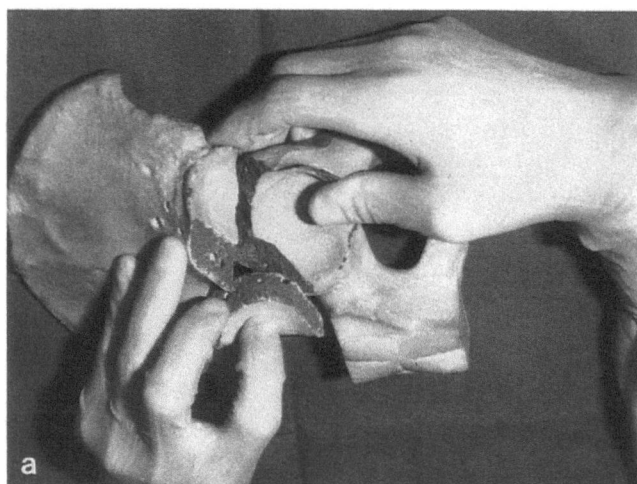

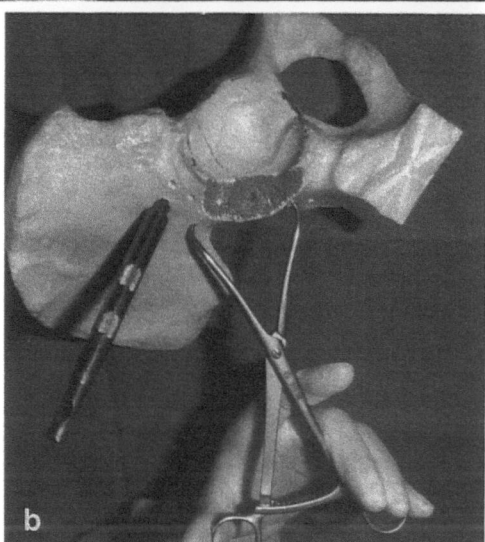

Abb. 17 a. Reposition einer hohen Acetabulumquerfraktur mit dorsalem Fragment am Modell. **b** Preliminäres Bohren von 2 Löchern zum Einsetzen einer Repositionszange im vorderen unteren Anteil des Iliums und in der Nähe der Spina ossis ischii. Einbringen einer Kortikalisschraube nach Bohren eines 3,2-mm-Loches von der lateralen Darmbeinschaufel zur Querfraktur in Richtung auf den vorderen Pfeiler

Gemäß der Konturierung einer Modellierungsplatte wird eine 3,5er-DCP geformt und angelegt. Falls möglich, soll zur Überprüfung der Schraubenlage der Zeigefinger unterhalb des Spina iliaca anterior inferior und um den oberen Rand des R. pubicus superior plaziert werden. Dabei können ebenfalls das Dach des Acetabulums und die quadrilaterale Fläche getastet werden.

Bei isoliertem *vorderen Pfeiler* empfiehlt sich die Plattenlage entlang der Linea iliopectinea. Schrauben im Bereich des Acetabulumdaches sind zu vermeiden. Bei Verschiebung des Gelenkspaltes unter gleichzeitiger Rotation kann die Reposition günstig durch Einsetzen der AO-Zange vorgenommen werden. Die typische Plattenlage am hinteren Pfeiler ist oberhalb des Tuber ossis ischii zum lateralen Ilium hin oder oberhalb des Pfannendaches zur Fossa ischiadica (s. Abb. 17 a – d).

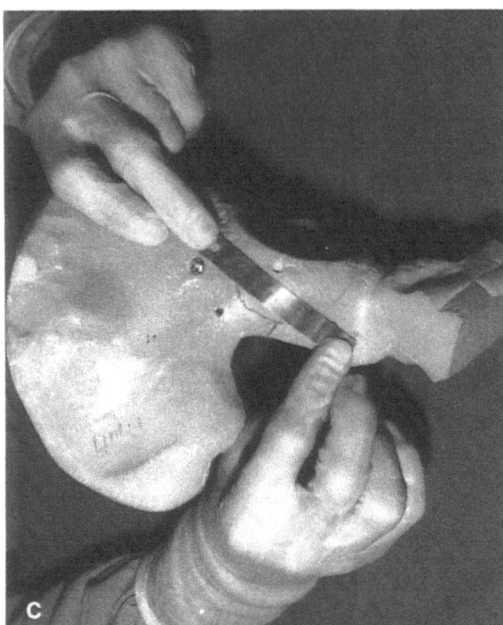

Abb. 17. c Gemäß der Konturierung einer Modellierungsplatte wird eine 3,5-DCP geformt und über das eingepaßte dorsale Fragment angelegt. **d** Exzentrisches Besetzen der äußeren Schraubenlöcher zur Komplettierung der Rekonstruktion

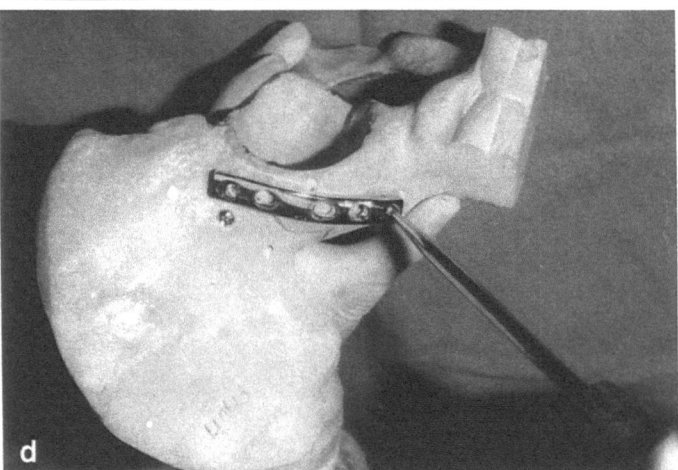

Zur Stabilisation des vorderen Pfeilers, der meist kombiniert mit einem hinteren Pfeiler verläuft, oder bei hemitransversalen T- und Zweipfeilerfrakturen wird der iliofemorale oder ilioinguinale Zugang verwendet. Liegt ein großes iliakales Fragment vor, das von der Crista iliaca und der Spina iliaca anterior superior bis ins Acetabulum verläuft, wird dieses zuerst reponiert, wobei sich das Ergebnis an der Crista iliaca orientiert. Die temporäre Fixation geschieht über spitze Repositionszangen. Zur interfragmentären Kompression lassen sich Malleolarschrauben oder Spongiosazugschrauben tangential verwenden (Abb. 18 a, b). Bei Bruch des mittleren und vorderen Pfeilers verläuft die Schraubenlage vom glutäen superioren Rand zum R. pubicus superior ca. 2,5 cm oberhalb des Acetabulumrandes. Dabei liegt

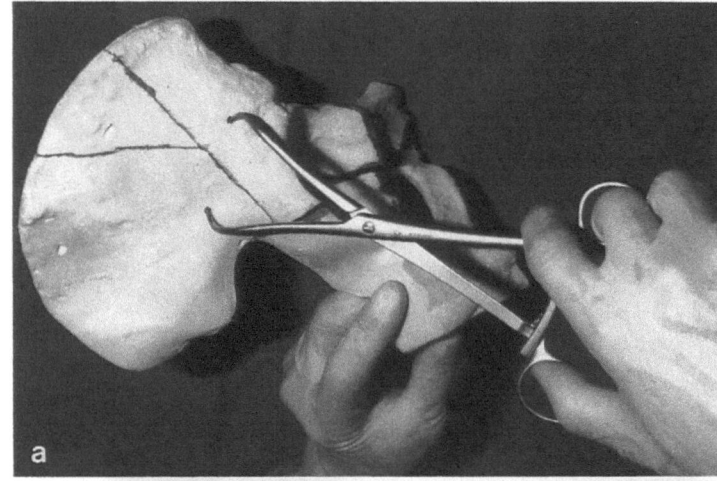

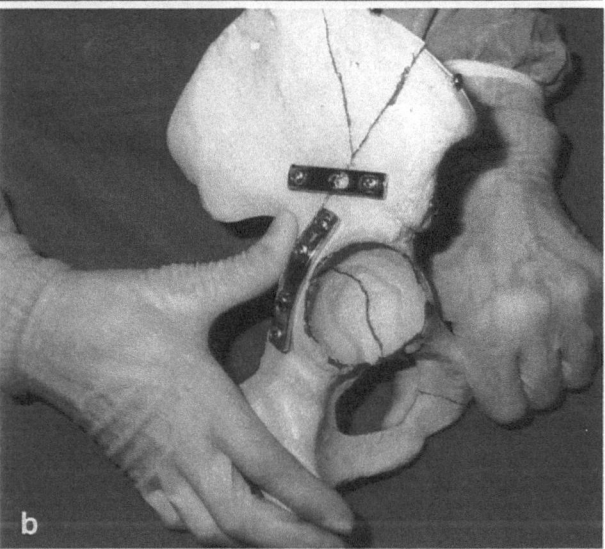

Abb. 18. a Zweipfeilerfraktur mit primärer Reposition der Iliumfragmente über eine spitze Repositionszange. **b** Stabilisierung der Iliumfrakturen mittels tangential eingebrachter Malleolarschrauben. Komplettierung der Osteosynthesen durch Anmodellieren von DC-Platten an der quadrilateralen Fläche zum Os ilium sowie am hinteren Pfeiler

der Zeigefinger tastend unterhalb der Spina anterior inferior und um die obere Grenze des R. pubicus superior. Die typische Schraubenlänge in dieser Region beträgt 80 – 120 mm. Bei einer Transversalfraktur oder dem transversalen Anteil einer T-Fraktur wird die Schraube vom lateralen Ilium ca. 2,5 cm oberhalb des Acetabulumdaches in den oberen R. pubicus gebohrt. Der hintere Pfeiler wird durch Schrauben von oben nach unten parallel zur medialen Grenze des hinteren Pfeilers fixiert. Die zusätzliche Stabilisierung erfolgt dann mittels einer anmodellierten 3,5-mm-DCP (Abb. 19 a, b).

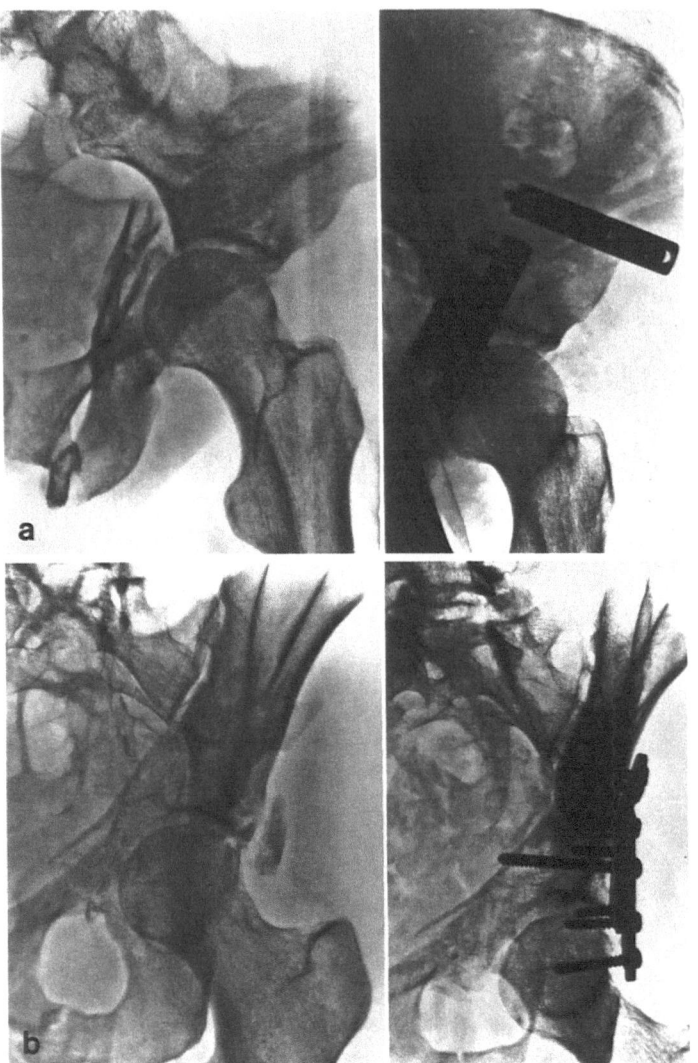

Abb. 19 a, b. Klinisches Beispiel einer kompletten Fraktur beider Pfeiler (T-Y-Typ) mit prä- und postoperativer Kontrolle in der Ala-(a) und Obturatoriaaufnahme (b)

Die operative Rekonstruktion von Becken- und Acetabulumfrakturen bleibt einer der anspruchsvollsten Eingriffe in der Traumatologie. Sorgfältige präoperative Planung an Röntgenbildern (45°-Schrägaufnahmen, CT) und Erfassen der dreidimensionalen Strukturen am Beckenmodell sowie Kenntnis alternativer Strategien sind unabdingbare Voraussetzungen für die geeignete Verfahrenswahl unter weitgehender Vermeidung von Frühkomplikationen und Spätschäden.

Literatur

1. Berner W, Oestern H-J, Sorge J (1982) Ligamentäre Beckenverletzungen. Unfallheilkunde 85: 377 – 387
2. Böhler L (1977) Die Technik der Knochenbruchbehandlung, 12. und 13. neubearb Aufl, Bde I, II. Mandrich, Wien München Bern
3. Carnesale PG, Stewart MJ, Barnes SN (1975) Acetabular disruptions and central fracture dislocations of the hip. J Bone Joint Surg [Am] 57: 1054 – 1059
4. Jahna H, Wittich H (1985) Konservative Methoden in der Frakturbehandlung. Urban & Schwarzenberg, Wien München Baltimore
5. Letournel E, Judet R (1981) Fractures of the acetabulum. Springer, Berlin Heidelberg New York
6. Matta JM, Anderson LM, Epstein HC, Hendricks P (1986) Fractures of the acetabulum. Clin Orthop 205: 230 – 240
7. Mears DC, Fu FH (1980) Modern concepts of external skeletal fixation of the pelvis. Clin Orthop 151: 65 – 72
8. Mears DC, Rubash HE (1983) Extensile exposure of the pelvis. Contemp Orthop 6: 21 – 34
9. Mears DC, Rubash HE (1986) Pelvic and acetabular fractures. Slack, Thorofare
10. Müller-Färber J, Müller KH (1984) Die verschiedenen Formen der instabilen Beckenringverletzungen und ihre Behandlung. Unfallheilkunde 87: 441 – 455
11. Neumann K, Bastians M, Muhr G (1986) Indikationskriterien zur konservativen Behandlung von Acetabulumfrakturen anhand von Spätergebnissen. In: Blauth W, Ulrich H (Hrsg) Spätergebnisse in der Orthopädie. Springer, Berlin Heidelberg New York Tokyo, S. 355 – 364
12. Poigenfürst J (1979) Beckenringbrüche und ihre Behandlung. Unfallheilkunde 82: 1 – 11
13. Raf L (1965) Double vertical fractures of the pelvis. Acta Chir Scand 131: 298 – 305
14. Rowe CR, Lowell JD (1961) Prognosis of fractures of the acetabulum. J Bone Joint Surg [Am] 43: 30 – 59
15. Slätis P, Huittinen VM (1972) Double vertical fractures of the pelvis. Acta Chir Scand 138: 799 – 807
16. Slätis P, Karaharju EO (1980) External fixation of unstable plevis fractures. Clin Orthop 151: 73 – 80
17. Tile M (1984) Fractures of the pelvis and acetabulum. Williams & Wilkins, Baltimore
18. Tile M, Pennal GF (1980) Pelvic disruption: Principles of management. Clin Orthop 151: 56 – 64
19. Wild JJ, Hanson GW, Tullos HS (1982) Unstable fractures of the pelvis treated by external fixation. J Bone Joint Surg [Am] 64: 1010 – 1020

VI. Untere Extremität

Hüftgelenk und proximaler Oberschenkel

R. Hoffmann und M. L. Nerlich

Unfallchirurgische Klinik der Medizinischen Hochschule Hannover, Konstanty-Gutschow-Straße 8, D-3000 Hannover 61

Die traumatische Hüftgelenkverrenkung und die kindliche Oberschenkelhalsfraktur sind chirurgische Notfallsituationen und zwingen zu unverzüglichen therapeutischen Maßnahmen. Ebenso erfordern die Schenkelhalsfraktur des Erwachsenen bei fehlender Indikation zum alloplastischen Gelenkersatz und der pertrochantäre Oberschenkelbruch dringlich chirurgisches Eingreifen. Die folgende Übersicht erläutert die typischen Repositionstechniken dieser Verletzungen.

Hüftluxation

Zum besseren Verständnis der Reposition der Hüftgelenkverrenkung ist zunächst eine Erinnerung an die *typischen Luxationsrichtungen* hilfreich. Man unterscheidet die häufige hintere Verrenkung – nach oben als Luxatio iliaca, nach unten als Luxatio ischiadica – von der vorderen Verrenkung – nach oben als Luxatio suprapubica, nach unten als Luxatio obturatoria. Aus der Dislokationsrichtung des Hüftkopfes ergeben sich jeweils typische klinische und radiologische Fehlstellungen. Die Luxatio iliaca stellt die häufigste Hüftgelenkverrenkung überhaupt dar.

Eine Hüftgelenkverrenkung ist ein *dringlicher chirurgischer Notfall*. Die Hüftkopfdurchblutung ist gefährdet. Mit zunehmender Luxationsdauer steigt die Zahl der Hüftkopfnekrosen sowie der schlechten Spätergebnisse. Eine Reposition ist daher am besten innerhalb der ersten 6 h – spätestens bis 24 h – nach Trauma anzustreben.

Eine primäre Schockbehandlung und *Sicherung von Vitalfunktionen* hat bei den häufig polytraumatisierten Patienten Vorrang. Typische Fehlstellungen und klinische Zeichen einer Hüftverrenkung können bei diesen Patienten durch Begleitverletzungen am Kniegelenk und Oberschenkel verschleiert werden, wobei besonders die hintere Luxation übersehen wird.

Die *Notfalldiagnostik* der Hüftgelenkverrenkung umfaßt eine klinische Untersuchung mit Überprüfung und Dokumentation der Durchblutung und Innervation des Beines. Die radiologische Diagnostik beinhaltet eine Beckenübersicht und axiale Hüftgelenkaufnahme sowie 45°-Schrägaufnahmen im Sinne von Ala- und Obturatoraufnahmen. Bei erweiteter Diagnostik müssen ein CT und ggf. Schichtaufnahmen zur Erfassung etwaiger Interponate und Acetabulumfragmente bzw. Femurkopffrakturen angefertigt werden.

Unter den *primären Komplikationen* verdienen besonders die N. ischiadicus-Läsion (speziell im peronäalen Anteil) und Gefäßverletzungen der großen Femoralgefäße Beachtung. Zeigt eine primäre Ischiadikusläsion in den ersten Tagen nach Reposition keine Rückbildungstendenz, ist eine operative Revision angezeigt. Eine persistierende Durchblutungsstörung der Extremität nach Hüftreposition erfordert die dringende operative Gefäßrevision.

Technik der Hüftgelenkeinrenkung

Die Hüftreposition erfolgt nach Möglichkeit geschlossen. Als wesentliches *Prinzip* bei der Einrichtung kommt der Längszug am im Hüftgelenk rechtwinklig gebeugten Oberschenkel zur Anwendung. Manipulationsmethoden mit hebelnd-kreisenden Bewegungen werden wegen der zu großen Verletzungsgefahr nicht empfohlen. Entscheidend für den Repositionserfolg ist eine gute *Vorbereitung* des Patienten. Dabei gewährt eine Vollnarkose in Hinblick auf Analgesierung und Muskelrelaxation bessere Bedingungen als eine Regionalanästhesie. Die Reposition muß behutsam erfolgen. Gelingt sie unter optimalen Bedingungen in geübter Hand nicht im 1. Versuch, ist ein Repositionshindernis anzunehmen und eine offene Reposition angezeigt.

Vordere Hüftverrenkung

Die Reposition der vorderen Hüftverrenkung erfolgt nach dem Prinzip von Allis [1]. Dabei ist der Längszug des Femur in Achsenrichtung und die Hüftbeugung entscheidend (Abb. 1).

Zur Reposition der *Luxatio suprapubica* wird der Patient in Rückenlage unter Fixierung des Beckens mit einem Gurt gelagert. Unter Gegenzug mit einem gepolsterten Tuch in der Leiste wird ein kontinuierlicher Längszug in Achsenrichtung des Femur ausgeübt. Hüftbeugung und ggf. Innenrotation werden erst appliziert, wenn der Hüftkopf sicher distal der Pfanne steht, was evtl. durch Röntgendurchleuchtung verifiziert werden muß.

Die Luxatio obturatoria wird bei gleicher Lagerung unter Hüftgelenkbeugung mit kontinuierlichem Längszug in Femurachsrichtung und gleichzeitig leichter Innenrotation und Adduktion erreicht. Bei erfolgreicher Reposition schnappt der Hüftkopf deutlich spürbar in die Pfanne ein.

Hintere Hüftverrenkung

Bei der Reposition der hinteren Hüftverrenkung kommt ebenfalls das Prinzip von Allis zur Anwendung. Unter Längszug in Femurschaftrichtung erfolgt eine Hüftgelenkbeugung bis

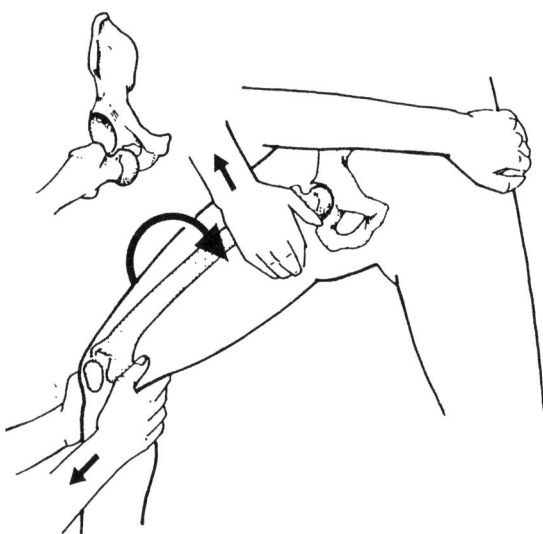

Abb. 1. Reposition der vorderen Hüftgelenkverrenkung nach Allis

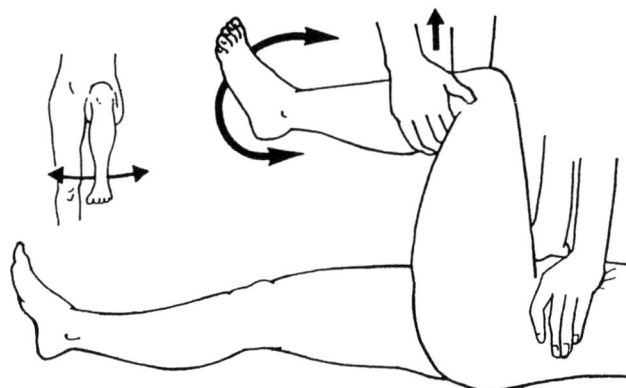

Abb. 2. Reposition der hinteren Hüftgelenkverrenkung nach Allis

90° bei vorsichtigen Rotationsbewegungen (Abb. 2). Im eigenen Vorgehen bewährt sich eine Kombination mit der Böhler-Repositionstechnik (Abb. 3). Dabei liegt der Patient in Vollnarkose mit fixiertem Becken auf der Untersuchungsliege. Der Operateur steht auf einer Bank und hat ein Bein auf die Liege gesetzt, mit dem er das gebeugte Knie des Patienten anhebt. Bei Verrenkung der rechten Hüfte wird das rechte Knie, bei Verrenkung der linken Hüfte das linke Knie untergeschoben. Mit der gleichseitigen Hand wird der Unterschenkel über das Operateurknie nach unten gehebelt. Diese Bewegung wird durch ein um den Oberschenkel des Patienten und den Nacken des Operateurs achtertourförmig geschlungenes gepolstertes Tuch unterstützt. Zunächst wird der Hüftkopf durch Zug auf Höhe der Pfanne gebracht. Erst dann wird das Hüftgelenk unter Zug gebeugt. Der Kopf schnappt in die Pfanne zurück. Brüske Drehbewegungen sowie Ab- und Adduktionsbewegungen werden vermieden.

Nach erfolgter Reposition muß eine *Stabilitätsprüfung* des Hüftgelenks durch axialen Druck auf den Oberschenkel erfolgen. Ebenso erfolgt eine klinische Dokumentation von Durchblutung und Innervation des Beines sowie eine *Röntgenkontrolle*. Diese beinhaltet erneut neben den Standard- auch Schrägaufnahmen. Zu achten ist besonders auf die Gelenk-

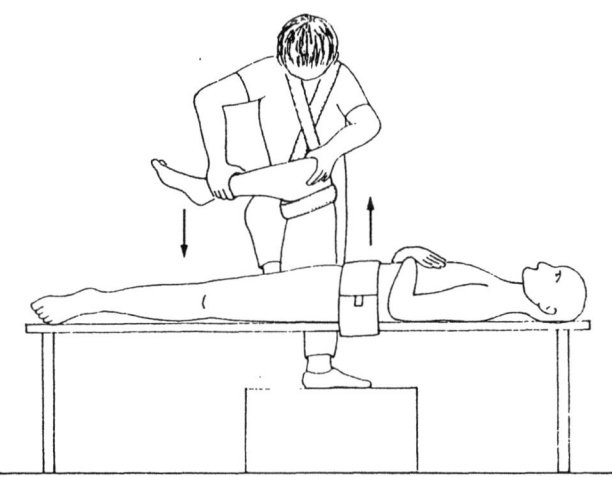

Abb. 3. Hüftgelenkeinrenkung modifiziert nach Böhler und Allis

Tabelle 1. Fehlermöglichkeiten bei der Hüftgelenkeinrenkung

Übersehen von Gefäßnervenschäden
Inadäquate Röntgentechnik
Brüske Repositionsmanöver
Unzureichende Analgesierung
Unterlassene Stabilitätsprüfung nach Reposition
Unterlassene Verlaufskontrollen

spaltkonfiguration im Seitenvergleich. Seitendifferenzen der Gelenkspaltweite können Hinweise auf Interponate geben. Weiterhin sind regelmäßige Röntgenkontrollen speziell bei beatmeten Patienten erforderlich, um rechtzeitig sekundäre Dislokationen zu erkennen (Tabelle 1).

Eine notwendige offene Reposition bei ggf. begleitenden Femurkopffrakturen oder Pfannenrandabbrüchen sollte durch einen erfahrenen Hüftchirurgen erfolgen, was die rasche Verlegung des Patienten in ein Zentrum bedeuten kann. Indikationen zur offenen Reposition ergeben sich bei Irreponibilität als Notfallindikation. Bei zunächst möglicher geschlossener Reposition können dislozierte Femurkopffrakturen, Pfannenrandabbrüche, Acetabulumfrakturen oder verbleibende Instabilitäten geplant operativ versorgt werden.

Als *Repositionshindernisse* können Einklemmungen des Femurkopfes in Kapseldefekte, knöcherne Blockierungen (z. B. Einklemmung des Femurkopfes im Foramen obtoratorium), Weichteilinterponate (Muskeln), Kapsel- bzw. Limbusinterponate oder ostechondrale Femurkopffragmente in Betracht. Bei *älteren*, primär nicht erkannten *Verrenkungen* kann bis etwa 3 Wochen nach Trauma ein Versuch der geschlossenen Reposition unternommen werden. Bei älteren Verrenkungen ist eine offene Einrichtung erforderlich. Die Nachbehandlung der Hüftluxation erfolgt frühfunktionell (Tabelle 2).

Oberschenkelhalsfrakturen

Die dislozierte Oberschenkelhalsfraktur stellt ebenfalls einen chirurgischen Notfall dar, da bei zunehmender Dislokationsdauer durch die schlechte Hüftkopfdurchblutung die Anzahl der aseptischen Hüftkopfnekrosen steigt. Bei fehlender Indikation zur endoprothetischen Versorgung ist eine Reposition und ggf. operative Stabilisierung daher dringlich. Dies gilt insbesondere auch für die *kindliche Schenkelhalsfraktur*, die als absoluter Notfall anzusehen ist. Hier muß das durchblutungsmindernde intraartikuläre Hämatom operativ entlastet werden und eine Frakturstabilisierung mit Kirschner-Drähten erfolgen. Zur Diagnosesicherung genügen in der Regel eine Röntgenbeckenübersichtsaufnahme sowie eine axiale Hüftgelenkaufnahme.

Tabelle 2. Frühfunktionelle Nachbehandlung der Hüftgelenkverrenkung

Keine Extension
Frühmobilisation
Continuous passive motion (Motorschiene)
Entlastung 3(– 6) Wochen

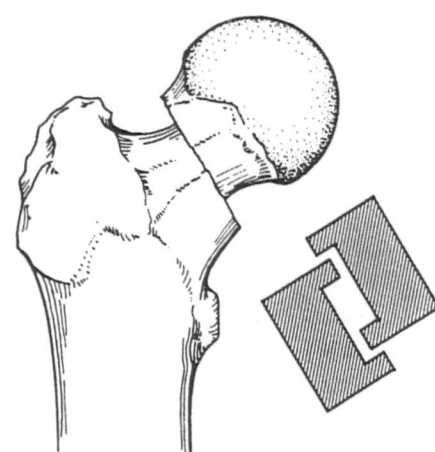

Abb. 4. Überkorrektur bei Schenkelhalsfraktur. Stabilitätsgewinn durch Impaktierung der Femurkortikalis

Die *eingestauchte Schenkelhalsabduktionsfraktur* wird nicht reponiert und nicht extendiert, da es sich um einen stabilen Bruch handelt, der durch Manipulation gelöst und damit instabil werden kann. Es erfolgt Lagerung und Ruhigstellung in einer Schaumstoffschiene unter Vermeidung von Außenrotation, was z. B. durch zusätzlich lateral am Fuß angebrachte Schaumstoffpolster erreicht werden kann. Der Bettendruck muß durch einen „Bettenbahnhof" von der Extremität genommen werden.

Technik der Reposition bei dislozierter Schenkelhalsfraktur

Die Repositionstechnik der dislozierten Schenkelhalsfraktur ist bei fehlender Indikation zum alloplastischen Gelenkersatz zunächst geschlossen. Die operative Stabilisierung schließt sich der Reposition direkt an. Daher findet die Reposition im Operationssaal in Narkose auf dem Extensionstisch statt.

Als *Prinzipien* kommen Längszug in Femurachsrichtung, Abduktion, Innenrotation und ggf. Einstauchung durch Druck auf den Trochanter major zur Anwendung. Das Manöver muß zur Erhaltung der Femurkopfrestdurchblutung behutsam erfolgen.

Angestrebt wird primär eine *anatomische Reposition*, da eine betonte Valgusüberkorrektur einen zusätzlichen Streß auf die Femurkopfgefäße im Lig. teres und der lateralen Epiphyse ausübt. Außerdem führt sie zu einer Inkongruenz zwischen Hüftkopf und Gelenkpfanne bei dem ohnehin nicht ganz symmetrischen Hüftkopf. Eine gewisse Überkorrektur kann jedoch durch eine Impaktierung der Femurkopfkortikalis über der Schenkelhalskortikalis zu einem Stabilitätsgewinn führen (Abb. 4).

Stellt sich ein solches Repositionsergebnis ein, wird es nicht wieder gelöst, um eine anatomische Reduktion zu erreichen, da der Schaden für die Durchblutung zu groß ist und eine erneut instabile Situation resultiert.

In leichter Hüftbeugung wird ein Längszug in Abduktion des Beines ausgeübt. Nach anfänglicher Außenrotation wird zur Innenrotation und voller Extension übergegangen. Mit der flachen Hand kann durch Druck auf das Trochantermassiv ggf. eine Impaktierung und Valgisierung erreicht werden.

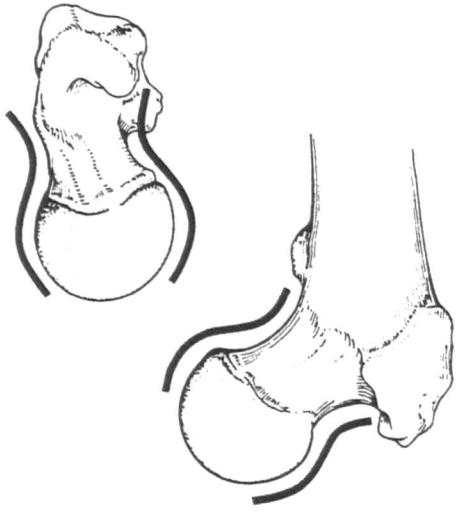

Abb. 5. S-förmig symmetrische Röntgenkonfiguration des intakten Oberschenkelhalses nach Lowell

Anschließend erfolgt eine *Röntgenkontrolle* in 2 Ebenen zur Überprüfung des Repositionsergebnisses und zum Erkennen einer ggf. vorhandenen dorsalen Trümmerzone, die einen Instabilitätsfaktor darstellt. Bei anatomischer Reposition müssen in beiden Ebenen die Ränder von Femurkopf und Femurhals im Röntgenbild S-förmig gegenüberliegend symmetrische Linien bilden (Abb. 5).

Es sollen höchstens 2 geschlossene Repositionsversuche unternommen werden. Dabei ist jedoch zu bedenken, daß die schwierige *offene Reposition* mit einer hohen Rate von Hüftkopfnekrosen einhergeht. Trotzdem muß man sich dazu entschließen, falls bei fehlender Indikation zum prothetischen Gelenkersatz eine geschlossene Reposition mißlingt oder eine ausgeprägte dorsale Trümmerzone vorliegt.

Pertrochantäre Femurfrakturen

Die Reposition der pertrochantären Oberschenkelfrakturen erfolgt in Narkose auf dem Extensionstisch in Rückenlage. Die operative Stabilisierung schließt sich diesem Manöver an.

Ziel ist eine stabile Reduktion der Fraktur, was jedoch einen Kontakt der medialen und posterioren Kortikalis zwischen den Hauptfragmenten voraussetzt. Nicht dislozierte Frakturen können auch auf dem normalen Operationstisch versorgt werden. Zur besseren Positionierung der zwei Röntgenbildverstärker, die präoperativ im axialen und a. p.-Strahlengang eingestellt werden, ist der Extensionstisch jedoch besser geeignet.

Technik der Reposition bei pertrochantärer Oberschenkelfraktur

Repositionsprinzipien sind Zug, Abduktion und bei Trümmerzonen leichte Außenrotation. Nicht disloziierte Frakturen können in Neutralstellung ausgerichtet werden. Die ideale Rotation ist abhängig vom Trümmergrad und kann ggf. intraoperativ unter digitaler Kontrolle der Frakturvorder- und Hinterkante korrigiert werden.

Das Ausmaß der Extension wird an der Spannung der Adduktorenmuskulatur überprüft, die nur mäßig gespannt und nicht ganz straff sein sollte, um Schäden zu vermeiden. Nach Einbringen der DHS sollte mit Beginn der Implantatfixierung der Zug gelockert werden.

Es erfolgt eine Stabilitätsprüfung des Repositionsergebnisses unter Bildwandlerkontrolle. Gute mediale Abstützung der Fraktur und leichte Valgusüberkorrektur sind dabei entscheidend.

Ist eine geschlossene stabile Reposition nicht möglich, muß offen reponiert werden. Ebenso weisen bestimmte Frakturformen schon präoperativ auf die Notwendigkeit einer offenen Reposition hin, wie z. B. ein intakter Trochanter minor mit langer Halsspitze, der sich zwischen Schaft und Iliapsoasmuskulatur einklemmt. Hier gelingt die geschlossene Reposition durch Zug nicht, die Befreiung von der Iliopsoassehne muß operativ erfolgen.

Instabile Frakturen können auch bei instabiler geschlossener Reposition durch das Gleitprinzip der DHS zu einer Einstauchung und damit Stabilisierung gebracht werden. Dabei muß ein Assistent bei dorsaler Trümmerzone während der Implantateinlegung die Fraktur mit der Hand von hinten unterstützend reponiert halten. Man kann das gleiche auch durch ein Widerlager (z. B. ein Kissen) erreichen, das die Hüfte unterpolstert. Eine weitere Möglichkeit bei geringer Instabilität ist die Valgusreduktion, die den Schaft im Vergleich zur medialen Halskortikalis lateralisiert und somit einen Abstützdefekt gegen eine Varusdeformität erzielt (Abb. 6). Postoperative Röntgenkontrollaufnahmen in 2 Ebenen schließen die Primärbehandlung ab.

Bereits *sämtliche Repositionsmanöver* am proximalen Oberschenkel sollten durch einen erfahrenen Operateur vorgenommen werden, da eine schonende Repositionstechnik ein wesentlicher Faktor für den späteren Therapieerfolg ist.

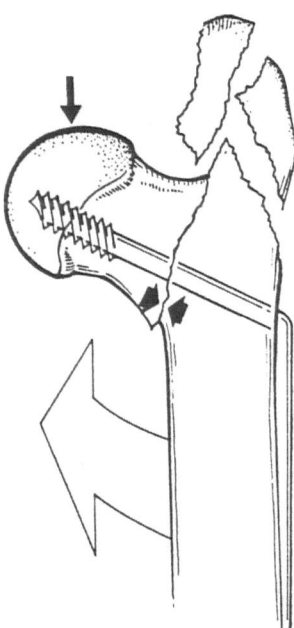

Abb. 6. Valgusreduktion bei instabiler, pertrochantärer Oberschenkelfraktur. Medialer Abstützeffekt gegen Varusdeformität

Literatur

1. Allis OH (1896) In inquiry into the difficulties encountered in the reduction of dislocation of the hip. Dornan Printer, Philadelphia
2. Beck E (1979) Therapie der Hüftluxationen. Hefte Unfallheilkd 140: 221 – 232
3. Eklund J, Erikson F (1964) Fractures of the femoral neck: With special regard to the treatment and prognosis of stable abduction fractures. Acta Chir Scand 127: 315 – 337
4. Epstein HC (1973) Traumatic dislocations of the hip. Clin Orthop 92: 116 – 142
5. Green JT (1960) Management of fresh fractures of the neck of the femur. Instr Course Lect 17: 94 – 105
6. Hilleboe JW, Staple TW, Lansche EW, Reynolds FC (1970) The nonoperative treatment of impacted fractures of the femoral neck. South Med J 63: 1103 – 1109
7. Krüger P, Wischhöfer M, Oberniedermayer M, Schweiberer L (1985) Die dynamische Hüftschraube. Chirurg 56: 9 – 15
8. Oehler WD, Janka P (1983) Zur Osteosynthese instabiler pertrochantärer Oberschenkelfrakturen mit der Kompressionslaschengleitschraube. Aktuel Traumatol 13: 172 – 174
9. De Lee JC (1984) Fractures and dislocations of the hip. In: Rockwood CA Jr, Green DP (eds) Fractures in adults, vol. 2. Lippincott, Philadelphia, pp 1211 – 1356
10. Smith-Petersen MN (1937) Treatment of fractures of the neck of the femur by internal fixation. Surg Gynecol Obstet 64: 287 – 295

Oberschenkelschaft

C. Krettek

Unfallchirurgische Klinik der Medizinischen Hochschule Hannover, Konstanty-Gutschow-Straße 8,
D-3000 Hannover 61

Grundbedingung für die störungsfreie Behandlung der Femurfraktur ist eine adäquate Fragmentreposition. Das Standardvorgehen bei konservativer und operativer Therapie ist hinlänglich bekannt. Hier soll nur auf einige Techniken der geschlossenen und offenen Reposition am Femurschaft und distalen Femur eingegangen werden. Für die erfolgreiche Behandlung dieser Frakturen ist die Kenntnis des Verlaufs der wichtigsten Muskelgruppen von entscheidender Bedeutung. Diese meist sehr kräftig ausgeprägten Muskelgruppen und die Höhe der Fraktur bestimmen die Dislokationsrichtung.

Repositionsmanöver bei Frakturen im proximalen und distalen Schaftdrittel

Bei Frakturen im proximalen Schaftdrittel steht das proximale Fragment durch den Iliopsoaszug in Flexion, durch die Glutäalmuskulatur in Abduktion und Außenrotation, während das distale Fragment durch die ischiokrurale Muskulatur und die Adduktoren nach proximal und medial gezogen wird (Abb. 1). Die Reposition gelingt deshalb am besten bei Abspreizung des distalen Fragmentes und gestreckter Extremität.

Bei Frakturen im distalen Schaftdrittel bewirkt der Zug des M. gastrocnemius die Dislokation des distalen Fragmentes nach dorsal, die Adduktoren bewirken die Dislokation des proximalen Fragmentes nach medial. Die Reposition erfolgt deshalb bei gebeugtem Kniegelenk und abgesenkter Zugrichtung sowie in adduzierter Stellung des Beins. Das Repositionsmanöver wird durch dorsalen Druck auf das distale Fragment vorsichtig unterstützt, wobei wegen der Verletzungsgefahr des Gefäß-Nerven-Bündels Vorsicht angebracht ist (Abb. 2).

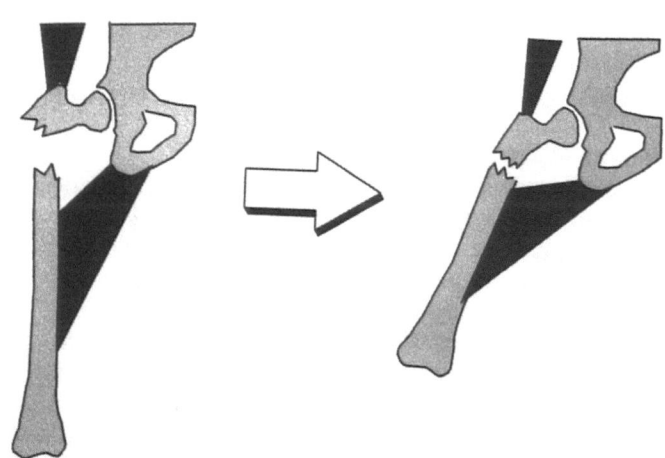

Abb. 1. Typische Fragmentdislokation bei Fraktur im proximalen Drittel. Durch den Iliopsoaszug steht das proximale Fragment in Flexion, durch die Glutäalmuskulatur in Abduktion und Außenrotation. Das distale Fragment wird durch die ischiokrurale Muskulatur und die Adduktoren nach proximal und medial gezogen. Die Reposition wird deshalb bei abgespreiztem, außenrotiertem Bein und gestreckter Extremität durchgeführt

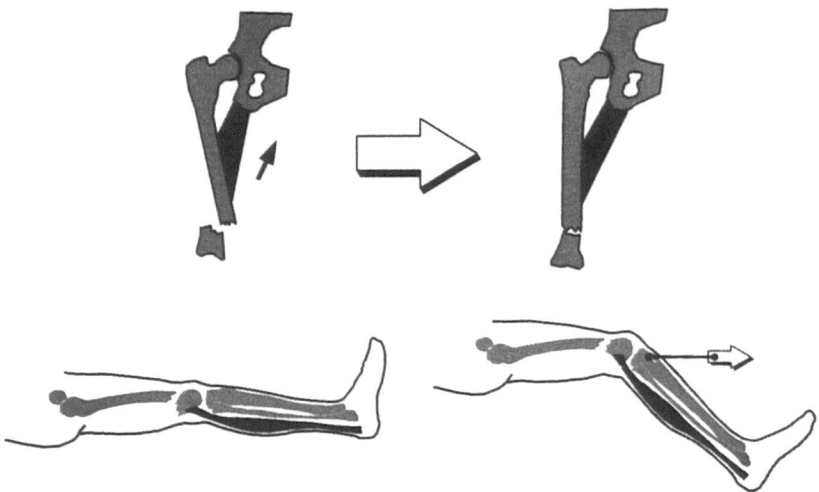

Abb. 2. Typische Fragmentdislokation bei Fraktur im distalen Drittel. Durch den Zug des M. gastrocnemius kommt es zur Dislokation des distalen Fragmentes nach dorsal, die Adduktoren bewirken eine Kippung des proximalen Fragmentes nach medial. Die Reposition erfolgt deshalb bei gebeugtem Kniegelenk, abgesenkter Zugrichtung und in adduzierter Stellung des Beines. Das Repositionsmanöver wird durch dorsalen Druck auf das distale Fragment vorsichtig unterstützt, wobei wegen der Verletzungsgefahr des Gefäß-Nerven-Bündels Vorsicht angebracht ist

Bei Frakturen im mittleren Drittel herrschen keine so klaren Gesetzmäßigkeiten, da ein weitgehendes Gleichgewicht zwischen den angrenzenden Muskelgruppen besteht.

Korrektur von Achsenfehlern bei Extensionsbehandlung

Beim Nachweis einer Varusfehlstellung wird zunächst das Zuggewicht überprüft und ggf. erhöht. Zusätzlich wird die Extensionsschnur medial der Mitte eingehängt, wodurch ein korrigierendes Biegemoment auftritt. In der gleichen Richtung wirkt ein verstärktes Abspreizen der Schiene, ggf. über den Bettrand hinaus. Ein Zellstoffwürfel als Gegenlager am lateralen proximalen Fragment wirkt ebenfalls der Varusstellung entgegen. Als abschließendes Detail sollte die Plazierung des Ablagetisches auf der verletzten Seite erfolgen. Dies ist für den Patienten zwar unbequemer, aber eine ständige Körperneigung zur unverletzten Seite würde die Varusstellung verstärken (Abb. 3). Eine Valgusfehlstellung kann durch die entgegengesetzten Maßnahmen reduziert werden.

Die Korrektur einer Antekurvation erfolgt bei fixiertem Patient durch Verschieben der Schiene nach peripher und Höherhängen des Extensionsschnurlaufrades. Schließlich kann durch Unterlegen von Polstermaterial am Gesäß das proximale Fragment gehoben und die Antekurvation vermindert werden (Abb. 4). Im Falle einer Rekurvation sind die umgekehrten Maßnahmen sinnvoll.

Sollte die Femurfraktur einmal konservativ ausbehandelt werden, so ist nach 3 – 4 Wochen ein Umnageln erforderlich, um den Kapselbandapparat des Kniegelenkes nicht zu überdehnen. Bei dieser Gelegenheit kann man bei Tendenz zur Achsenfehlstellung den suprakondylären Steinmann-Nagel leicht schräg zur Femurlängsachse einschlagen, so daß ein korrigierendes Biegemoment auftritt.

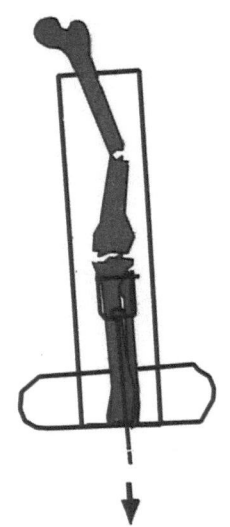 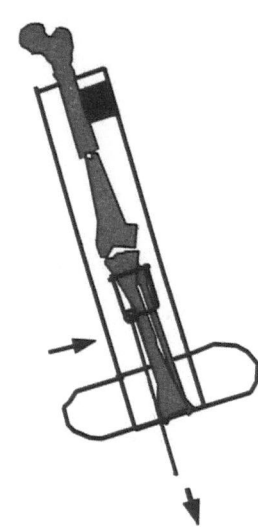

Abb. 3. Korrektur eines Varusfehlers. Zunächst wird Zuggewicht überprüft und ggf. erhöht. Einhängen der Extensionsschnur medial der Mitte übt ein korrigierendes Biegemoment aus. Verstärktes Abspreizen der Braun-Schiene, ggf. über den Bettrand hinaus. Anbringen eines Zellstoffwürfels als Gegenlager lateralen am proximalen Fragment

Reposition bei operativer Frakturversorgung

Zur Durchführung einer geschlossenen Marknagelung erfolgt die Reposition auf dem Extensionstisch. Bei der Wahl der Extensionslagerung müssen v. a. die Begleitverletzungen berücksichtigt werden. So ermöglicht die Rückenlagerung beim Polytrauma eine Simultanversorgung und beim Thoraxverletzten die optimalere Beatmung.

Geschlossene Reposition

Nahezu immer bestehen bei Femurschaftfrakturen Verkürzung und Seitverschiebung. Hier ist es häufig hilfreich, zunächst die Fragmentkanten unter Inkaufnahme eines passageren Achsenknickes aufeinander zu stellen, um dann in einem 2. Schritt durch Korrektur des Knicks wieder regelrechte Achsenverhältnisse herzustellen (Abb. 5). Dieses weitverbreitete

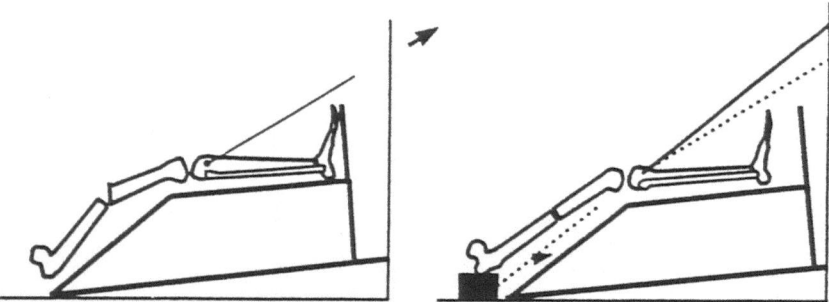

Abb. 4. Korrektur eines Antekurvationsfehlers. Zunächst wird die Schiene nach peripher versetzt und das Extensionsschnurlaufrad höher gehängt. Durch Unterlegen von Polstermaterial am Gesäß wird das proximale Fragment gehoben und die Antekurvation vermindert

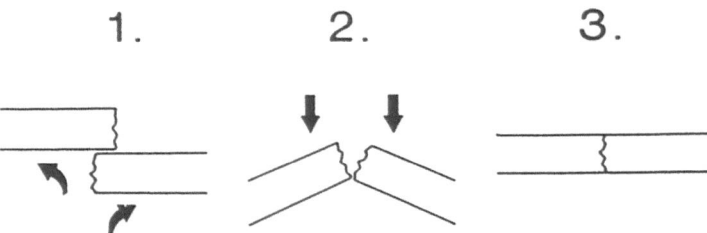

Abb. 5. Bei Verkürzung und Seitverschiebung ist es häufig hilfreich, zunächst die Fragmentkanten unter Inkaufnahme eines passager verstärkten Achsenknickes aufeinander zu stellen, um dann in einem 2. Schritt durch Korrektur des Knicks wieder regelgerechte Achsenverhältnisse herzustellen

Manöver bereitet am Oberschenkel wegen des erheblichen Muskelmantels häufig Schwierigkeiten. Mit gegenläufigem Zug über beidseits des Frakturspaltes angebrachte Schlaufen oder Tücher gelingt es wegen des besseren Formschlusses häufig, die Fraktur erfolgreich zu reponieren (Abb. 6). Gelegentlich ist jedoch der Einsatz von Hebelkraft erforderlich. Küntscher hat ein einfaches Gerät aus einer Achselstütze mit einem Riemen angegeben [2]. Mit dem langen Hebel kann ohne viel Kraftaufwand ein wirksames Biegemoment auf das dislozierte Fragment ausgeübt werden. Dieses Gerät ist mittlerweile mehrfach modifiziert und verfeinert worden (Abb. 7). Daneben stellen spezielle Repositionstische, wie das von Wittmoser entwickelte Repositionsgerät, äußerst wirksame Repositionshilfen dar. Hier kann durch stufenloses Verschieben von strahlendurchlässigen Ringen ein sehr exaktes und schonendes Reponieren erfolgen (Abb. 8).

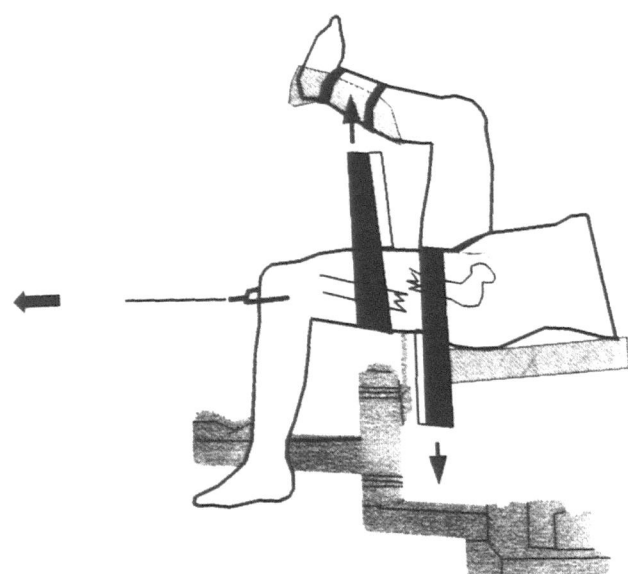

Abb. 6. Mit beidseits des Frakturspaltes angebrachten Schlaufen oder Tüchern kann wegen des besseren Formschlusses häufig leichter reponiert werden

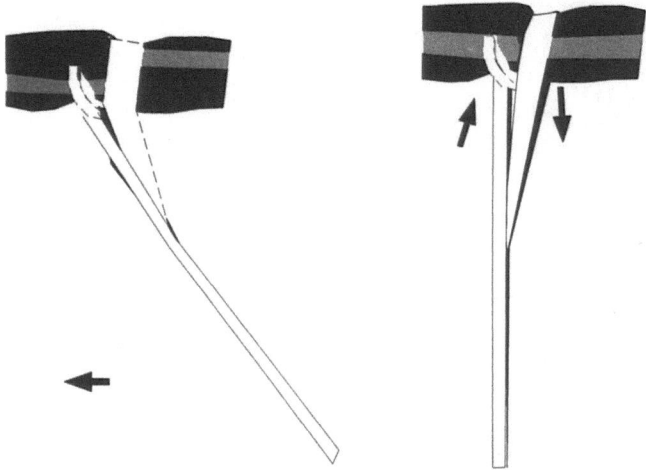

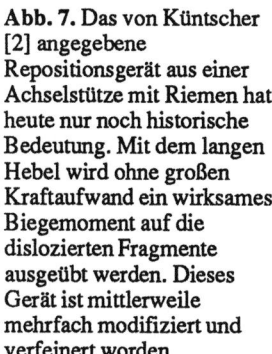

Abb. 7. Das von Küntscher [2] angegebene Repositionsgerät aus einer Achselstütze mit Riemen hat heute nur noch historische Bedeutung. Mit dem langen Hebel wird ohne großen Kraftaufwand ein wirksames Biegemoment auf die dislozierten Fragmente ausgeübt werden. Dieses Gerät ist mittlerweile mehrfach modifiziert und verfeinert worden

Das Einbringen des Bohrdorns in das distale Hauptfragment bereitet bei dislozierten Fragmenten gelegentlich Schwierigkeiten. Ist die Dislokation gering, so genügt zum Einführen ein leichtes Anbiegen der Bohrdornspitze (Abb. 9). Gelingt dies nicht – häufig bei subtrochantären Frakturen –, so wird zunächst proximal aufgebohrt und ein Nagel geringeren Durchmessers als Repositionshilfe mit sehr effektivem Hebelarm benutzt. Bei regelgerechter Reposition kann nun über das Lumen dieser Repositionshilfe der Bohrdorn in das distale Fragment vorgeschoben werden (Abb. 10).

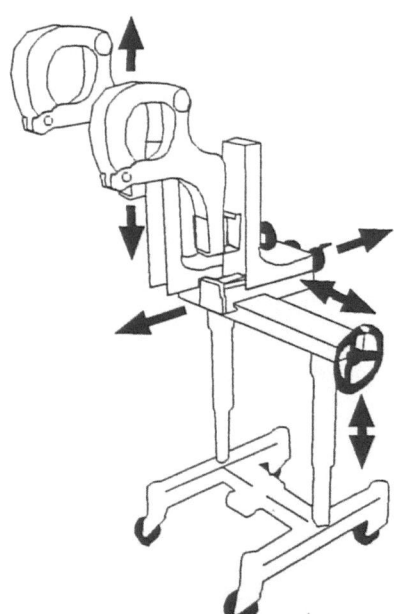

Abb. 8. Spezielle Repositionstische, wie das von Wittmoser entwickelte Repositionsgerät, ermöglichen durch stufenloses Verschieben von strahlendurchlässigen Ringen ein sehr exaktes und schonendes Reponieren

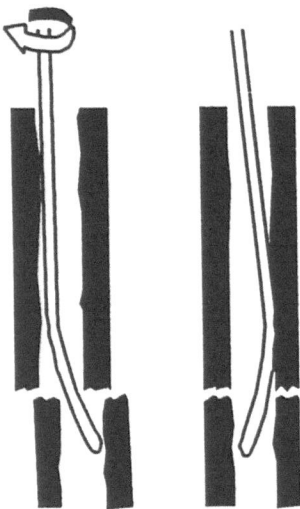

Abb. 9. Bereitet das Einbringen des Bohrdorns in das distale Hauptfragment Schwierigkeiten, so genügt bei geringer Seitverschiebung ein leichtes Anbiegen der Bohrdornspitze

Fehlermöglichkeiten und Gefahren bei der Reposition

Für die Korrektur von Seitverschiebungen ist es zunächst notwendig, sich vom eingefahrenen Denken in a. p.- und seitlicher Ebene freizumachen. Die Dislokation ist stets in einer Ebene maximal und in der senkrecht dazu stehenden Ebene nicht sichtbar. Diese Ebenen stimmen meist *nicht* mit den anatomischen Ebenen überein (Abb. 11).

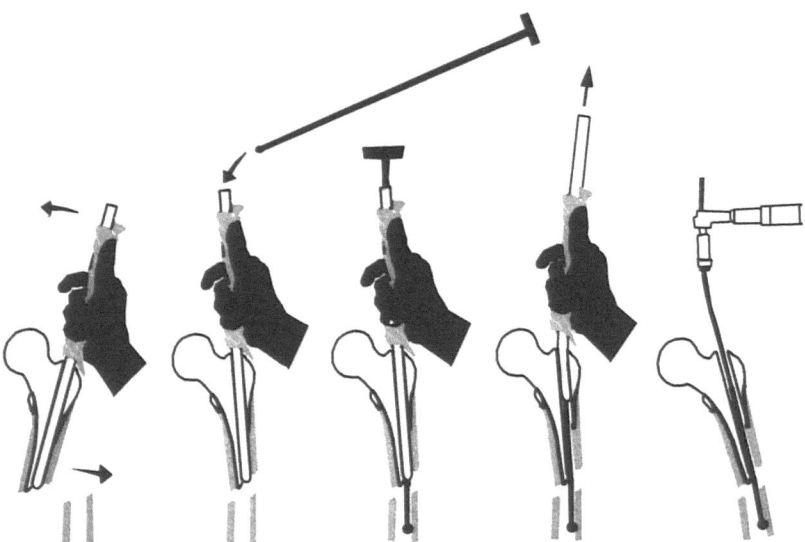

Abb. 10. Bei stark dislozierten Fragmentenden (häufig bei subtrochantären Frakturen) wird zunächst proximal aufgebohrt und ein Nagel geringeren Durchmessers als Repositionshilfe mit sehr effektivem Hebelarm benutzt. Nach erfolgter Reposition kann über das Lumen der Bohrdorn in das distale Fragment vorgeschoben werden

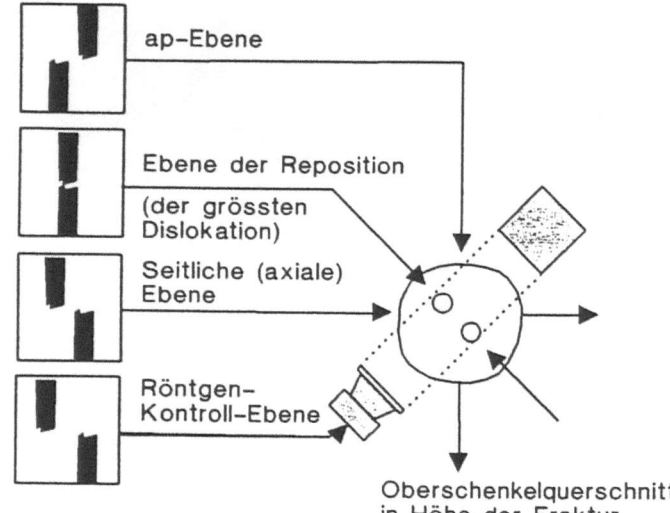

Abb. 11. Die Dislokation ist stets in einer Ebene maximal und in der senkrecht dazu stehenden Ebene nicht sichtbar. Diese Ebenen stimmen meist nicht mit den anatomischen Ebenen überein

Der gelegentlich als Repositionshilfe propagierte Einsatz eines Spießes über eine Inzision sollte vermieden werden, da die Gefahr des Abgleitens am harten kortikalen Knochen und damit der Verletzung des Gefäß-Nerven-Bündels groß ist.

Ein häufiger Fehler bei Repositionsproblemen ist die bedenkenlose Steigerung der Distraktionskraft, die jedoch durch straff gespannte Faszien die Reposition erschwert, anstatt sie zu erleichtern. Daneben besteht die Gefahr, das Gefäß-Nerven-Bündel zu überdehnen und Druckschäden am Damm zu verursachen.

Besondere Rücksicht muß v. a. bei den distalen Schaftfrakturen auf das nahe am scharfkantigen distalen Fragmentende verlaufende Gefäß-Nerven-Bündel genommen werden. Eine Beugung im Kniegelenk führt zur Entlastung des Gefäß-Nerven-Bündels vom distalen Fragment (s. Abb. 2).

Offene Reposition

Gelegentlich muß die Reposition offen durchgeführt werden. Es ist dann von Vorteil, wenn man diese Möglichkeit beim Lagern und Abdecken berücksichtigt hat. Bei offener Reposition gelingt es meist, unter Distraktion und mit Hilfe von Knochenzangen, Einzinkerhaken oder Knochenhebeln die Fraktur unter Sicht aufeinander zu stellen und mit Zangen temporär zu sichern. Bei offenen Frakturen kann dies – selbstverständlich erst nach ausgiebigem Débridement – über die Komplikationswunde erfolgen (Abb. 12).

Treten, insbesondere bei veralteten Frakturen, Schwierigkeiten bei der Distraktion auf, so kann mit Hilfe des AO-Distraktors oder eines temporären, nur für die Dauer der Operation angebrachten Fixateur externe die Verkürzung wirksam beseitigt werden (Abb. 13). Dies ermöglicht dann unter stabilen Verhältnissen den schrittweisen Aufbau der Fragmente (Abb. 14).

Während der Reposition bleibt bei Frakturen im distalen Drittel das Fußteil des Operationstisches abgesenkt. Dies reduziert den Zug des M. gastrocnemius auf das distale Frag-

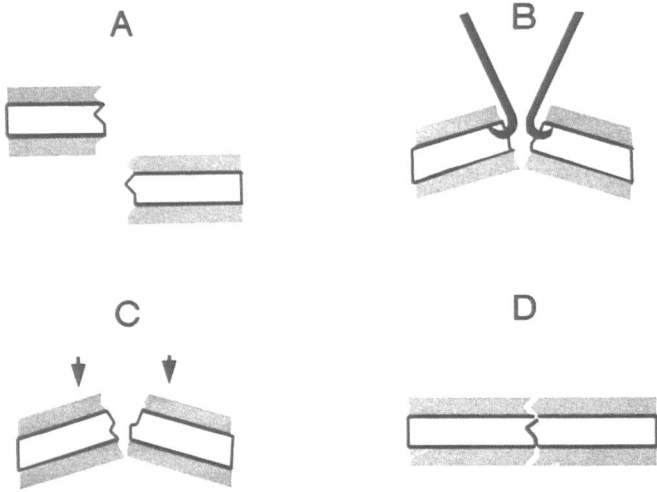

Abb. 12. Bei offener Reposition wird die Fraktur unter Distraktion mit Hilfe von Knochenzangen, Einzinkerhaken oder Knochenhebeln unter Sicht aufeinander gestellt und mit Zangen temporär gesichert

ment ganz erheblich, vermindert den Fragmentdruck auf das Gefäß-Nerven-Bündel und ermöglicht zusätzlich eine wirksamere Kontrolle der Rotation.

Reposition bei kindlichen Femurfrakturen

Das im Gefolge von Femurschaftfrakturen beobachtete Mehrwachstum wird auf eine Stimulierung der Epiphysenfugen durch einen epiphysären Kollateralkreislauf zurückgeführt. Das Mehrwachstum ist u. a. abhängig von der Lokalisation der Fraktur (bei distalen Frakturen

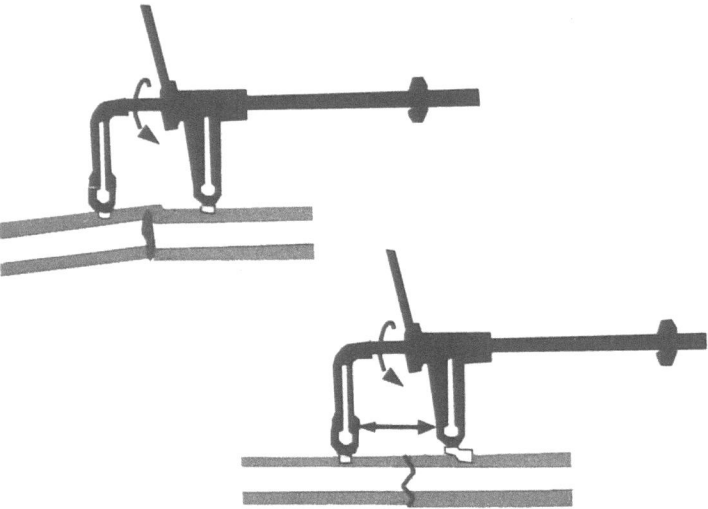

Abb. 13. Bei schwierig zu reponierenden Frakturen kann mit einem AO-Distraktor passager distrahiert und stabilisiert werden. Damit wird die Verkürzung wirksam beseitigt, und es ist möglich, unter stabilen Verhältnissen den Fragmentaufbau schrittweise vorzunehmen

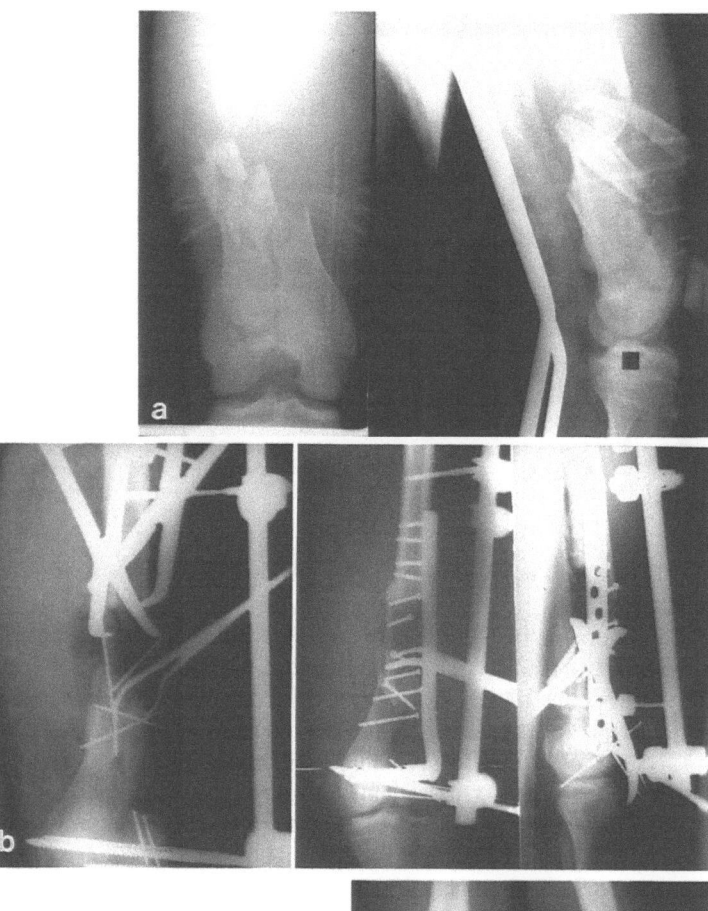

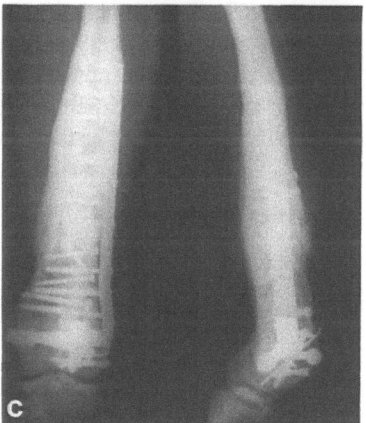

Abb. 14 a. Ein 17jähriger Junge mit veralteter supradiakondylären Oberschenkelfraktur 3 Wochen nach Trauma. Zunächst Wiederherstellung der Gelenkflächen, erst dann der Achsen und der Länge. **b** Der temporäre Einsatz einer einfachen Monofixateurkonstruktion für die Dauer der Reposition gewährleistet während des gesamten Aufbaus des Kondylenmassivs Übersicht und Stabilität. In einem 2. Schritt wird das distale Fragment an die Schaftkomponente fixiert und regelrechte Achsen sowie die korrekte Beinlänge wieder hergestellt. Die Defekte werden mit Spongiosa aufgefüllt.
c Röntgenkontrolle nach Frakturkonsolidierung

größeres Mehrwachstum als bei proximalen), ferner von Zahl und Intensität der Repositionsmanöver. Schonende Reposition ist deshalb gerade bei kindlichen Frakturen besonders wichtig. Die Repositionsziele beim überwiegend konservativen Vorgehen sind: Leichte

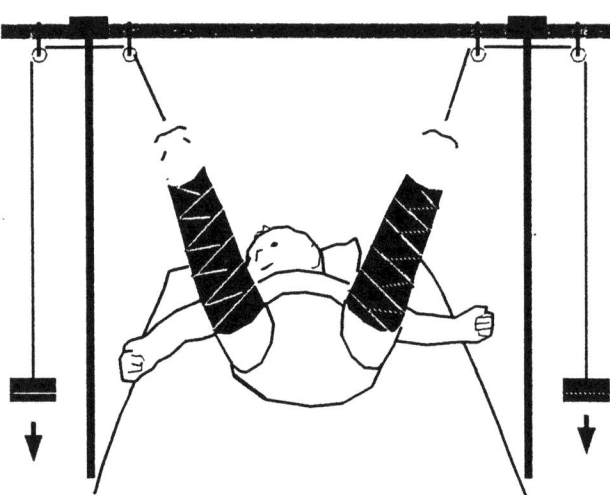

Abb. 15. Die „overhead extension" nach Bryant

Verkürzung, das sog. „over-riding", von 1 – 2 cm und kleinstmögliche Achsenabweichung in allen Ebenen.

Bei Kinder bis zu 2 Jahren wird nach Reposition der Fraktur unter Zug und Gegenzug eine „overhead extension" nach Bryant angelegt, die mit Pflasterstreifen auf der Haut fixiert wird. Der Zug beträgt 1/4 des Körpergewichtes pro Bein. Die Beine sind leicht abgespreizt, die Hüfte ist um 90° gebeugt, und die Rotation stellt sich spontan ein. Eine Verkürzung von 1,0 – 1,5 cm ist tolerierbar. Bei proximalen Frakturen muß eine maximale Abspreizung erfolgen, um den Glutäalzug auszugleichen (Abb. 15).

Bei Kindern von 2 – 12 Jahren erfolgt die Vertikalextension nach Weber. Sie ermöglicht die Einstellung der Beinlänge, der Achsen und der Rotation (Abb. 16). Die Anlage der suprakondylären Steinmann-Nagelextension erfolgt bei gebeugtem Knie- und Hüftgelenk, wobei eine Verletzung der Epiphysenfuge sorgfältig vermieden werden muß (Abb. 17).

Die Extension der gesunden Seite erfolgt mit einer Heftpflasterzügelextension. Die Extension darf nur über Tisch, Bügel, Schnur, Steinmann-Nagel oder Heftpflasterzug erfolgen, niemals über die Unterschenkel und damit über das Kniegelenk (Abb. 18). Der große Vorteil

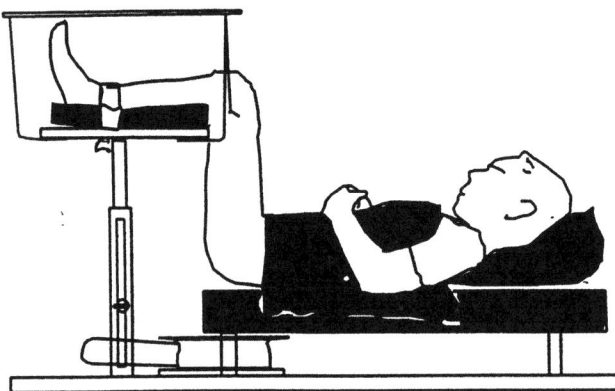

Abb. 16. Vertikalextension nach Weber. Hüfte und Knie sind um 90° gebeugt, das Gesäß liegt gerade eben auf

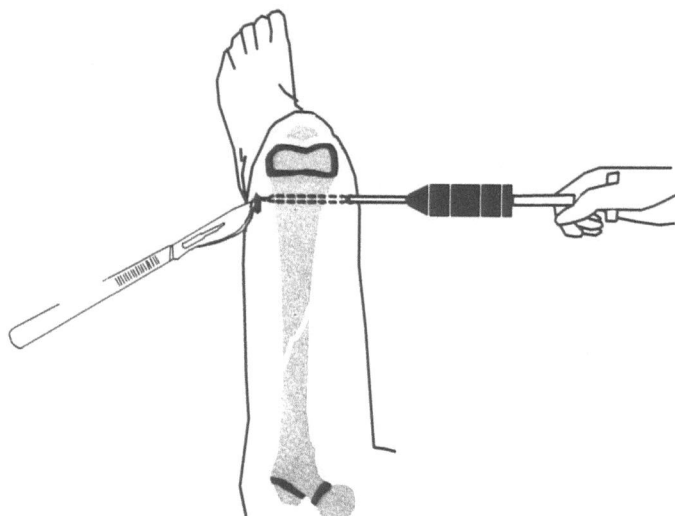

Abb. 17. Die Anlage der suprakondylären Steinmann-Nagelextension erfolgt bei gebeugtem Knie- und Hüftgelenk. Beim Einbringen des Steinmann-Nagels muß eine Verletzung der Epiphysenfuge sorgfältig vermieden werden

der Behandlung mit der Vertikalextension nach Weber ist die einfache Korrektur von Fehlstellungen in Länge, Achse und Rotation. Bei der Behandlung wird i. allg. eine Verkürzung von 10 bis 15 mm angestrebt. Die Längenkorrektur wird durch einfaches Höher- oder Tieferhängen der Extension erreicht. Die Korrektur von Rotationsfehlern wird über die Lagerung des Unterschenkels vorgenommen. In der Regel liegen die Unterschenkel parallel in Schaumstoffrinnen, die Oberschenkel sind beidseits um 20° abduziert. Weist auf der Dunn-Aufnahme der Schenkelhals eine vermehrte Antetorsion auf, so wird zur Korrektur der Unterschenkel nach innen geschwenkt. Die Differenz der projizierten Antetorsion von gesunder und verletzter Seite entspricht dem Winkel, um den der Unterschenkel geschwenkt werden soll (Abb. 19, 20 und 21). Die Reposition von Varus- bzw. Valgus- oder Ante- bzw. Rekurvationsfehlstellungen ist durch Anlage von gut gepolsterten gegenläufigen Querzügen in Form von breiten Bandagen proximal und distal der Fraktur möglich.

Repositionsmanöver bei Epiphysenverletzung

Eine Besonderheit stellen die kindlichen distalen Femurfrakturen mit Epiphysenbeteiligung und die Epiphysiolysen dar. Ähnlich wie bei den supra- oder supradiakondylären Frakturen besteht die Gefahr einer Verletzung des Gefäß- oder Nervenbündels. Die Reposition muß möglichst früh nach dem Unfall erfolgen, ein Dauerzug allein ist nicht ausreichend. Das Repositionsmanöver sollte in Narkose erfolgen. Vergleichsaufnahmen der gesunden Gegenseite ermöglichen eine bessere Beurteilung des Repositionsergebnisses und sollten immer vorliegen.

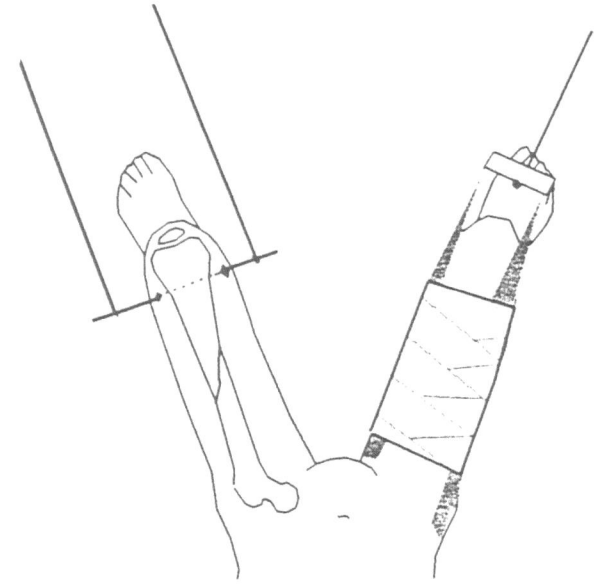

Abb. 18. Die Extension der gesunden Seite erfolgt mit einer Heftpflasterzügelextension. Die Extension darf nur über Tisch, Bügel, Schnur, Steinmann-Nagel oder Heftpflasterzug erfolgen, niemals über die Unterschenkel und damit über das Kniegelenk

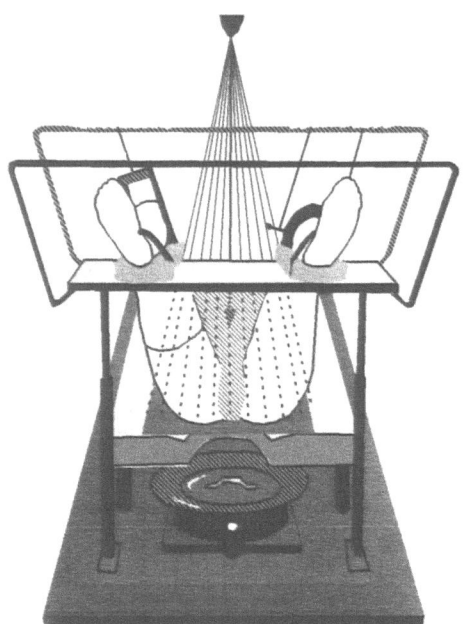

Abb. 19. Die Röntgenkontrolle erfolgt im „Weberbock". Die Reposition von Rotationsfehlern wird über die Lagerung des Unterschenkels vorgenommen

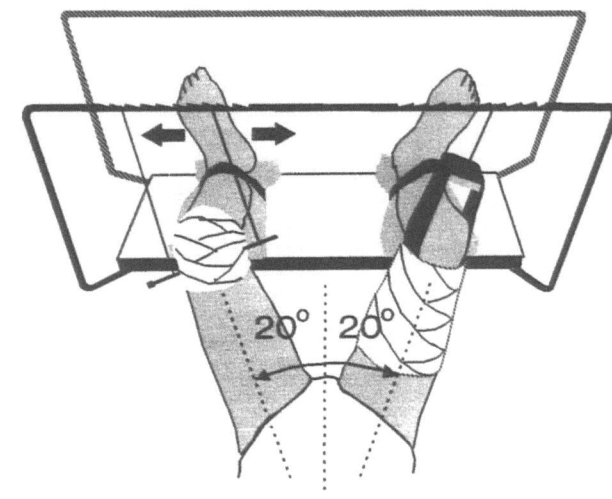

Abb. 20. Zur Korrektur des Torsionsfehlers wird der Unterschenkel bei vermehrter projizierter Antetorsion nach innen geschwenkt

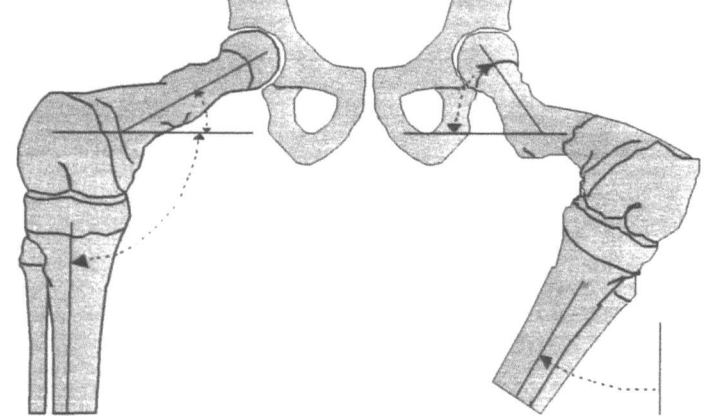

Abb. 21. Weist auf der Dunn-Aufnahme der Schenkelhals eine vermehrte projizierte Antetorsion auf, wird zur Korrektur der Unterschenkel nach innen geschwenkt

Es wird standardmäßig in 4 Schritten in folgender Korrekturfolge vorgegangen:

1. Verkürzung: Der Ausgleich der Verkürzung ist Grundvoraussetzung für die anderen Repositionsschritte und wird durch Zug- und Gegenzug erreicht (Abb. 22 a).

2. Seitenverschiebung: Die Seitenverschiebung wird durch kräftigen Daumendruck auf die Fragmentenden korrigiert (Abb. 22 b).

3. Achsenfehler in der Frontalebene: Bei Fortbestehen des Längszuges erfolgt der Ausgleich der Fehlstellung in der Frontalebene durch Abknicken des Unterschenkels gegen das Hypomochlion der suprakondylär liegenden Faust (Abb. 22 c).

4. Achsenfehler in der Sagittalebene: Bei einem Antekurvationsfehler wird unter Fortbestehen des Längszuges mit der Faust in der Kniekehle nach oben gedrückt, während die andere Hand den Unterschenkel kräftig beugt (Abb. 22 d).

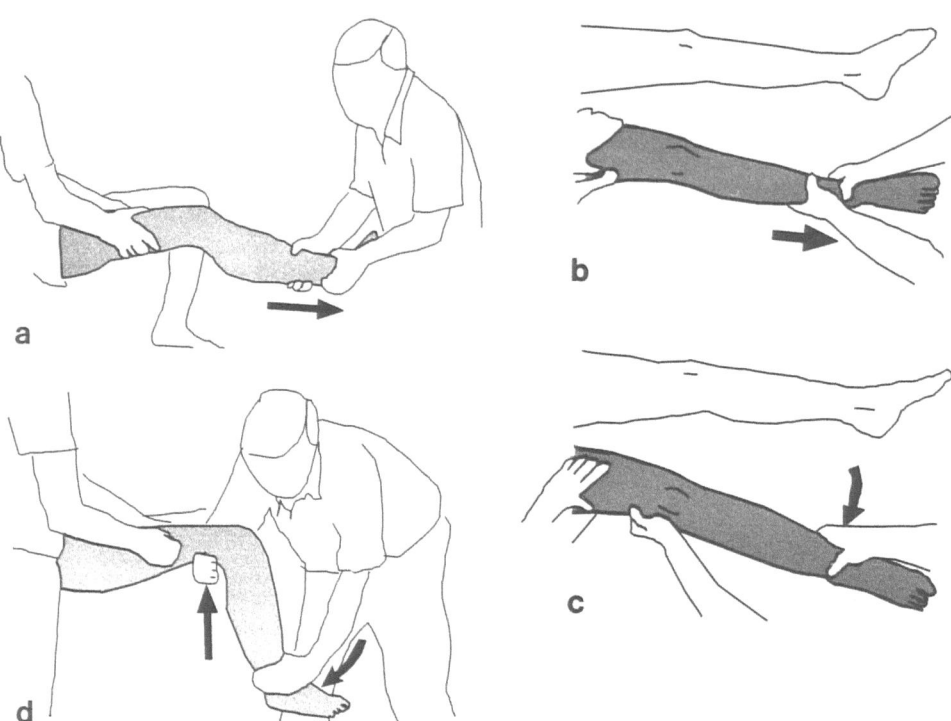

Abb. 22 a – d. Erster Repositionsschritt: Der Ausgleich der Verkürzung als Grundvoraussetzung für die anderen Repositionsmanöver wird durch Zug- und Gegenzug erreicht (a). Zweiter Schritt: Die Seitverschiebung wird durch kräftigen Daumendruck auf die Fragmentenden ausgeglichen (b). Als 3. Schritt erfolgt bei Fortbestehen des Längszuges der Ausgleich der Fehlstellung in der Frontalebene durch Abknicken des Unterschenkels gegen das Hypomochlion der suprakondylär liegenden Faust (c). Erst zuletzt werden Achsenfehler in der Sagittalebene korrigiert: Bei einem Antekurvationsfehler wird unter Fortbestehen des Längszuges mit der Faust in der Kniekehle nach oben gedrückt, während die andere Hand den Unterschenkel kräftig beugt (d)

Bei erfolgreicher Reposition kommt es gelegentlich zum fühl- und hörbaren Einschnappen der Fragmente. Bei den Aitken-I-Verletzungen handelt es sich meist um Abduktionsverletzungen. Deshalb kann eine forcierte Adduktion die Fragmente reponieren, wobei auf eine exakte Rotation zu achten ist. Ist bei eingeschlagenen Weichteilen eine geschlossene Reposition nicht möglich, wird offen vorgegangen. Das Interponat wird entfernt, die Fragmente reponiert und eine Kirschner-Drahtosteosynthese durchgeführt.

Repositionsmanöver bei kindlichen Femurschaftfrakturen und Stabilisierung mit dem Fixateur externe

Die operative Behandlung der kindlichen Schaftfraktur bleibt die Ausnahme. In diesen Ausnahmefällen setzt sich zunehmend der Fixateur externe durch. Die Reposition und Retention bei den häufig sehr instabilen subtrochantären Frakturen bereitet immer wieder Schwierigkeiten. Bewährt hat sich folgendes Vorgehen: Zunächst Einbringen einer Schanz-Schraube in das proximale Fragment. Der Handgriff wird auf der Schanz-Schraube belassen. Mit

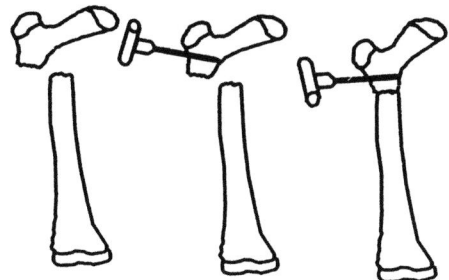

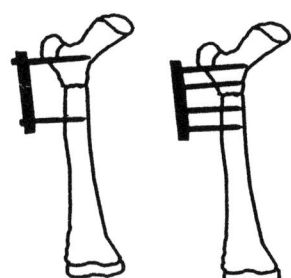

Abb. 23. Zunächst Einbringen einer Schanz-Schraube in das proximale Fragment. Mit dem für die Reposition belassenen Handgriff auf der Schanz-Schraube kann nun das instabile, dislozierte kurze proximale Schaftfragment gut gesteuert und reponiert werden. Die Schanz-Schraube wird nach Möglichkeit nach dem Einbringen der übrigen Schrauben in die Fixateurkonstruktion einbezogen.

diesem Griff kann nun das instabile, dislozierte kurze proximale Schaftfragment sehr viel leichter gesteuert und reponiert werden. Die Schanz-Schraube wird nach Einbringen der übrigen Schrauben in die Fixateur Konstruktion einbezogen (Abb. 23).

Literatur

1. Jahna H, Wittich H (1985) Konservative Methoden in der Frakturbehandlung. Urban & Schwarzenberg, Wien München Baltimore
2. Küntscher G (1962) Praxis der Marknagelung. Schattauer, Stuttgart New York
3. Maatz R, Lentz W, Arens W, Beck H (1983) Die Marknagelung und andere intramedulläre Osteosynthesen. Schattauer, Stuttgart New York
4. Müller ME, Allgöwer M, Schneider R, Willenegger H (1977) Manual der Osteosynthese. Springer, Berlin Heidelberg New York
5. Schatzker J, Tile M (1987) The rationale of operative fracture care. Springer, Berlin Heidelberg New York
6. Schauwecker F (1981) Osteosynthesepraxis. Thieme, Stuttgart New York
7. Weber BG, Brunner C, Freuler F (1979) die Frakturenbehandlung bei Kindern und Jugendlichen. Springer, Berlin Heidelberg New York

Knie und Tibiakopf

P. Lobenhoffer

Unfallchirurgische Klinik der Medizinischen Hochschule Hannover, Konstanty-Gutschow-Straße 8, D-3000 Hannover 61

Repositionstechnik bei Patellaluxationen

Die Reposition einer Patellaluxation gelingt immer ohne Anästhesie und meist ohne Analgesie durch Streckung des Beines. Gegebenenfalls kann der Patient durch ein Gespräch abgelenkt werden („Verbalanästhesie").

Nach der Reposition muß das Ausmaß der medialen Retinaculumruptur sowie die Möglichkeit von osteochondralen Abscherfragmenten abgeklärt werden. Dies gilt v. a. für die erstmalige Luxation. neben der klinischen und radiologischen Diagnostik führen wir daher bei jedem Hämarthros nach Patellaluxation eine Arthroskopie durch. Bei ausgedehnter Retinaculumruptur erfolgt eine proximale Rekonstruktion des Streckapparats nach Insall, größere osteochondrale Fragmente werden refixiert, wobei wir resorbierbare PDS-Stifte zur Fixierung benutzen. Isolierte knorplige Fragmente werden arthroskopisch entfernt. Bei kleiner Retinaculumverletzung ohne Knorpelläsion wird der Eingriff auf das Ausspülen des Hämarthros beschränkt. Eine Gipsruhigstellung ist nach Patellaluxation in keinem Fall sinnvoll.

Repositionstechnik bei Luxationen des Kniegelenks

Kniegelenkluxationen gehen mit ausgedehnten Kapselbandläsionen einher. Die Behandlungsproblematik resultiert aus der globalen Instabilität sowie insbesondere den häufigen neurovaskulären Begleitverletzungen.

Die Reposition muß als unmittelbare Notfallmaßnahme erfolgen, um die Poplitealregion zu entlasten. Unmittelbar nach der Verrenkung gelingt die Reposition meist ohne Anästhesie durch vorsichtigen axialen Zug an der Extremität. Besteht die Luxation länger, ist durch den Muskelspasmus jede Manipulation hoch schmerzhaft, und die Reposition sollte in Narkose erfolgen. Die Vorbereitungszeit muß für einen sorgfältigen klinischen Gefäß- und Nervenstatus und eine Röntgenuntersuchung benutzt werden. Die Reposition gelingt am relaxierten Patienten leicht durch manuellen axialen Zug unter Gegenhalten am Femur durch einen Assistenten. Nur in Einzelfällen sind Repositionshindernisse in Form von interponierten Kapselanteilen zu erwarten. Durch eine sorgfältige digitale und ggf. dopplersonographische Kontrolle der Fußpulse wird nach Reposition erneut nach Gefäßläsionen gefahndet. Beim geringsten Verdacht muß eine Gefäßdarstellung (digitale Subtraktionsangiographie oder Angiographie) veranlaßt werden, bei Verdacht auf Schädigung der V. poplitea auch eine Phlebographie. Die Häufigkeit von Gefäßläsionen beträgt nach Literaturangaben bis 55% [3]. Differentialdiagnostisch muß stets ein traumatisches Compartmentsyndrom bedacht werden, wobei Gefäßläsion und Compartmentsyndrom insbesondere bei Rasanztraumen auch kombiniert auftreten können. Daher muß die Indikation zur wiederholten oder kontinuierlichen Compartmentdruckmessung weit gestellt werden. Ebenso muß klinisch kurzfristig nach Zeichen einer sich entwickelnden Thrombose der V. poplitea gefahndet werden.

Die meisten Knieluxationen sind nach der Reposition hochgradig instabil, so daß ein hohes Risiko der sofortigen Reluxation besteht. Bei Dislokationen nach vorne gelingt es meist, die korrekte Gelenkstellung in einem Oberschenkelgips zu halten, sofern die Innervation der kniegelenkübergreifenden Muskulatur vermieden wird. In jedem Fall kann dies nur als kurzfristige Überbrückung bis zur operativen Revision dienen.

Bei Verrenkungen mit überwiegend hinterer Komponente ist es durch die einwirkende Schwerkraft schwierig, ein Zurücksinken der Tibia im Gips zu vermeiden. In diesen Fällen ist eine primäre operative Versorgung mit „Olekranisierung" durch einen patellotibialen Steinmann-Nagel oder die Anlage eines Fixateur externe sinnvoller [7].

Bestehen Gefäßverletzungen im Kniekehlenbereich, sollte unverzüglich eine operative Revision erfolgen. Da der Kollateralkreislauf über die Muskulatur unterschiedlich effektiv ist, kann aus der Dauer der Ischämie kein Rückschluß auf die Prognose gezogen werden. Auch bei Ischämiezeiten über 12 h bestehen noch Erhaltungschancen für Fuß und Unterschenkel, allerdings steigt die Amputationsrate steil an.

Die Wiederherstellung der Strombahn erfolgt in der Reihenfolge Vene-Arterie, nach jeder größeren gefäßchirurgischen Rekonstruktion ist mit der Ausbildung eines postischämischen Compartmentsyndroms zu rechnen und eine Fasziotomie durchzuführen. Nur bei sehr kurzer Versorgungszeit und gutem Kollateralkreislauf kann unter engmaschiger Kontrolle des Compartmentdrucks ohne Fasziotomie abgewartet werden, wobei bei Drücken ab 40 mm Hg die Spaltung durchgeführt werden muß.

Erfolgt eine gefäßchirurgische Intervention, wird das Gelenk in Repositionsstellung durch einen ventralen Monofixateur transfixiert (Abb. 1). Bandrekonstruktionen erfolgen nicht primär, lediglich die im Rahmen des Gefäßzugangs erreichbaren Läsionen (hinteres Kreuzband) sollten genäht werden. Die definitive Bandrekonstruktion wird bis zur Erholung der Weichteile aufgeschoben.

Da ein erhebliches Thromboserisiko besteht, führen wir eine intravenöse Prophylaxe mit 300 I. E. Heparin/kg KG/24 h durch.

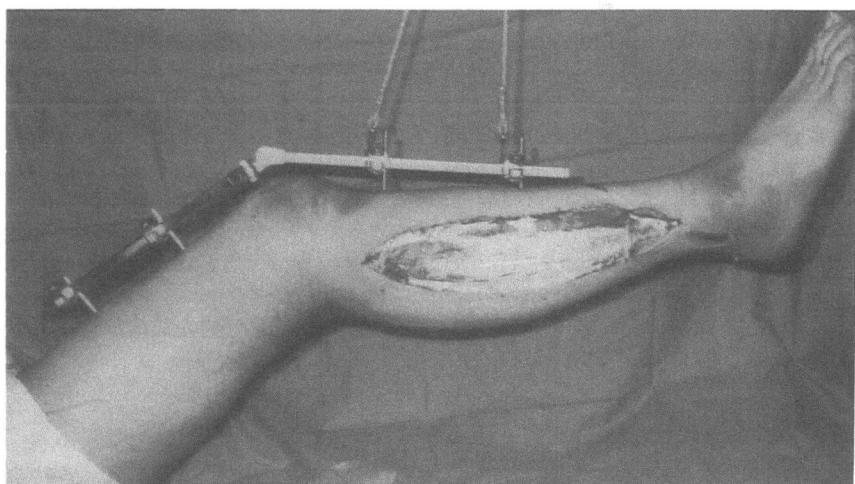

Abb. 1. Transfixation des Kniegelenks mit ventralem Monofixateur, zusätzlich laterale Dermatofasziotomie

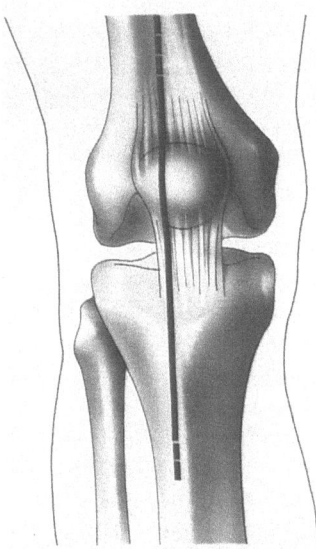

Abb. 2. Mediane Standardinzision für Eingriffe am Kniebandapparat sowie zur Osteosynthese von Tibiakopffrakturen

Die Bandrekonstruktion nach Kniegelenkluxation folgt den allgemeinen Prinzipien der Bandchirurgie. Der Zugang richtet sich nach den zu versorgenden Läsionen und ggf. vorhandenen Weichteilschäden. Auf Grund der Gefäßversorgung der Haut stellt eine lange mediane Inzision die beste Zugangsmöglichkeit dar, da auch weit dorsale Läsionen medial und lateral erreicht werden können (Abb. 2). Es muß allerdings sorgfältig darauf geachtet werden, in der Problemzone präpatellar einen fasziokutanen Lappen zu bilden, da in dieser Schicht das für die Hautdurchblutung wesentliche Gefäßnetz verläuft. Parapatellar kann die Präparation dann subkutan fortgesetzt werden. Bei präpatellarem Weichteilschaden sollte ein medialer und/oder lateraler Hockeyschlägerschnitt erfolgen. Häufig ist eine Rekonstruktion des hinteren Kreuzbandes erforderlich. Sein tibialer Ansatzbereich kann bei ausgedehnter Bandverletzung meist durch Aufklappen des Knies dargestellt werden. Andernfalls führt man eine dorsomedialen Längsinzision zwischen Adduktor-magnus-Sehne und Semimembranosusansatz in 90°-Kniebeugung durch und kerbt den Ansatz des medialen Gastrocnemius ein.

Entscheidend ist die Einhaltung einer korrekten Gelenkstellung in der postoperativen Phase bei gewährleisteter Möglichkeit der funktionellen Behandlung. Bei allen Fällen mit Beteiligung des hinteren Kreuzbandes besteht das Risiko des Dorsalsinkens des Tibiakopfes entsprechend der Schwerkraft. Wir sichern daher die korrekte Stellung zu Operationsende mittels eines patellotibialen 4-mm-Steinmann-Nagels, der 6 Wochen belassen wird und gefahrlose Bewegungsumfänge des Gelenks von 0/20/50° erlaubt (Abb. 3). Die Patienten erhalten noch in Narkose eine Knieschiene, die eine entsprechende Limitierung des Bewegungsumfangs erlaubt (Abb. 4).

Repositionstechnik bei Frakturen und Luxationen des Tibiakopfes

Therapieziel bei Tibiakopffrakturen muß heute eine volle Funktion des Kniegelenks sein. Hierzu sind *Kongruenz, Stabilität, korrekte Achsenstellung* und *intakte Weichteile* erforderlich. Das Kniegelenk weist die längsten Hebelarme des Körpers auf, die Kinematik ist

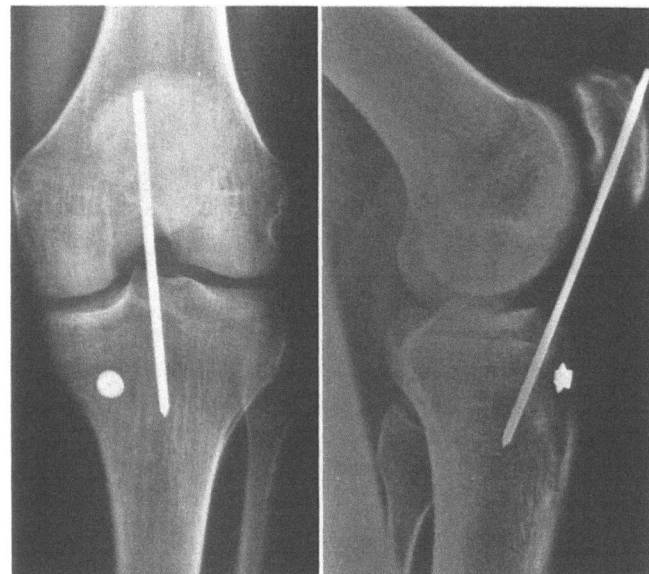

Abb. 3. Patellotibialer Steinmann-Nagel zur Sicherung der Gelenkreposition nach Knieluxation mit Läsion des hinteren Kreuzbandes

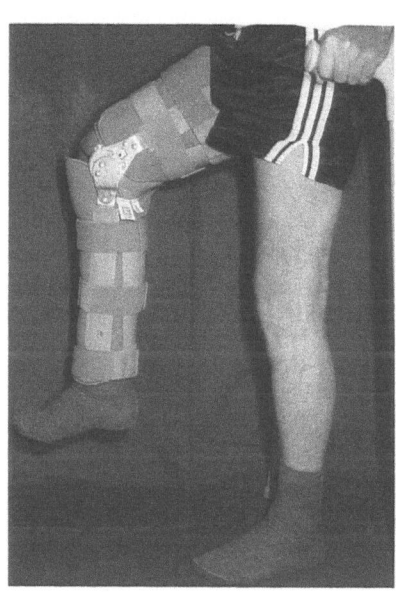

Abb. 4. Kniegelenkschiene mit limitierbarem Bewegungsumfang zur Nachbehandlung

komplex. Ungünstige Behandlungsergebnisse resultieren daher in massiven Funktionsdefiziten. Durch geschlossene Reposition kann keine exakte Rekonstruktion der Gelenkflächen erreicht werden, Bandinstabilitäten können nicht versorgt werden. Eine konsequente Immobilisierung des traumatisierten Kniegelenks kann seit Salters Experimenten [8] nicht mehr akzeptiert werden. Nur die offene Reposition und Osteosynthese erlaubt eine anatomische

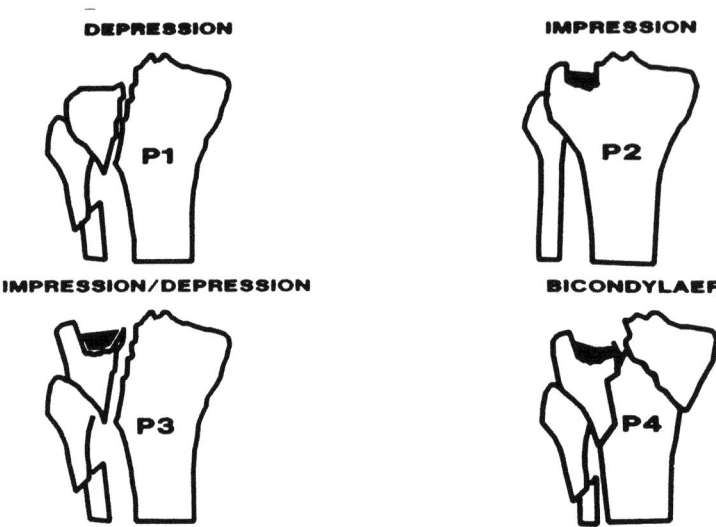

Abb. 5. Klassifikation der Plateaufrakturen (nach AO-Manual)

Rekonstruktion der Gelenkfläche, nur die stabile Osteosynthese ermöglicht eine frühfunktionelle gipsfreie Nachbehandlung. Aus diesen Gründen tritt die geschlossene Reposition von dislozierten und instabilen intraartikulären Tibiafrakturen zunehmend in den Hintergrund.

Diagnostik

Die klinische Untersuchung gibt durch schonende Bandprüfung Aufschluß über Bandinstabilitäten. Der Weichteilschaden, ein etwaiges Compartmentsyndrom und neurovaskuläre Schäden werden zunächst klinisch abgeklärt. Die Röntgendiagnostik umfaßt Aufnahmen in 2 Ebenen, Schrägaufnahmen sowie Tomographien. Bei komplexen Frakturen kann weitere Information aus CT- oder NMR-Untersuchungen gewonnen werden.

Klassifikation

Eine wesentliche Hilfe stellt ein therapeutisch relevantes Klassifikationssystem dar. Wir unterscheiden 2 Hauptgruppen: *Plateaufrakturen* und *Luxationsfrakturen*.

Bei Plateaufrakturen steht pathomorphologisch die Inkongruenz der Gelenkfläche im Vordergrund. Die Untergruppierung erfolgt nach der Klassifikation der AO [6] (Abb. 5).

Luxationsfrakturen bedingen eine ligamentär-ossäre Instabilität, resultieren aus einem Verrenkungsmechanismus und weisen einen hohen Anteil von ligamentären und neurovaskulären Begleitverletzungen auf. Sie wurden erstmals von T. M. Moore [5] beschrieben. Die wesentlichen 3 Typen sind der *Spaltbruch*, der Bruch des *kompletten Kondylus* sowie der *Vierteilbruch*.

Der Spaltbruch tritt nur auf der Medialseite auf, entspricht einem dorsomedialem Plateauabbruch, ist hochgradig instabil und disloziert bei Beugung nach kaudal. Eine konservative Behandlung ist daher nicht erfolgversprechend (Abb. 6 a).

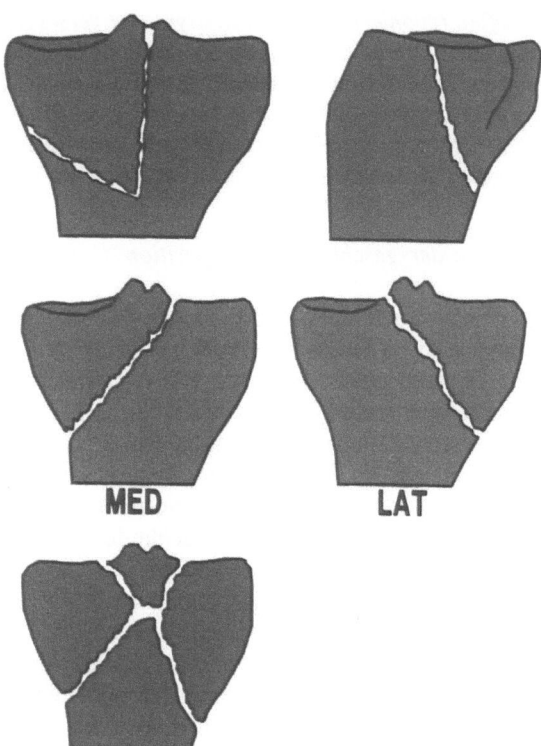

Abb. 6 a – c. Die wesentlichen Luxationsfrakturen des Tibiakopfes. **a** Medialer Spaltbruch, **b** Bruch des gesamten Kondylus, **c** Vierteilbruch

Der Bruch des kompletten Kondylus unterscheidet sich von der monokondylären Plateaufraktur durch die Beteiligung der Eminentia. Diese kann am Fragment verbleiben oder separat ausbrechen. Zieht die Fraktur unter der Eminentia ins kontralaterale Kompartiment, ist stets mit einer Kreuzbandläsion zu rechnen. Die Fraktur entsteht medial wie lateral, ist sie verschoben, disloziert das Femur mit dem Fragment. Dies ist eine Ursache der bei dieser Frakturform häufigen Nerven- und Gefäßschäden (Abb. 6 b).

Beim Vierteilbruch ist zusätzlich zur Fraktur beider Kondylen die Eminentia ausgebrochen und von Schaft und Kondylen getrennt. Zusätzliche Abrisse des Fibulaköpfchens sind häufig, auch diese Frakturen weisen in signifikanter Häufigkeit neurovaskuläre Komplikationen auf (Abb. 6 c).

Indikationen

Die klinische Diagnostik sowie die Einordnung in eine der Frakturgruppen erlaubt eine korrekte Indikationsstellung:

Konservativ ohne Reposition werden stabile unverschobene Frakturen behandelt. Das Kniegelenk wird sofort mittels Bewegungsschiene mobilisiert, ggf. kann nach Erreichen eines ausreichenden Bewegungsumfangs ein Gips angelegt werden.

Konservativ mit Reposition werden bikondyläre und Vierteilfrakturen behandelt, die nicht operiert werden können (Patientenalter, Weichteile).

Hier wird eine Kalkaneusextension angelegt und das Kniegelenk in Extension mittels Motor- oder Frankfurter Schiene frühzeitig bewegt.

Offen reponiert und mit Osteosynthese versorgt werden alle relevanten Impressionen der Plateaus sowie alle Luxationsfrakturen mit Bandinstabilität und Fragmentdislokation.

Eine Sondergruppe stellen die Frakturen mit schwerem Weichteilschaden, Compartmentsyndrom und/oder Gefäßverletzungen dar. Hier kann ein zweizeitiges Vorgehen erforderlich sein: Grobreposition und externe unilaterale Gelenkstransfixation im Rahmen der Erstversorgung, Osteosynthese erst nach Abheilen der Weichteile.

Technik der geschlossenen Reposition

Als Erstversorgung einer dislozierten Tibiakopffraktur muß nach Kontrolle der Weichteilsituation sowie der Sensomotorik unverzüglich eine Reposition erfolgen. Es handelt sich um eine Grobreposition, die Druck von den Weichteilen nehmen soll und Gefäß- und Nervenkompression vermeidet. Wir führen diese Maßnahmen daher i. allg. lediglich unter Analgetikamedikation bzw. Lokalanästhesie für die Extension durch.

Es wird ein *Extensionsgips* angelegt: Nach Schlagen einer Fersenbeinextension wird zunächst ein Zug von ca. 10 kg in Längsrichtung des Beines ausgeübt. Das Bein muß am distalen Oberschenkel durch Bindenschlaufe oder manuell gehalten sein. Bei *unikondylären Frakturen* kommt es darunter häufig bereits zur Ausrichtung der Fragmente. Ansonsten kann durch Veränderung der Zugrichtung zum nicht verletzten Compartiment hin zunächst Platz geschaffen werden und dann das Fragment durch manuellen Druck reponiert werden (Abb. 7 a, b). Durch Zug in Extension oder Hyperextension können dorsal abgesunkene Fragmente reponiert werden. Bei dislozierten bikondylären Frakturen kann durch manuelles Modellieren eine Einpassung größerer dislozierter Fragmente erreicht werden (Abb. 8). Gewaltsame Manöver sind in Anbetracht des möglichen Weichteilschadens zu vermeiden. Es wird nun ein Oberschenkelgips in korrekter Achsen- und Rotationsstellung angelegt. Dabei kommt dem klinischen Blick größere Bedeutung zu als der Bildwandlerkontrolle. Die Extension wird mit 10% des Körpergewichts belastet. Röntgenkontrollen nach Gipsanlage sind selbst-

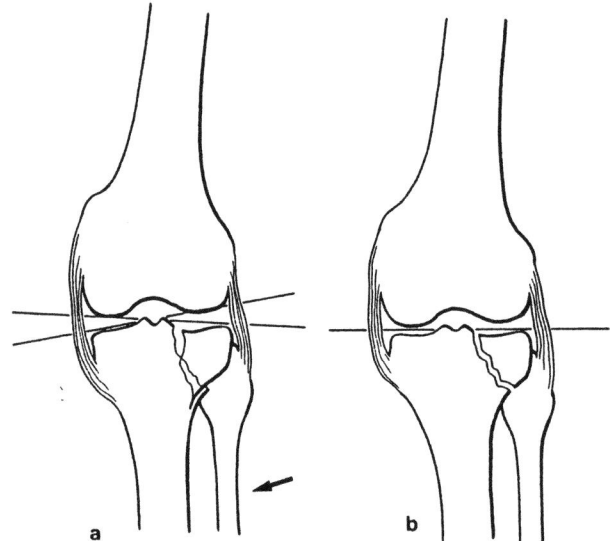

Abb. 7 a, b. Geschlossene Reposition einer unikondylären Tibiakopffraktur durch Zug zum unverletzten Kompartiment hin

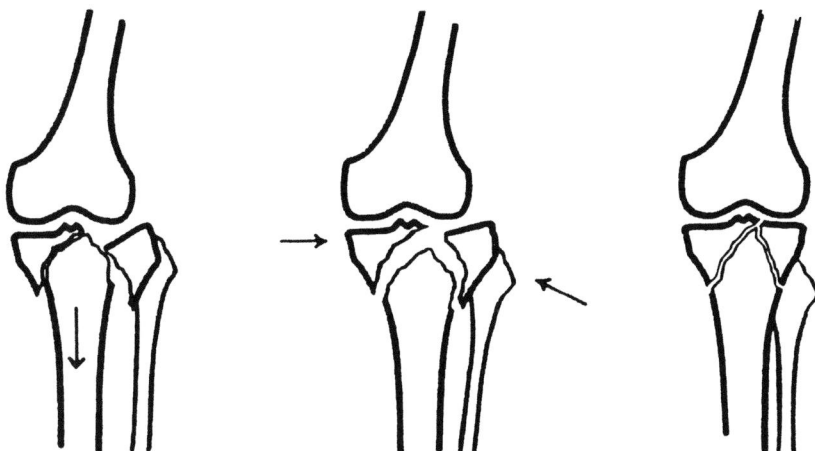

Abb. 8. Reposition einer bikondylären Tibiakopffraktur durch Extension

verständlich. Bei nicht dislozierten Tibiakopffrakturen, die zur konservativen Behandlung vorgesehen sind, sollte eine frühfunktionelle Behandlung durchgeführt werden. Das Bein wird nach Anlage der Kalkaneusextension auf eine Frankfurter, besser eine Motorschiene gelagert, Achsenfehler werden durch die Extensionsrichtung beeinflußt. Unter Dauerzug und kontinuierlicher Bewegung kommt es i. allg. zu einer Adaptation der Fragmente (Abb. 9).

Die *Transfixation* erfolgt mittels ventraler unilateraler Montage, wobei dieses Verfahren zur Weichteilpflege enorme Vorteile aufweist (s. Abb. 1).

Auch hier führen wir eine intravenöse Thromboseprophylaxe mit Heparin durch, bei geplanter konservativer Ausbehandlung der Fraktur kann eine Marcumarisierung angeschlossen werden.

Technik der offenen Reposition

Es sollten nur ausgedehnte Längsinzisionen zur Anwendung kommen, wobei bei Versorgung beider Plateaus ein medianer, ansonsten ein anteromedialer bzw. anterolateraler Zugang erfolgt [8].

Lateral wird die Faszieninzision zwischen Tractus iliotibialis und iliotibialem Band durchgeführt und anterolateral in die Unterschenkelfascie fortgesetzt. Die Tractusinsertion wird mit einer Knochenschuppe abgelöst und der gesamte Lappen en bloc nach dorsal gehalten. Medial erfolgt eine parapatelläre Arthrotomie. Die Plateaus werden durch Querinzision des Lig. meniskotibiale und Anheben des Meniskus dargestellt (Abb. 10).

Die exakte Reposition distal dislozierter dorsaler Luxationskeile insbesondere medial (Spaltbrüche) kann erhebliche Probleme bereiten. Größere dorsomediale Fragmente müssen unbedingt dargestellt werden. Hierzu hat sich folgender Zugang bewährt: Ablösung des Pes anserinus, quere Durchtrennung des oberflächlichen Innenbandes in Höhe des Gelenkspalts, dorsomediale Längsinzision im hinteren Schrägband. Es entsteht eine H-förmige Inzision, die einen weiten Einblick auf den dorsomedialen Tibiakopf erlaubt. Alle Strukturen können problemlos rekonstruiert werden, ohne diese Maßnahme ist häufig keine ausreichende Sicht

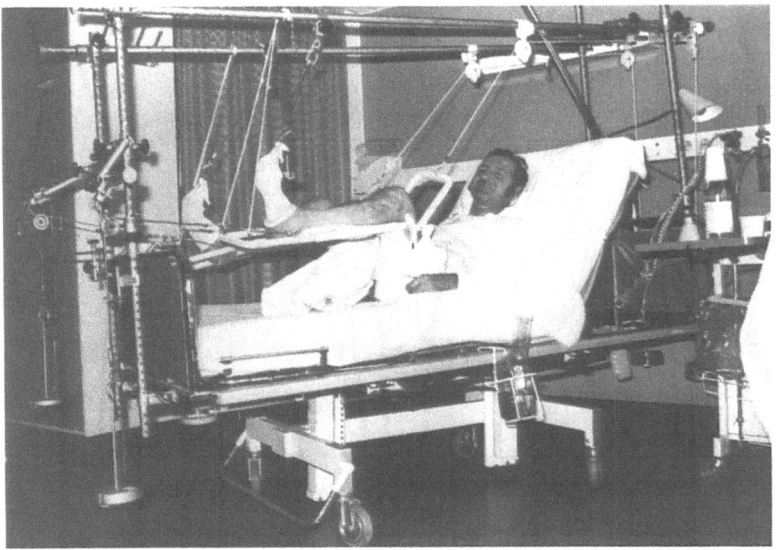

Abb. 9. Funktionelle Behandlung beidseitiger Tibiakopffrakturen mittels Kalkaneusextension und Frankfurter Schiene

auf das Fragment zu erreichen. Die dorsalen Fragmente dislozieren i. allg. in Flexion, so daß sich in Extension eine Reposition erreichen läßt. Die Anwendung von Gelenkdistraktion durch den AO-Femurdistraktor oder einen auf Distraktion gestellten Monofixateur kann gleichfalls die Reposition erleichtern.

Um Weichteilprobleme zu vermeiden, sollten möglichst Kleinfragmentschrauben sowie eine klein dimensionierte Antigleitplatte (Drittelrohrplatte) zur Fixierung dieser Fragmente benutzt werden.

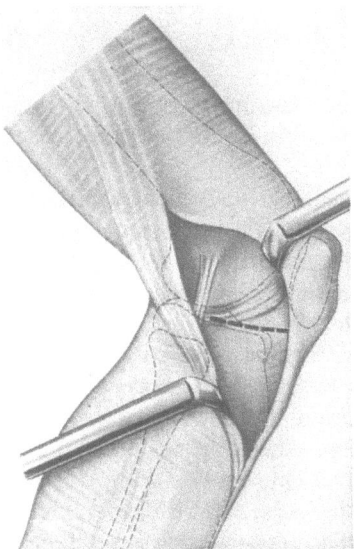

Abb. 10. Lateraler Zugang zum Tibiakopf durch subperiostales Ablösen des Tractus iliotibialis und quere Inzision des Lig. meniscotibiale

Nur eine genaue Kenntnis der Anatomie des Tibiakopfes erlaubt die korrekte Hebung von Imprimaten. Verbleibt eine Plateauabsenkung, resultiert eine progrediente Achsenfehlstellung. Die konvexe Form der lateralen Plateaufläche bzw. die konkave Form der medialen Fläche muß bedacht werden. Eine intraoperative Röntgenaufnahme vor der endgültigen Osteosynthese ist zu empfehlen. Die spongiösen Defekte bei Plateauimpressionen erfordert ausgedehnte Spongiosaplastiken, die durch die Fraktur oder durch ein kaudal angelegtes Fenster erfolgen. Es sollte daran gedacht werden, Bandnähte vor Durchführung der Osteosynthese vorzulegen, da nach knöcherner Stabilisierung der Zugang erschwert sein kann.

Die Osteosynthese wird mit 6.5-mm-Spongiosaschrauben durchgeführt. Ist abzusehen, daß die Schraubenosteosynthese keine ausreichende Stabilität erbringt, wird eine exakt anmodellierte L- oder T-Platte vorzugsweise lateral angelegt. Doppelplattenosteosynthesen führen häufig zu Weichteilproblemen, es sollte daher zumindest ein Implantat klein dimensioniert sein (Kleinfragmentset).

Reposition bei kindlichen Tibiakopffrakturen

Epiphyseolysen und Aitken-I-Frakturen

Epiphyseolysen und Aitken-I-Frakturen des Tibiakopfs sind prinzipiell gutartig. Es wird eine geschlossene Reposition in Narkose durchgeführt. Im allgemeinen kann die Stellung dann im Oberschenkelgips gehalten werden. In den seltenen Fällen einer hochgradigen Instabilität nach Reposition verspicken wir die Fraktur oder Lyse geschlossen und legen dann einen Gips an. Damit kann eine stationäre Extensionsbehandlung umgangen werden.

Die Reposition erfolgt in Narkose durch Längszug mit Korrektur der seitlichen Knickung. Eine Rekurvation kann durch den in die Kniekehle als Widerlager eingeführten Unterarm beseitigt werden.

Beim Jugendlichen kurz vor Wachstumsabschluß muß eine exakte Reposition gefordert werden, da die Korrekturpotenz der Fuge minimal ist. Daher sind offene Einrichtung und Verschraubung günstiger.

Aitken-II- und Aitken-III-Frakturen

Die seltenen Aitken-II- und -III-Frakturen müssen bei jeder Dislokation offen reponiert und verspickt und/oder parallel zur Fuge verschraubt werden, da andernfalls mit einem gravierenden Achsenfehler zu rechnen ist.

Bei fraglicher Dislokation kann eine Arthroskopie durchgeführt werden, um die Gelenkstufe zu beurteilen und ggf. auch eine geschlossene Reposition unter Sicht zu ermöglichen.

Ausrisse der Tuberositas tibiae

Ausrisse der Tuberositas tibiae sind auf Grund der zusammenhängenden Apophyse bzw. Epiphyse der Tibia Wachstumsfugenverletzungen. Sie sind instabil und müssen daher offen reponiert werden, da bei Fehlheilung das Risiko der partiellen Epiphyseodese mit konsekutivem Genu recurvatum besteht. Die Fixierung erfolgt beim Adolszenten mittels Schrauben, beim Kind durch eine Zuggurtung.

Metaphysäre Tibiafraktur

Ein Problem kann die Behandlung der proximalen metaphysären Tibiafraktur darstellen. Bei Valgusknickformen und klaffender medialer Kortikalis besteht ein hohes Risiko für ein progredientes Valgusfehlwachstum. Die Ursache hierfür ist immer noch umstritten, wobei die Interposition des Periosts und des Pes anserinus im Frakturspalt sowie die ungenaue Reposition mit fehlender medialer Einstauchung verantwortlich gemacht werden [1, 10]. Im eigenen Vorgehen haben wir in allen Fällen mit nicht idealer medialer Einstauchung die Fraktur freigelegt und nach genauer Reposition im Gips weiterbehandelt.

Reposition von Eminentiaausrissen

Die weitaus häufigste Bandverletzung des Kniegelenks im Kindesalter ist der knöcherne Ausriß des vorderen Kreuzbandes aus der Eminentia. Diese Ausrißfrakturen werden nach Meyers u. McKeever [4] eingeteilt in spaltförmige Anhebungen (Typ I), schnabelförmige Anhebungen (Typ II), vollständigen Anhebungen (Typ III) und verdrehten vollständigen Anhebungen (Typ III a). Eine geschlossene Reposition gelingt i. allg. bei Typ II und III, wobei das Gelenk in Narkose überstreckt wird. Dabei reponiert der Druck der Oberschenkelkondylen, die mit den äußeren Flächen der Eminentia artikulieren, das Fragment und fixiert es. Das Gelenk muß daher in Streckstellung im Gips fixiert werden.

Gelingt diese Reposition nicht oder liegt ein Typ III a vor, sollte eine offene Reposition erfolgen. Die Fixierung kann durch transossäre Naht, Verspickung oder Verschraubung erfolgen. Eine transepiphysär eingebrachte Schraube sollte wegen der Gefahr einer Wachstumsstörung nach 6 Wochen wieder entfernt werden.

Bei den operativen Verfahren wird die transarthroskopische Reposition und perkutane Verspickung in Zukunft sicher an Bedeutung gewinnen, da hier das Operationstrauma deutlich reduziert werden kann [2].

Literatur

1. Laer L v (1986) Frakturen und Luxationen im Wachstumsalter. Thieme, Stuttgart New York
2. Lais E, Hertel P, Gondarzi AM (1987) Die arthroskopische Versorgung der dislozierten Ausrisse der Eminentia intercondylica bei Kindern und Jugendlichen. Unfallchirurg 90: 471 – 477
3. Meyers MH, Harvey JP, jr (1971) Traumatic dislocation of the knee joint: a study of eighteen cases. J Bone Joint Surg [Am] 53: 16
4. Meyers MH, McKeever FM (1970) Fracture of the intercondylar eminence of the tibia. J Bone Joint Surg [Am] 52: 1677 – 1684
5. Moore TM (1981) Fracture-dislocation of the knee. Clin Orthop 156: 128 – 140
6. Müller ME, Allgöwer M, Schneider R, Willenegger H (1979) Manual of internal fixation. Springer, Berlin Heidelberg New York
7. Müller W (1985) Transpatellar pin splinting. 4. Kongress, Internationale Gesellschaft des Knies, Salzburg, Österreich
8. Salter RB, Field P (1960) The effects of continuous compression on living articular cartilage. J Bone Joint Surg [Am] 42: 31
9. Tscherne H, Lobenhoffer P, Russe O (1984) Proximale intraartikuläre Tibiafrakturen. Unfallheilkunde, 87: 277 – 289
10. Weber BG, Brunner C, Freuler F (1978) Die Frakturbehandlung bei Kindern und Jugendlichen. Springer, Berlin Heidelberg New York

Tibia

M. Fellinger, J. Passler und W. Seggl

Chirurgische Univ. Klinik Graz, Dept. f. Unfallchirurgie, Auenbruggerplatz, A-8036 Graz

Das Ziel jeder Knochenbruchbehandlung ist die möglichst frühzeitige Wiederherstellung der Funktionalität verletzter Extremitäten. Prinzipiell gliedert sich die Frakturbehandlung einerseits in die Reposition der Fragmente und andererseits in die Retention des einmal erzielten Repositionsergebnisses. Nach zur Aufrechterhaltung des Repositionsergebnisses gewähltem Verfahren – sei es konservativer oder operativer Natur – richtet sich auch die zur Anwendung gelangende Repositionstechnik, wobei auch bei der operativen Knochenbruchbehandlung, sei es mit dem Marknagel, sei es mit dem Fixateur externe, gedeckte Repositionsmanöver und Techniken zur Anwendung gelangen.

Ändern sich auch im Laufe der Zeit die bevorzugten Behandlungsmethoden, steht doch am Beginn jeder Knochenbruchbehandlung die Reposition, wobei wir an der Tibia eine möglichst exakte Reposition anstreben, da grobe Achsenfehlstellungen an der unteren Extremität sich unweigerlich auf die Gesamtstatik des Beines auswirken (Abb. 1 und 2).

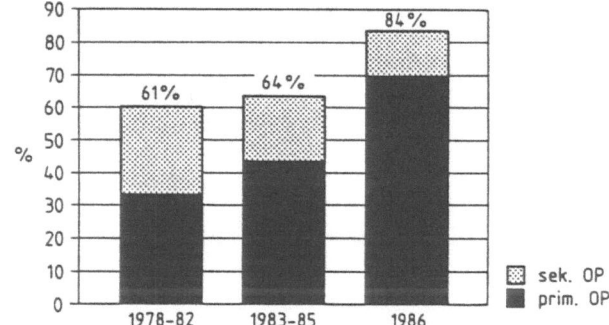

Abb. 1. Versorgung von Unterschenkelfrakturen an der chirurgischen Universitätsklinik Graz 1978 – 1986

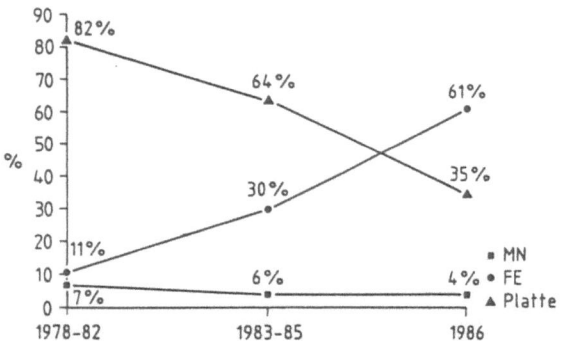

Abb. 2. Verfahrenswahl zur operativen Versorgung. MN = Marknagel, FE = Fixateur externe

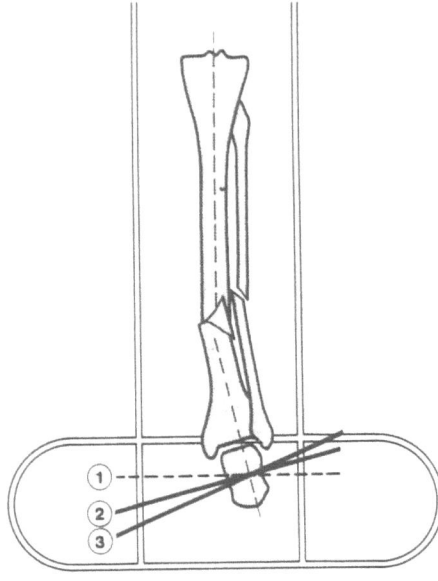

Abb. 3. Fersenbeinextension durch schräge Steinmann-Nagellage. *1* Falsche Lage, *2* gute Lage, *3* Überkorrektur (gegen Valgustendenz). (Aus [2])

Gedeckte Repositionstechniken

Sind aufgrund des Frakturtyps und des eingeschlagenen Behandlungswegs bei größerer Fragmentdislokation gedeckte Repositionsmanöver notwendig, wird eine Fersenbein-Steinmann-Nagelextension in typischer Weise geschlagen, wobei je nach Dislokations- und Fehlstellungstendenz auch schräge Nagellagen gewählt werden können (Abb. 3 und 4). Man versucht nun durch Zug am Extensionsbügel die Verkürzung der Fraktur auszugleichen und

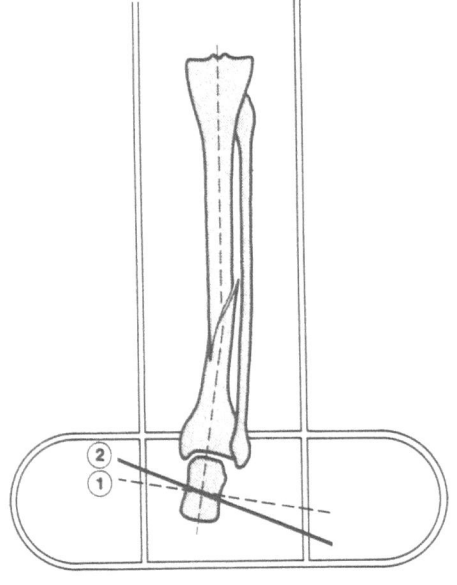

Abb. 4. Fersenbeinextension durch schräge Steinmann-Nagelung. *1* Korrekte Lage, *2* Überkorrektur (gegen Varustendenz). (Aus [2])

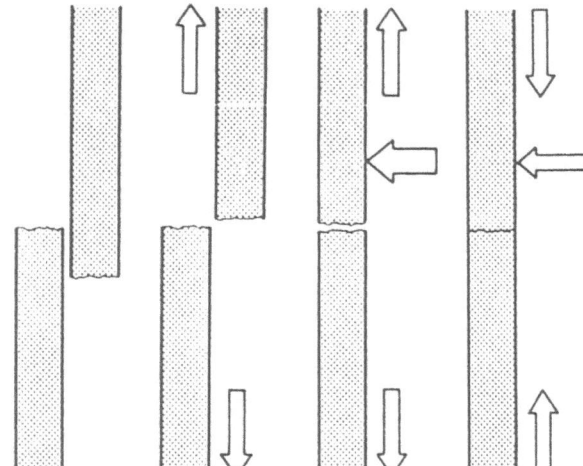

Abb. 5. Reposition durch Zug und Gegenzug sowie seitlicher manueller Druck. (Nach [2])

unter Bildwandlersicht manuell durch Druck auf die Fragmente den Bruch zu reponieren. Gelingt dies, so läßt man den Zug nach und bringt so die Frakturenden zum Einrasten (Abb. 5).

Unter Umständen ist es bei instabilen Bruchformen besser, eine Seitenverschiebung etwa um Kortikalisbreite zu belassen. Die dadurch erzielte minimale Verkürzung erbringt oft wesentlich stabilere Repositionsergebnisse. Behindern Knochenzacken die Reposition, kann durch Abknicken des peripheren Bruchfragmentes mit dadurch erreichter Entlastung der Weichteile eine Reposition der Bruchfragmente ohne übermäßige Distraktion erzielt werden (Abb. 6).

Desgleichen kann das Umführen eines Fragmentendes um die störende Knochenzacke bei nur geringem Extensionszug das Einrasten der Fragmente bewerkstelligen (Abb. 7).

Kamen die geschlossenen Repositionstechniken früher vorwiegend bei der konservativen Behandlung von Frakturen zur Anwendung, so sind sie heute auch Bestandteil einer operativen Knochenbruchbehandlung bei einer gedeckten Frakturstabilisierung mittels Marknagel oder Fixateur externe, wobei lediglich die Methoden der Retention des Repositionsergebnisses verschieden sind.

Die Verwendung eines Extensionstisches dient einerseits zur Erleichterung der Reposition, wobei die bereits erwähnten Repositionstechniken zur Anwendung gelangen können,

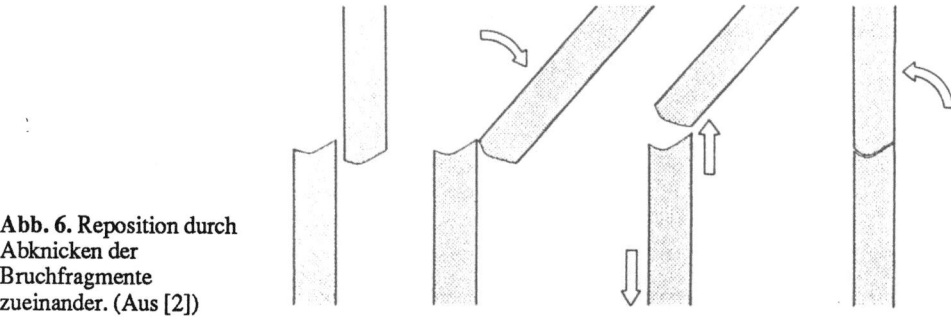

Abb. 6. Reposition durch Abknicken der Bruchfragmente zueinander. (Aus [2])

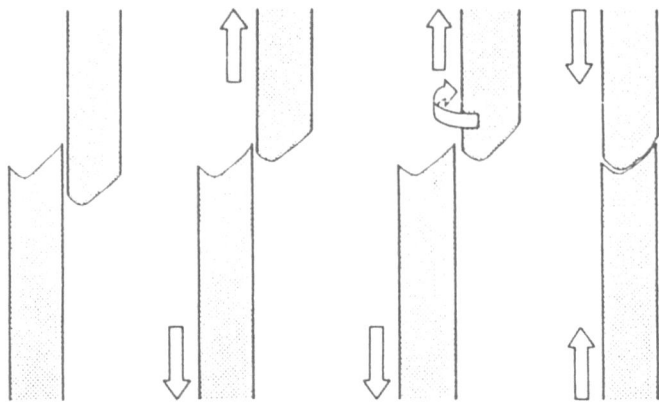

Abb. 7. Reposition durch Umführen der Hauptfragmente um ein Repositionshindernis. (Aus [2])

andererseits ist sie Voraussetzung zur Anwendung bestimmter Osteosyntheseverfahren, wie der gedeckten Marknagelung oder der Frakturstabilisierung mittels Fixateur externe.

Dabei können Teile des Instrumentariums – etwa der an der Spitze leicht aufgebogene Bohrdorn – oder Teile des Implantats wirkungsvoll als Repositionshilfen eingesetzt werden. Mit den in die Tibia eingebrachten Schanz-Schrauben kann das Dirigieren der Fragmente bei der Reposition unterstützt werden, nach Aufsetzen der Trägerstange kann mit einfachen Hilfsmitteln eine Distraktion und damit ein achsengerechtes Ausrichten der Frakturfragmente erreicht werden. Die Verwendung von intramedullären Kraftträgern oder Fixateur-externe-Systemen leitet zu den offenen Repositionstechniken über, wo durch einen limitierten Zugang lediglich die Reposition der Fragmente vorgenommen wird, die Retention des erzielten Repositionsergebnisses jedoch von „frakturfern" eingebrachten Implantaten, etwa Marknagel oder Fixateur externe, übernommen wird. Desgleichen stellen bei offenen Frakturen die Weichteilwunden in Frakturhöhe bereits präformierte, „limitierte" Zugangswege zur Frakturzone dar.

Die bereits beschriebenen Repositionsmanöver können somit unter direkter Sicht ausgeführt werden und durch den Einsatz von Instrumenten wirkungsvoll unterstützt werden. An der Tibia sollten zur Schonung des Periostmantels vorzugsweise nur punktförmige Knochenhaltezangen zur Anwendung gelangen. Durch Rotationsbewegungen bei unter Spannung gehaltenen, jedoch geöffneten Branchen können Frakturfragmente gut dirigiert werden. Mit dem Raspatorium lassen sich Bruchflächen durch Hebeln ohne Anwendung einer wesentlichen Distraktion aufeinanderstellen, falls Knochenzacken das Einrasten der Fragmentenden behindern.

Das temporäre Halten des Repositionsergebnisses bis zur Stabilisierung mittels eingebrachtem Implantat läßt sich im Regelfall durch die Verwendung von punktförmigen Haltezangen bewerkstelligen (Abb. 8).

Finden diese nur unzureichend Halt, ist die temporäre Schienung und Fixation der Fragmentenden mittels angelegter Platte eine gängige Methode. Läßt sich eine Fraktur bei geplanter Stabilisierung mittels Fixateur-externe-Systemen wegen Trümmer- oder Defektzonen nicht ausreichend reponieren und kann das Repositionsergebnis nur unbefriedigend aufrecht erhalten werden, kann auch eine temporär angelegte Zugschraube das Halten der Fragmente in ausreichender Repositionsstellung übernehmen (Abb. 9).

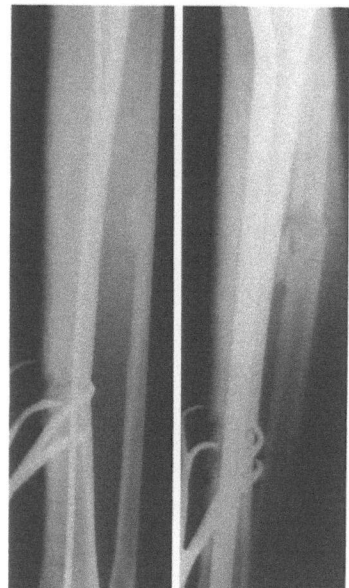

Abb. 8. Offene Marknagelung. Temporäres Halten des Repositionsergebnisses durch punktförmige Haltezangen nach limitiertem Standardzugang bis zum Einbringen des Implantates

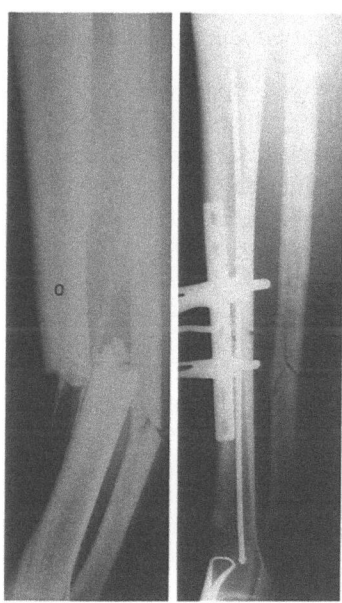

Abb. 9. Aufrechterhalten des Repositionsergebnisses mittels temporär angelegter Platte und Fixation mit Haltezangen bei offener Tibiamarknagelung

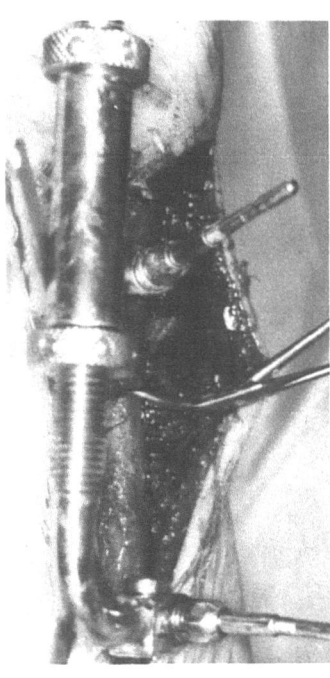

Abb. 10. Verwendung eines Distraktors zum Ausgleich von Verkürzungen bei operativer Versorgung von Unterschenkelfrakturen

Offene Repositionstechniken

Ist eine offene operative Stabilisierung einer nicht mehr frischen oder bereits veralteten Fraktur mittels Plattenosteosynthese geplant, kann das Ausgleichen einer eingetretenen Verkürzung Schwierigkeiten verursachen. Die Anwendung eines Distraktors kann in diesen Fällen wertvolle Dienste leisten. Nach Herstellung korrekter Längenverhältnisse, die durch den Distraktor aufrecht erhalten werden, kann die Osteosynthese in aller Ruhe durchgeführt werden (Abb. 10).

Frakturen, die sich zwar hinlänglich reponieren, deren Repositionsergebnisse sich jedoch durch den Einsatz von Faß- und Haltezangen nur ungenügend oder überhaupt nicht halten lassen, lassen sich mit gutem Erfolg oft direkt an die Platte reponieren (Abb. 11). Zu diesem Zweck wird die Platte nach vorhergehendem Anpassen an das Plattenlager und unter Einhaltung der notwendigen Vorspannung zunächst an einem Hauptfragment fixiert. Danach wird das andere Fragmentende an das freie Plattenende herangeführt, wo es nun mittels Haltezangen leicht temporär fixiert werden kann (Abb. 12). Durch die nach den Richtlinien der AO vervollständigte Osteosynthese wird einerseits eine verbleibende Fehlstellung korrigiert und andererseits die notwendige interfragmentäre Kompression aufgebaut (Abb. 13).

Unabhängig von dem zur Knochenbruchbehandlung gewählten Verfahren steht die Reposition der Bruchfragmente am Anfang jedes eingeschlagenen Behandlungsweges und beeinflußt daher nachhaltig das Behandlungsergebnis. Zur raschen Wiederherstellung verletzter Extremitäten ist eine möglichst anatomische Reposition anzustreben, in Abhängigkeit von eingeschlagenem Behandlungsweg oder auch der Gesamtsituation jedoch nicht immer unbedingte Voraussetzung zum Erzielen befriedigender Resultate, doch sollten Achsenfehlstellungen und Rotationsfehler wegen negativer Auswirkungen auf benachbarte Gelenke und die Gesamtstatik des Beines vermieden werden.

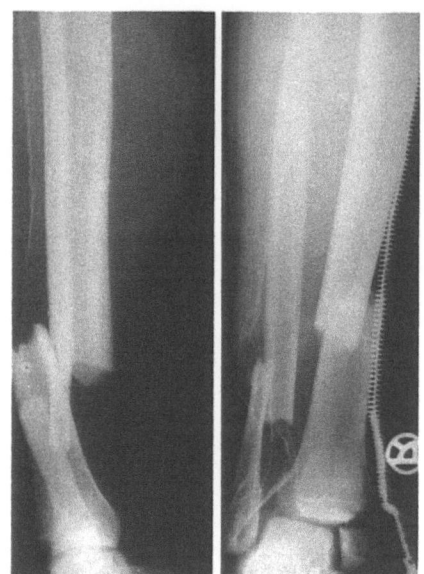

Abb. 11. Distale Unterschenkelschaftfraktur mit bimalleolärem Verrenkungsbruch des OSG Typ C

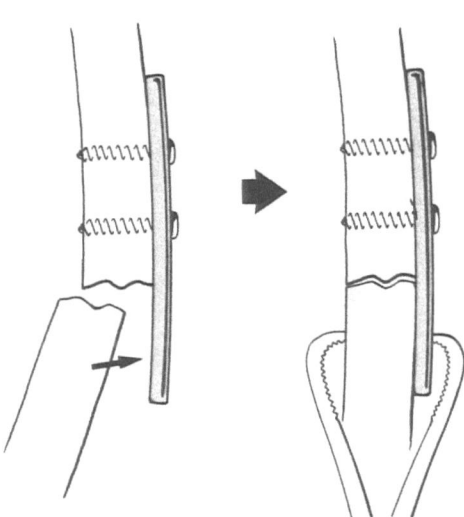

Abb. 12. Direkte Reposition der Bruchenden an die Platte. (Aus [3])

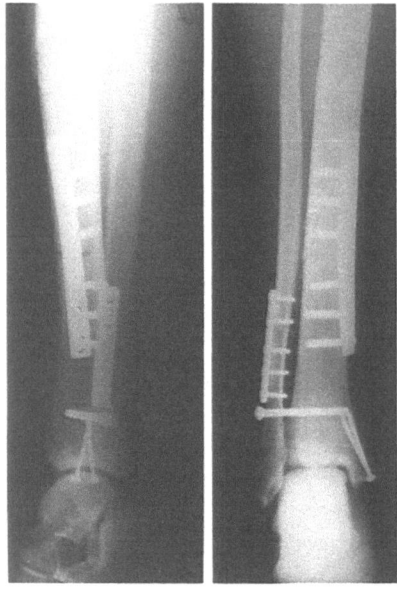

Abb. 13. Zustand nach Verplattung der Tibia (schmale DCP) sowie Versorgung des Verrenkungsbruchs (an der Fibula Drittelrohrplatte, Verschraubung des Innenknöchels und suprasyndesmaler Stellschraube)

Literatur

1. Böhler L (1977) Die Technik der Knochenbruchbehandlung, 12./13. Aufl. Maudrich, Wien
2. Jahna H, Wittich H (1986) Konservative Methoden in der Frakturbehandlung. Urban & Schwarzenberg, München Wien Baltimore
3. Müller ME, Allgöwer M, Schneider R, Willenegger H (1977) Manual der Osteosynthese. Springer, Berlin Heidelberg New York

Oberes Sprunggelenk

H. Zwipp und E. Scola

Unfallchirurgische Klinik der Medizinischen Hochschule Hannover Konstanty-Gutschow-Straße 8
D-3000 Hannover 61

Die historische Entwicklung in der Knöchelbruchbehandlung weist 5 Perioden auf, die sich teilweise überschneiden, aber nach B. G. Weber [9] gut unterscheiden lassen:
   Eine klinische, eine experimentelle, eine röntgenologisch-klinische, eine konservativ-genetische und eine operative Periode.
   Dem wichtigsten Vertreter der klinischen Periode, Hippokrates (etwa 400 Jahre v. Chr.) war bereits bekannt, daß eine Verrenkung des Fußes gegenüber dem Unterschenkel mit Abbrüchen der Knöchel verbunden ist.
   In der experimentellen Periode erzeugte Dupuytren (1819) an Sprunggelenken von Leichen als erster Luxationsfrakturen des oberen Sprunggelenks.
   In der folgenden röntgenologisch-klinischen und konservativ-genetischen Periode ist neben vielen anderen Lauge Hansen [6] einer der wichtigsten Repräsentanten, der eine Gliederung der Knöchelbrüche nach dem Unfallmechanismus, der Genetik, vornimmt. Die heute noch geringe Verbreitung dieser genetischen Klassifikation in der deutschsprachigen Literatur mag darin begründet sein, daß Böhler erst in seiner Ausgabe von 1957 [1] die Genetik von Lauge Hansen in seine allgemeine Frakturlehre übernahm.
   Dagegen setzte sich in der operativen Periode, die durch von Volkmann [8], Lane [5] und Lambotte [4] vorangetriebenen wurde, die Einteilung nach Danis [3] und später nach B. G. Weber [9] durch. Diese hat uns einen praktischen Ratgeber für das operative Denken an die Hand gegeben, versagt aber in Situationen, die ein konservatives Vorgehen erfordern.
   Heute, in der operativen Periode, werden allgemein in der Behandlung des oberen Sprunggelenkes zur Erzielung guter funktioneller Resultate folgende Forderungen gestellt:

- biomechanisch korrekte Wiederherstellung von Innen- und Außenknöchel in Länge, Achse und Rotation,
- anatomische, stabile Rekonstruktion aller beteiligten talokruralen Gelenkflächen,
- physiologisch-frühfunktionelle Nachbehandlung zur Optimierung der Gelenktrophik bei stabiler Osteosynthese.

Dennoch ist heute gelegentlich die Situation gegeben, daß diese Ziele nicht auf operativem Wege erreichbar sind, sondern eine konservative Behandlung erfordern. Dies gilt insbesondere bei schwerer allgemeiner Morbidität des Patienten, in der Initialphase der Behandlung eines Schwerstverletzten oder beim Vorliegen lokaler Kontraindikationen zur Operation. Dabei ist der heute operativ versierte Chirurg oftmals mit der Aufgabe überfordert, eine perfekte geschlossene Repositionstechnik durchzuführen. Die genetische Klassifikation, Reposition und Retention nach Lauge Hansen ist in solchen Situationen ein perfekter Ratgeber.

Genetische Klassifikation, Reposition und Retention

Die klassische genetische Einteilung von Lauge Hansen (1942) und ihr Verständnis ist Grundvoraussetzung für jede konservative Knöchelbruchbehandlung. Lauge Hansen unterscheidet aufgrund experimenteller Untersuchungen 4 wesentliche Grundtypen (Abb. 1) mit unterschiedlicher klinischer Häufigkeit:

- die *Supinations-Adduktions-Fraktur* (16%),
- die *Pronations-Abduktions-Fraktur* (6%),
- die *Supinations-Eversions-Fraktur* (69%)
- die *Pronations-Eversions-Fraktur* (8%).

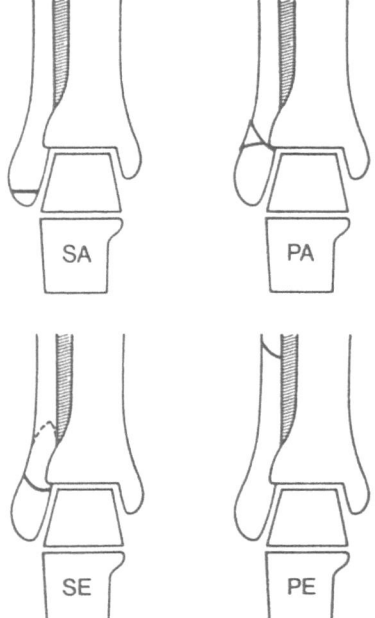

Abb. 1. Die 4 Grundtypen der Knöchelbrüche nach Lauge Hansen.
SA = Supinations-Adduktions-Fraktur,
PA = Pronations-Abduktions-Fraktur,
SE = Supinations-Eversions-Fraktur,
PE = Pronations-Eversions-Fraktur

Supinations-Adduktions-Fraktur

Bei forcierter Supination und Adduktion des Fußes kommt es in Stadium I zum intraligamentären Zerreißen der fibularen Bänder oder zum knöchernen Abriß derselben im Sinne der Außenknöchelfraktur vom Typ Weber A. In Stadium II kommt die Ruptur des Deltoids bzw. der knöcherne Bandausriß im Sinne der Innenknöchelfraktur hinzu, so daß es durch die Instabilität der Knöchelgabel zur vollständigen dorso-medialen Luxatio pedis cum talo kommen kann (Abb. 2 a – d).

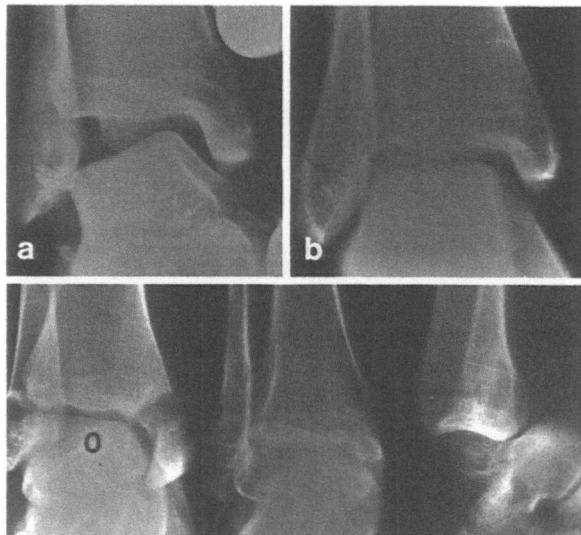

Abb. 2 a – d. Supinations-Adduktions-Fraktur. Stadium I: fibulare ligamentäre (a), fibulare ossäre Bandruptur (b). Stadium II: zusätzliche Deltoidruptur bzw. ossärer Ausriß (c), dorsomediale Luxatio cum talo (d)

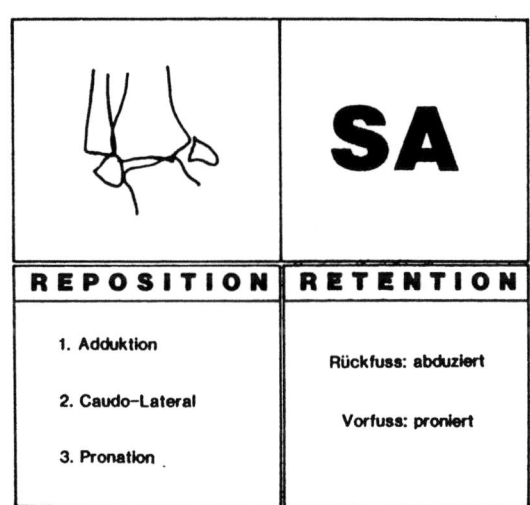

Abb. 3. Genetische Repositions- und Retentionstechnik der Supinations-Adduktions-Fraktur nach Lauge Hansen [6]

Zur genetischen Reposition wird der Fuß zunächst noch weiter adduziert, dann nach kaudal und fibularwärts gezogen und zuletzt in Pronationsstellung gedreht (Abb. 3). Beim Anlegen eines ungepolsterten Gipsverbandes wird der Rückfuß in Abduktion, der Vorfuß in Pronation und Dorsalflexion gehalten.

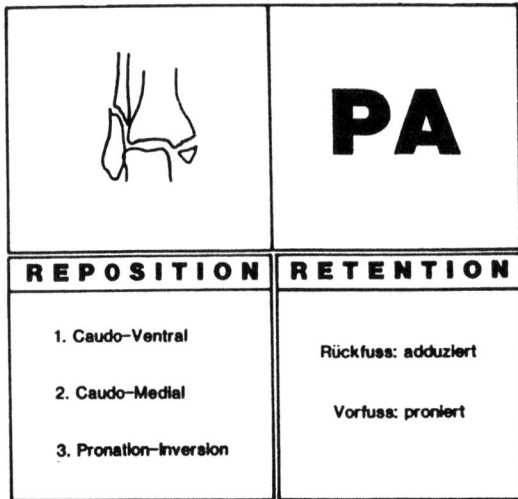

Abb. 4. Genetische Repositions- und Retentionstechnik der Pronations-Abduktions-Fraktur nach Lauge Hansen [6]

Pronations-Abduktions-Fraktur

Nach der genetischen Klassifikation bricht bei forcierter Abduktion in Stadium I zunächst der Innenknöchel. In Stadium II reißt zuerst das vordere und dann das hintere Syndesmosenband knöchern aus. In Stadium III frakturiert der Außenknöchel selbst 1 – 2 cm oder höher oberhalb des Gelenkspaltes.

Zur genetischen Reposition (Abb. 4) wird der Fuß zunächst nach kaudal und ventral gezogen, dann nach medial und zuletzt in Pronation-Eversion gehalten. Zur Erzielung der genetischen Retention wird beim Aushärten des Gipsverbandes der Rückfuß in Adduktion gedrückt, der Vorfuß in Pronation-Eversion gehalten.

Supinations-Eversions[1]-Fraktur

Lauge Hansen unterscheidet bei dieser am häufigsten (69%) vorkommenden Frakturform 4 Stadien des genetischen Pathomechanismus. Die zerstörende Kraft beginnt am vorderen Syndesmosenband (Stadium I), setzt sich kreisförmig verlaufend (Abb. 5 – 8) zur Fraktur des Fibula fort (Stadium II), zerreißt das hintere Syndesmosenband ligamentär oder im Sinne der Volkmann-Abrißfraktur (Stadium III) und frakturiert zuletzt den Innenknöchel bzw. zerreißt sein Band (Stadium IV).

Die genetische Reposition erfordert zunächst durch maximale Supination, anschließende Eversion und Dorsalflexion eine vermehrte Dislokation mit Lösen der Fragmente (Abb. 9 bis 10). Anschließend wird der Fuß maximal nach kaudal, dann nach ventral und anschließend nach medial gezogen. Im letzten Schritt der Reposition wird proniert und evertiert. Beim Aushärten des Gipsverbandes wird der Rückfuß vom Operateur adduziert und invertiert, der Assistent hält den Fuß in Pronation.

---

[1] Der Pathomechanismus wird nur verständlich, wenn man weiß, daß Lauge Hansen mit Eversion nicht die Bewegungsachse des Rückfußes, sondern die Bewegungsrichtung des Talus im Sinne der Außenrotation meint.

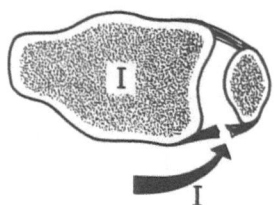

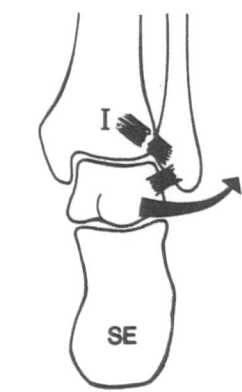

Abb. 5. Supinations-Eversions-Fraktur. Stadium I: Ruptur des vorderen Syndesmosenbandes

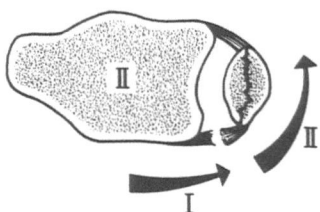

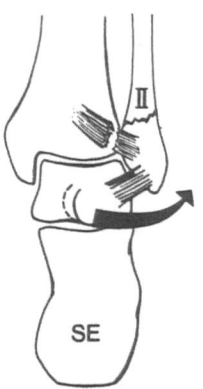

Abb. 6. Supinations-Eversions-Fraktur. Stadium II: zusätzliche Fraktur des Außenknöchels

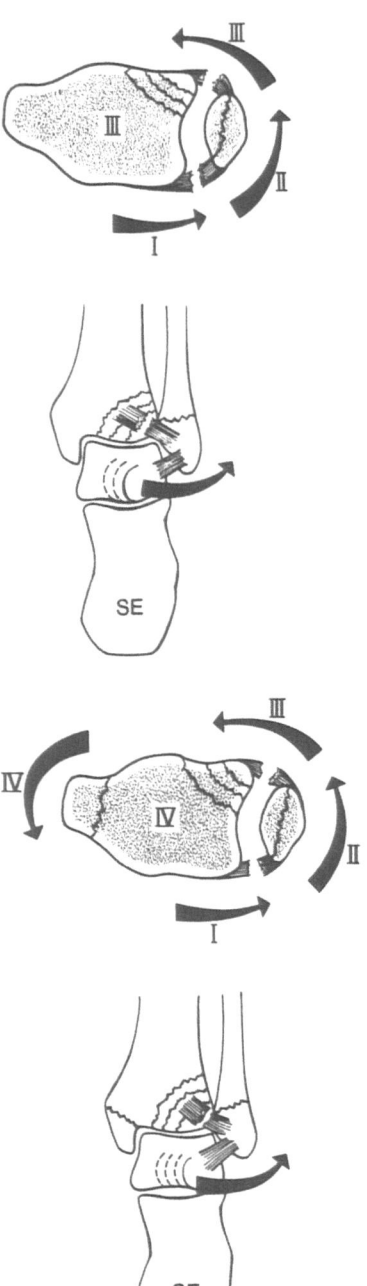

Abb. 7. Supinations-Eversions-Fraktur. Stadium III: zusätzliche Ruptur des hinteren Syndesmosenbandes bzw. Abrißfraktur im Sinne der Volkmann-Fraktur

Abb. 8. Supinations-Eversions-Fraktur. Stadium IV: zusätzliche Ruptur des Deltoidbandes oder knöcherner Innenbandabriß im Sinne der Innenknöchelfraktur

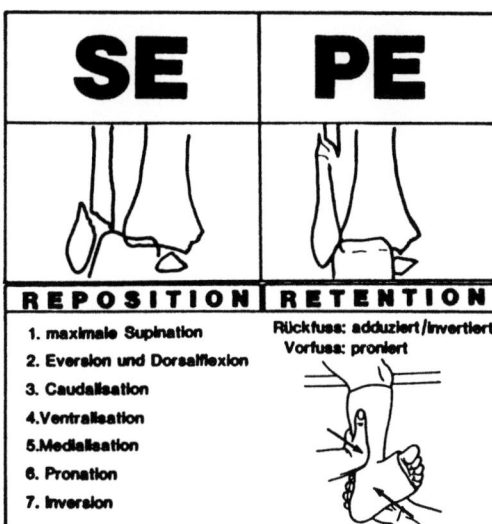

Abb. 9. Genetische Repositions- und Retentionstechnik der Supinations-Eversions- und der Pronations-Eversions-Fraktur

Pronations-Eversions-Fraktur

Die 4 Stadien dieser Bruchform haben den gleichen richtungsgebenden pathologischen Kraftablauf, nur daß die Gewalt der Zerstörung in Stadium I beim Innenknöchel beginnt (Abb. 11). Dies ist erklärbar einerseits durch die wirksamen Scherkräfte in Abduktion des Fußes, andererseits durch die Dorsalflexion des Talus, der in dieser Position mit der ventral breiteren Masse fest in der Gabel sitzt und den Innenknöchel zusammen mit der abduktiven Komponente wegschlägt (Abb. 12). Genetische Reposition und Retention entsprechen der der Supinations-Eversions-Fraktur.

Allgemeine Regeln der konservativen Knöchelbruchbehandlung

Augenfällige Dislokationen werden sofort nach Klinikaufnahme reponiert, um Drucknekrosen der Haut zu vermeiden. Gering dislozierte Frakturen werden in Lokalanästhesie oder Allgemeinnarkose unter Bildwandlerkontrolle eingerichtet, wobei das Repositionsergebnis durch einen ungepolsterten gespaltenen Gipsverband gehalten wird. Die untere Extremität des liegenden Patienten wird in Hüft- und Kniegelenk rechtwinklig flektiert, der Unterschenkel dabei waagerecht gehalten, indem eine Hilfsperson das Kniegelenk fixiert.

Nach Abbinden des Gipses wird dieser bis auf die letzte Faser gespalten und mit Mullbinden angewickelt. Gipsbeschriftung und Röntgenbilder in 2 Ebenen, wobei die a. p.-Aufnahme in 15 – 20° Innenrotationsstellung des Unterschenkels angefertigt wird, vervollständigen die Primärversorgung. Die Patienten werden anhand eines Merkblattes auf alle möglichen Komplikationen hingewiesen und sind angehalten, bei entsprechender Symptomatik sofort die Klinik aufzusuchen.

Nach der Reposition wird die verletzte Extremität hochgelagert und ein Antiphlogistikum verordnet. Je nach vorhandener Weichteilschwellung erfolgt zwischen dem 3. und 5. Tag der Gipswechsel, am sichersten durch den Erstoperateur selbst. Vollständigkeitshalber sei darauf

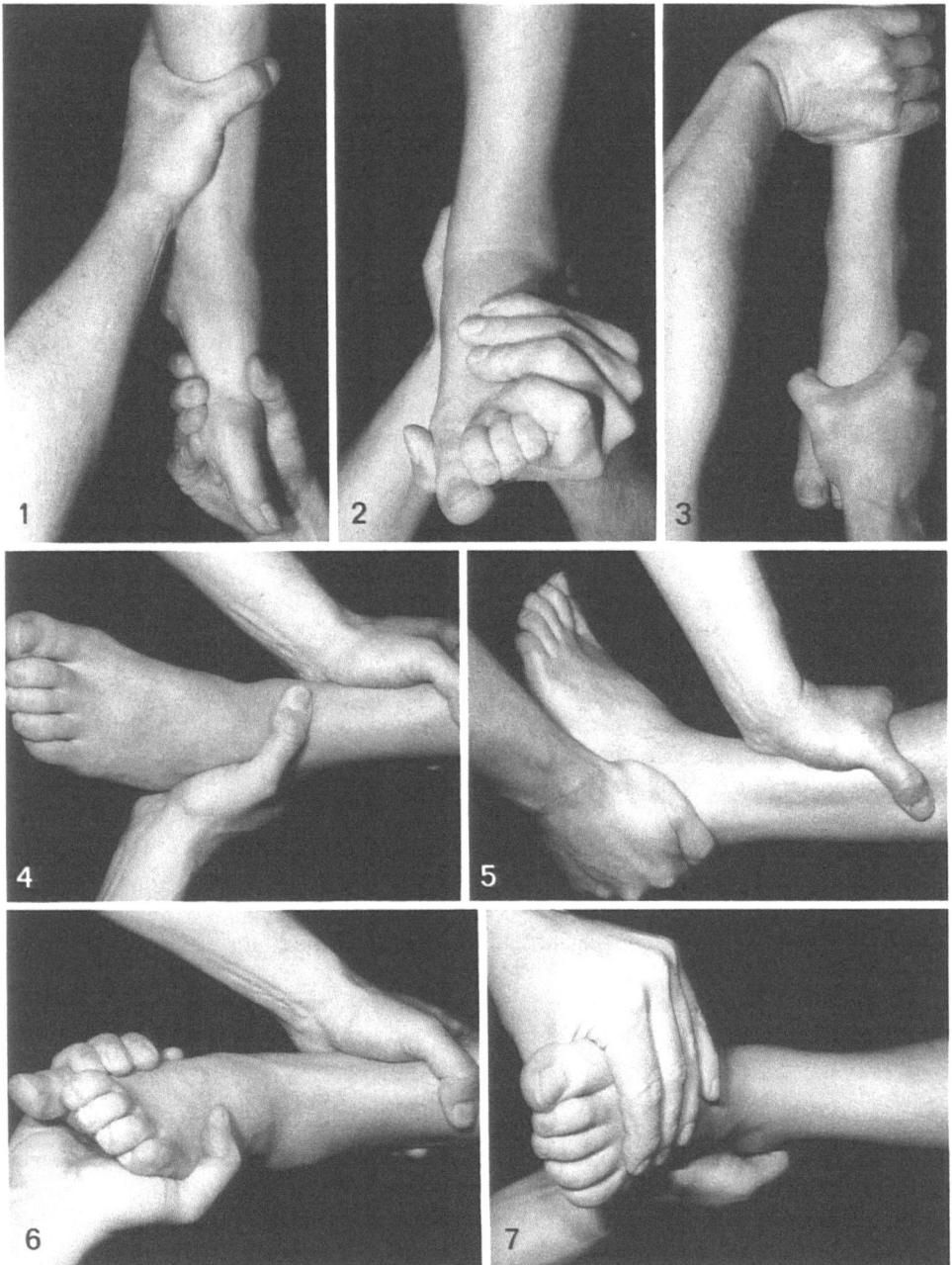

Abb. 10. Fotografische Darstellung der 7 einzelnen Repositionsschritte zur genetischen Reposition und Retention nach Lauge Hansen bei Supinations-Eversions- und Pronations-Eversions-Frakturen (s. Abb. 9): **1** maximale Suspination, **2** Eversion und Dorsalflexion, **3** Caudalisation, **4** Ventralisation, **5** Medialisation, **6** Pronation, **7** Inversion

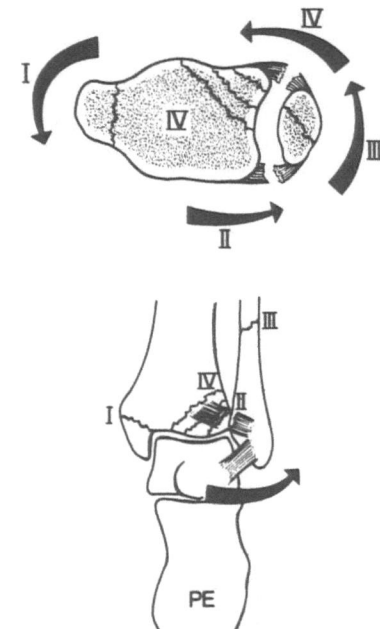

Abb. 11. Pronations-Eversions-Fraktur. Stadium I – IV: die Pathomechanik ist im Bewegungsablauf wie bei der Supinations-Eversions-Fraktur, nur daß die zerstörende Kraft beim Innenknöchel beginnt

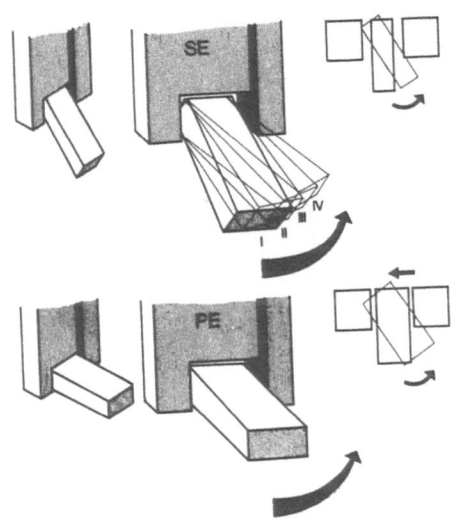

Abb. 12. Unterschiedlicher Pathomechanismus der Supinations-Eversions- *(SE)* und Pronations-Eversions-Fraktur *(PE)* (Erläuterungen s. Text)

hingewiesen, daß der Unterschenkelgipsverband proximal des Fibulaköpfchens lateral endet, andernfalls kann es leicht zur Peronäusparese durch Druck des Gipsrandes auf den Nerven kommen. Die Dauer der Ruhigstellung und Entlastung hängt von der Stabilität der Bruchform ab. Die durchschnittliche Dauer der Behandlung beträgt im Mittel 6 Wochen, bei besonders instabilen bi- oder trimalleolären Frakturen 8 – 10 Wochen.

Alle Patienten sind gehalten, die nicht ruhiggestellten benachbarten Gelenke der betroffenen Extremität aktiv zu bewegen. Hinzu kommen isometrische Spannungsübungen der Unterschenkelmuskulatur im Gipsverband. Nach Gipsentfernung ist die Wiedergewinnung der ursprünglichen Beweglichkeit der Sprung- und Fußgelenke Ziel einer krankengymnastischen Nachbehandlung.

Bei perfekter genetischer Repositions- und Retentionstechnik sollte es das Ziel des Operateurs sein, in mindestens 80% der Fälle sehr gute und gute Spätresultate zu erreichen, wie sie von Lauge Hansen [7] vorgegeben wurden.

Literatur

1. Böhler L (1957) Die Technik der Knochenbruchbehandlung, Bd 2, 2. Teil, 12. und 13. Aufl. Maudrich, Wien
2. Charnley J (1968) Die konservative Therapie der Extremitätenfrakturen. Übersetzung und Bearbeitung von R. Biler. Springer, Berlin Heidelberg New York
3. Danis R (1949) Théorie et pratique de l'ostéosynthèse. Desoer & Masson, Liege Paris
4. Lambotte A (1913) Chirurgie opératoire des fractures. Société franco-belge d'éditions scientifiques (réédition 1948)
5. Lane WA (1893) On the advantage of the steel screw in united fractures. Lancet 2: 1500
6. Lauge Hansen N (1942) Ankelbrud 1. Genetisk diagnose og reposition. Munskgaard, Kobenhavn
7. Lauge Hansen N (1963) Knöchelbrüche und Bandverletzungen des Fußgelenkes und des Fußes, 2. Mitteilung. Zentralbl Chir 88: 545
8. Volkmann R von (1875) Beiträge zur Chirurgie. Breitkopf & Härtel, Leipzig
9. Weber BG (1966) Die Verletzungen des oberen Sprunggelenkes, 1. Aufl. Huber, Bern Stuttgart Wien

Fuß

R. Reschauer

Unfallchirurgische Klinik, Allgemeines Krankenhaus, Krankenhausstraße, A-4020 Linz

Frakturen und Luxationen im Bereich des Fußes sollten zur Vermeidung von Hautnekrosen und zirkulatorischen Schäden notfallmäßig reponiert werden. Die Reposition kann in Lokalanästhesie, besser jedoch in Allgemeinnarkose durchgeführt werden.

Luxatio pedis sub talo

Bei der Verrenkung des Fußes unter dem Sprungbein behält das Sprungbein seine normale Lage in der Knöchelgabel, während Fersenbein und Kahnbein mit den übrigen Knochen des Fußes distal vom Sprungbein nach medial, dorsal, lateral oder ventral verschoben ist. Die Lage der übrigen Fußwurzelknochen zueinander bleibt unverändert.

Repositionstechnik

Bei der Reposition befindet sich der Patient in Rückenlage. Das Knie wird über den Gipstisch hängend 90° flektiert und der Fuß plantar gebeugt. Der Arzt sitzt auf einem Drehschemel vor dem verletzten Bein.

Ist der Fuß nach hinten und innen verschoben, so wird der Unterschenkel oberhalb des Sprunggelenks mit einer Hand von vorne umfaßt, während die andere Hand die Ferse von hinten umgreift und kräftig nach vorne unten zieht („Stiefelgriff"). Sobald auf diese Art die Verkürzung, hörbar am Einschnappen, ausgeglichen ist, wird durch Druck nach außen die Reposition beendet.

Ist der Fuß nach außen und vorne verschoben, so wird in derselben Ausgangslage der Fuß maximal dorsal flektiert und die Ferse nach vorne gezogen. Dadurch rutscht die zwischen Talus und luxiertem Os naviculare interponierte Sehne nach vorne auf den Sprungbeinkopf, und der Fuß schnappt bei nachfolgender Plantarflexion und seitlichem Druck nach innen. Die Tibialis-Posterior-Sehne gleitet dann in ihr Bett am medialen Knöchel.

Eine Bildwandlerkontrolle ist während der Repositionsmanöver nicht erforderlich. Unmittelbar nach der Reposition werden Röntgenaufnahmen in 2 Ebenen und nach Anlegen des Unterschenkelspaltgipsverbandes neuerlich Röntgenaufnahmen durchgeführt.

In 10 – 20% der Fälle ist eine geschlossene Reposition nicht möglich. Bei medialer Dislokation fanden sich nachfolgend angeführte Ursachen:

– Knopflochfixation des Taluskopfes durch das Extensorretinaculum oder den M. extensor digitorum brevis,
– Einstauchung der lateralen Kante des Os naviculare in die mediale Seite des Taluskopfes,
– Einklemmung des Lig. talonaviculare dorsale,
– Peronäussehneninterponat.

Eine Inzision in der Fußlängsachse lateral direkt über dem Taluskopf erlaubt eine problemlose offene Reposition. Bei lateraler Dislokation finden sich folgende Repositionshindernisse:

- Interposition der Sehne des M. tibialis posterior,
- Einklemmung der Sehne des M. flexor digitorum longus,
- Osteochondrale Absprengungen des Taluskopfes.

Ein schräger Hautschnitt über dem Sinus tarsi ermöglicht die offene Reposition.

Fersenbeinfrakturen

Die Reposition von Fersenbeinfrakturen hat 3 Ziele:

- Wiederherstellung des Tubergelenkwinkels,
- Wiederherstellung der ursprünglichen Breite und Länge,
- Kongruenz im unteren Sprunggelenk.

Böhler [1] und Wendt [5] fanden, daß bei Fersenbeinbrüchen unter Einwirkung des M. gastrocnemius der Tubergelenkwinkel verringert bzw. unter Einwirkung der Fußsohlenmuskulatur der Tuber calcanei verkürzt und verbreitert wird. Bei extrem flektiertem Kniegelenk und maximaler Spitzfußstellung ließen sich Tubergelenkwinkel und Länge des Tuber calcanei infolge Entspannung der beteiligten Muskulatur reponieren.

Repositionstechnik

Der Patient befindet sich in Rückenlage, wobei das Kniegelenk entweder über einen Schraubenzugapparat oder einen Wirbelgurt extrem flektiert wird. Der Fuß wird maximal plantar gebeugt, und der Kalkaneus bimanuell oder mit der Fersenbeinzwinge komprimiert. Durch anschließenden Zug an der Fersenbeinzwinge in der Unterschenkelachse soll jetzt der Tubergelenkwinkel wiederhergestellt werden. Anschließend wird die Länge des Tuber calcanei durch Zug in Richtung der Tuberachse wiederhergestellt. Anschließend wird das Knie in Rechtwinkelstellung unter Beibehalten der Spitzfußstellung gebracht und ein Oberschenkelspaltgipsverband angelegt. Gelingt es auf diese Art nicht, den Tubergelenkwinkel wiederherzustellen, so wird nach Westhues bzw. Essex-Lopresti lateral der Achillessehne von dorsal her ein Steinmann-Nagel durch den Tuber calcanei eingeschlagen und die Impression unter Bildwandlerkontrolle angehoben. Jetzt wird die Verbreiterung durch die Fersenbeinzwinge beseitigt und das Repositionsergebnis durch Spickdrähte gesichert. Die Spickdrähte werden unter der Haut gekürzt. Ein Verzicht auf die Spickdrähte und das Eingipsen des zur Reposition verwendeten Steinmann-Nagels hat sich bei uns nicht bewährt. Bei der offenen Reposition nach Palmer erfolgt die Reposition des imprimierten Fragmentes nach querem Einschlagen eines Steinmann-Nagels in den Tuber calcanei gefolgt von Zug in die Längsachse und nach plantar. Durch eine unterhalb des Außenknöchels angelegte Inzision wird dann mit einem Raspatorium der imprimierte Gelenksbereich angehoben und unterfüttert und anschließend evtl. mit mehreren Kirschner-Drähten fixiert.

Luxationen und Luxationsfrakturen im Bereich des Chopart- und Lisfranc-Gelenks bzw. der Metatarsalia

Repositionstechnik

Reposition über einen gepolsterten Keil
Bei der Reposition über einen gepolsterten Keil wird das verletzte Bein im Kniegelenk rechtwinklig gebeugt. Der Fuß wird dann im Fußwurzelbereich so auf den Keil aufgesetzt, daß die Luxation distal des Keils zu liegen kommt. Mit einer Hand wird nun der distale Unterschenkel fixiert, während die andere Hand den Vorfuß umfaßt und ihn kräftig nach plantar preßt. nach der Reposition erfolgen Röntgenkontrolle und Retention im Gips. Bei Instabilität ist eine zusätzliche Verspickung mittels Kirschner-Draht erforderlich.

Reposition über eine gepolsterte Tischkante
Ist eine Reposition infolge starker Verkürzung über einen Keil nicht möglich, so wird das Bein bei gestrecktem Kniegelenk flach auf den Tisch gelegt. Die Tischkante, die zum Schutz der Achillessehne gepolstert wird, dient als Widerlager. Der Fuß ragt über die Tischkante. Eine Hand des Arztes umfaßt jetzt den Unterschenkel distal und preßt ihn gegen die Unterlage. Die andere Hand umfaßt den Fuß über den Mittelfußköpfchen unter gleichzeitiger kräftiger Plantarflexion, dabei wird ein starker Längszug ausgeübt. Das Repositionsergebnis wird jetzt und nach Anlegen eines gespaltenen Unterschenkelgipsverbandes erneut radiologisch kontrolliert.

Reposition am Extensionsgestell
Bei Verwendung eines Extensionsgestells ist die Ausübung eines kontinuierlichen Längszuges möglich. Die Hände des Arztes bleiben in diesem Fall für Repositionsmanöver frei. Zunächst wird die Großzehe mit der Extensionshülle umfaßt, wobei diese mit Leukoplaststreifen gegen etwaiges Abrutschen gesichert sein muß. Anschließend wird die Extensionshülse am Extensionsgestell aufgehängt. Der Gegenzug wird supramalleolär am Unterschenkel über einen gepolsterten Extensionsgurt mit ca. 5 kg Gewicht ausgeübt. Nach Ausgleich der Verkürzung wird durch Fingerdruck und gleichzeitige Pronation des Vorfußes die Verrenkung eingerichtet. Bei Instabilität erfolgt jetzt die Verspickung mit Kirschner-Draht vor Anlegen des gespaltenen Unterschenkelgipsverbandes.

In der Regel gelingt es mit den dargestellten Repositionstechniken, Frakturen und Luxationen im Bereich von Fußwurzel und Mittelfuß zu reponieren. Gelegentlich stellen jedoch Knochenabsprengungen und Sehneninterponate ein Repositionshindernis dar. Manchmal kann eine Reposition aus verschiedenen Gründen erst sekundär durchgeführt werden. In diesen Fällen ist eine offene Reposition durchzuführen. Dabei wird durch einen dorsalen Längsschnitt die Läsion dargestellt und nach Entfernung des Interponates die Reposition durchgeführt.

Dislokation der Metatarsophalangealgelenke und der Interphalangealgelenke

Repositionstechnik

Im Rahmen der geschlossenen Reposition wird die distale Phalanx bei gleichzeitiger Plantarangulation des Metatarsale hyperextendiert. Auf diese Art kommt die Unterkante der Phalanxgelenkfläche mit der Oberseite des gelenktragenden Metatarsalköpfchens in Kontakt.

Nun wird ein Längszug und plantar gerichteter Druck bei gleichzeitiger Flexion ausgeübt, um die Reposition zu beenden. Nach der Reposition erfolgen die Prüfung der Gelenkstabilität und Gipsruhigstellung.

Ist eine geschlossene Reposition infolge Interposition der Sesambeine, der Fibrocartilagoplantaris oder osteochondraler Fragmente nicht möglich, so erfolgt über einen dorsalen Längsschnitt die offene Reposition.

Literatur

1. Böhler L (1957) Die Technik der Knochenbruchbehandlung, 12. u. 13. Auflage, Bd II/2. Maudrich, Wien
2. Jahna H, Wittich H (1985) Konservative Methoden in der Frakturbehandlung. Urban & Schwarzenberg, Wien
3. Mann RA (1986) Surgery of the Foot, 5th edn. Mosby, St. Louis
4. Schellmann WD (1979) Operative Behandlung des Fersenbeinbruches nach Palmer. Hefte Unfallheilkd 134
5. Wendt H (1979) Fersenbeinbruchbehandlung nach dem Prinzip der extremen Muskelentspannung. Hefte Unfallheilkd 134

Sachverzeichnis

A. brachialis 67
– radialis 67
– ulnaris 67
Abschlagfragmente 75
Achsenfehler 211
Achsenkorrektur bei Extensions-
 behandlung 188
Akromioklavikulargelenksverletzung 47
–, Behandlung 48
–, Klassifikation 47
–, Röntgendiagnostik 47
–, Tossy-Verletzung 47, 48
Antetorsionswinkel 197
Antigleitplatte, Tibiakopf 210
Armschlinge 43
Arthroskopie, Knie 211
Articul. humeroradialis 67
– humeroulnaris 67
– radioulnaris prox 67
Ausfallserscheinungen, neurologische 23

Bajonettpinzette 31
Bandrekonstruktion, Inzision 204
–, Knie 203
Beckenbrüche, instabile 155
Begleitverletzungen 68
Berstungsbrüche 23
Bewußtlosigkeit 23
Blockade, interskalenäre (Winnie) 13
– des Nervus femoralis 15
–, supraklavikuläre, des Plexus 13
Blount–Verband 70
Brachialis (Kulenkampff) 13
Brüche des Iliums 162
Bruchspaltanästhesie 85
BWS, verhakte Luxation 149

Capitulum humeri 66

Cervicalkrawatte 108
Chassaignac Subluxation 78
Compartmentsyndrom 202
Computertomographie *125*, 131, 140
– des Schädels 23
Crutchfieldklammer 109

Deltoidruptur, ligamentär, ossär 223
Desault-Verband 61
Distorsion, Acromioklavikulargelenk
 47, 48
–, Sternoklavikulargelenk 38
Distraktionsreposition 127
Distraktor 193
–, Tibia 218
Drehfehler, Radius 81
Druck, intrakranieller 24
Dunn-Aufnahme 197
Dura, lyophilisierte 25, 26
Duradefekt 25
Durariß 132
Duraverletzung 25
Durazerreißung 25, 26

Ellenbogen, Anatomie 66, 67
–, Luxation 75
Eminentiaausriß 212
–, Arthroskopie 212
Epicondylus lateralis 66
– medialis 66
Extension, overhead, nach Bryant 196
Extensionsgips 208

Fasciotomie 203
Femur, Epiphysenverletzung 197
–, Fixateur externe 200

–, geschlossene Reposition 189
–, kindliche Schaftfraktur 194
–, offene Reposition 193
Femurfraktur 184
–, pertrochantäre 184
–,–, instabil 185
Fersenbeinextension, Tibiafraktur 214
Fersenbeinfrakturen 232
Fixateur externe am Becken 163–164
– –, Femur 200
– –, Wirbelsäule 127, *128*
– interne 147
Fixation, federnde 75
Fraktur, Capitulum humeri 74
–, distaler Oberarm 68
–, Epicondylus medialis 72
–, proximaler Oberarm 57
–,–, Radius 77

Galea 25, 26
– patch 27
Gefäßläsion 202
Gilchrist-Verband, kunststoffverstärkt 64
Gipsmieder 127
Grünholzfraktur, Unterarm 81

Halo-Fixateur 108, 110
Hämatom, subgaleales 24
Handgriff, Hippokrates 30
Handwurzel, Hauptgelenkflächen 91
–, Luxation 90
Handwurzelreihe, distale, Verletzung 96, 97
Hebeltechnik 7
Hirnlazeration 24, 26
Hirntod, dissoziierter 23
Hirnverletzung, lokale 23
Hüftluxation 179
–, hintere 180
–, vordere 180
HWS-Fraktur, Atlas-Bruch 111, 112
–, Densfraktur 111, 112
–, Hangmanfracture 111, 112, 116
–, Kompressionsfraktur 108
–, Redislokation 111

–, Unterteilung nach Anderson 112
HWS-Luxation 108, 111, 114 – 116
HWS-Pseudoarthrose 115

Implantatlage, extrapedunkuläre 141
Implantatwahl *140*
Impressionsbrüche 23
Impressionsfraktur, geschlossene 24, 26
–, offene 23, 24, 26
Impressionsfrakturen im Erwachsenenalter 25
Imprimathebung 26

Jochbeinfraktur 28
Jochbogenfraktur 28

Kahnbein, Subluxation 96
Kalottenplastik aus Kunststoff 25
Kapselverletzung, radioscapholunäre 92
Karpaltunnelsyndrom 85
Kiefergelenksluxationen 30
Kieferklemme 28
Kiefersperre 28, 30
Kirschnerdrähte 70, 74
Klavikulafraktur, inneres Drittel 43
–, Klassifikation 42
–, mittleres Drittel 43
–, peripheres Drittel 46
Knie, Transfixation 209
Knochenhaltefäden 25
Koma 23
Kompartment–Syndrom 67, 72
Komplikationen 27
Kopfschwartenplatzwunde 23

Laminektomie *137*
Lig. anulare radii 67, 68
Ligamentotaxis 127, 131, *135*, 144
Liquorkissen, subgaleales 24
Liquorrhöe 23
Luftembolie 27
Lunatumluxation, De-Quervainsche Luxationsfraktur 96

Luxation, Acromioklavikulargelenk 47
–, Interphalangealgelenke 233
–, Lisfranc-Gelenk 233
–, Metatarsalia 233
–, Metatarsophalangealgelenke 233
–, Mittelhand/Fingerbereich 103
–, Sternoklavikulargelenk 38, 40, 41
–, suprasternale 39
Luxationen, Chopart-Gelenk 233
–, mehrsegmentale, der WS 149
Luxationsfraktur 206
Luxatio pedis cum talo 222
– sub talo 231

Mädchenfänger 86
Meißelfraktur, Radiusköpfchen 78
Mittelhand und Finger 98
– –, Frakturen der Mittelhandknochen II–V 99
– –, – Mittelhandknochen I 100
– –, – der Grundphalangen 101
– –, – der Mittelphalangen 102
– –, – der distalen Phalangen 102
– –, Luxationen 103
Myelographie, intraoperative 136, *142*

N. medianus 68
– radialis 68
– – Paresen 61
– ulnaris 68
Nachbehandlung 150
Nasenbein 31
Nasendom 34
Nasengips 34
Nasenrepositionstechnik 31
Nasenspekulum 33
Nasentamponade 33
Notfall-Reposition 18
–, obere Extremität 18
–, untere Extremität 18
–, Wirbelsäule 18

Oberarmbrace 65
Oberarmgips 70, 71, 76, 78

Oberarmschaft-Diastase 64
Oberarmschaftfraktur 60
Oberarm-U-Gips 62
Oberschenkelhalsfrakturen 182
–, disloziert 183
–, eingestaucht 183
Olekranisierung 203
Olekranon 76
Operationsindikationen bei Acetabulumfrakturen 168
Operationsplanung 131
Operationstechniken (hinterer Pfeiler) 169–171
– (vorderer Pfeiler) 171–174
Oppolzer-Technik 78
Osteoporose 127, *130*
Osteosynthesen am Iliosakralgelenk 158–162

Pathomechanismus, OSG–Luxationsfrakturen 221
Periduralanästhesie 15
Periostpatch 27
Pingpongballfraktur 24
Plateaufraktur, Tibia 206
Plattenfixateur 143
Plattenosteosynthese 142
Plexusblockade, axilläre 14
– –, supraklavikuläre 13
Proc. coronoideus 76
Pronations-Abduktions-Fraktur 221–223
Pronations-Eversions-Fraktur 221, 227
Radius, distaler, Epiphysenlösung 88
–, –, Fehlstellung 85
–, –, Repositionstechnik nach Charnley 87
Radiushalsfraktur 77, 78
Radiusköpfchenfraktur 78
Redressement 31
Reposition, gedeckte, Tibiafraktur 214
–, Kniegelenksluxation 202
–, offene, Tibia 218
–, Patellaluxation 202
–, primäre, des Wirbelbruches 120

–, proximaler Oberarm 57
–, transpedikuläre *136*, 145
Repositionsmanöver, Klavikulafraktur 45
–,–, mediales Drittel 45
–, Sternoklavilulargelenk 40
–,–, praesternale Luxation 40
–,–, retrosternale Luxation 41
Repositionstechnik, OSG 221
Repositionstechniken am Schädel 23
–, bei Hüftverrenkungsbrüchen 165–167
Repositionstisch 190
Röntgenaufnahme nach Rockwood 39
Rotationsfehlerkorrektur 197
Rotationsfehlstellung, Unterarm 81
Rucksackverband 41, 42, 45

Schädelbasisbrüche 23
Schädelbrüche 23
Schädeldachplastik aus Kunststoff 26
Schädel-Hirn-Trauma, offenes 23
Schädelhirnverletzungen, offene 23, 26
Schmerzausschaltung 11
Schulter-Arm-Verband 48
Schulterluxation 50–55
–, Diagnostik 51
–, Klassifikation 50
Septorhinoplastik 34
Septumfraktur 31
Septumhämatom 31
Septumkorrektur 34
Sinus sagittalis superior 24
– transversus 24
–, Rekonstruktion 27
–, Verlegung 24
Sinusblutung 27
Sinusverletzung 27
Spinalanästhesie 14
Spinalkanalrevision 124, 127, *131*
Spinalkanalstenose, traumatisch 123, *145*
Spongiosaplastik (Daniaux) *138*
Sprunggelenk, oberes 221
–,–, genetische Klassifikation 221, 222
Steinmann-Nagelextension 196
Sternoklavikulargelenksluxation 37
–, Behandlung 37
–, Klassifikation 37

–, Klinik 37
–, Reposition 40
–, Röntgendiagnostik 39
–, Unfallmechanismus 37
Subduralraum 26
Subluxation, Acromioklavikulargelenk 47, 48
–, Sternoklavikulargelenk 38
Supination, Unterarm 82
Supinations-Adduktions-Fraktur 221, 222
Supinations-Eversions-Fraktur 221, 224
Symphysenrupturen, konservative und operative Therapie 156–157

Tabula externa 23
– interna 23
Tangentialaufnahmen, Schädel- 23
Tibiakopffraktur, Bandnähte 211
–, Diagnostik 206
–, Gelenkdistraktion 210
–, Indikationen 207
–, Klassifikation 206
–, Plateauabsenkung 211
–, Plateauimpression 211
–, Reposition 208
–,–, offene 209
–, Spaltbruch 206
–, Vierteilbruch 207
Tomographie 125
Torticollis 37, 38
Transfixation, Knie 209
Trochlea humeri 66
Tuberositasausriß, Tibia 211
–, Epiphyseodese 211
Tuberositas radii 82

Unterarmfraktur 81
Unterkieferfraktur 29
Unterschenkelgipsverband, Technik 227

Verletzungen, discoligamentäre WS 131, 148
Verrenkung, perilunäre 92, 93

Vertikalextension nach Weber 196
Volkmann Kontraktur 67

Weichteilmantel 5
Winkel, skapholunärer 93

Wirbelbruchbehandlung, funktionelle 126
Wirbelkörperosteotomie, posterolaterale 136, *138*, 143

Zugtechnik 6

Hefte zur Unfallheilkunde

Beihefte zur Zeitschrift „Der Unfallchirurg". Herausgeber: J. Rehn, L. Schweiberer, H. Tscherne

Heft 200: **A. Pannike (Hrsg.)**

5. Deutsch-österreichisch-schweizerische Unfalltagung
18.–21. November 1987, Berlin
1988. ISBN 3-540-50085-5. In Vorbereitung

Heft 199: **V. Bühren, H. Seiler**

Aktuelle Aspekte in der arthroskopischen Chirurgie
1988. Etwa 230 Seiten. ISBN 3-540-50073-1
In Vorbereitung

Heft 198: **R. Wolff**

Knochenstabilität nach Kontakt- und Spaltheilung
Eine tierexperimentelle Studie
1988. Etwa 150 Seiten. ISBN 3-540-50107-X
In Vorbereitung

Heft 197: **H. Tscherne, M. L. Nerlich**

Repositionstechniken bei Frakturen und Luxationen
1988. Etwa 200 Seiten. ISBN 3-540-50096-0
In Vorbereitung

Heft 196: **A. Biewener, D. Wolter**

Komplikationen in der Unfallchirurgie
Computergestützte Datenanalyse über einen Fünfjahreszeitraum
1988. 23 Abbildungen. Etwa 260 Seiten.
ISBN 3-540-50004-9. In Vorbereitung

Heft 195: **P. Habermeyer, P. Krueger, L. Schweiberer**

Verletzungen der Schulterregion
VI. Münchener Innenstadt-Symposium,
16. und 17. September 1987
1988. 162 Abbildungen. Etwa 250 Seiten.
ISBN 3-540-19316-2. In Vorbereitung

Heft 194: **S. Kessler, L. Schweiberer**

Refrakturen nach operativer Frakturenbehandlung
1988. 76 Abbildungen. Etwa 80 Seiten.
ISBN 3-540-19018-X

Heft 193: **I. Scheuer, G. Muhr**

Die Meniskusnaht
Eine sinnvolle Therapie
1988. 40 Abbildungen. Etwa 116 Seiten.
ISBN 3-540-18957-2

Springer-Verlag
Berlin Heidelberg New York
London Paris Tokyo Hong Kong

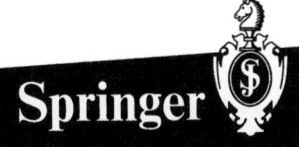

Hefte zur Unfallheilkunde

Beihefte zur Zeitschrift „Der Unfallchirurg". Herausgeber: J. Rehn, L. Schweiberer, H. Tscherne

Heft 191: L. Faupel

Durchblutungsdynamik autologer Rippen- und Beckenspantransplantate

1988. 38 Abbildungen, 13 Tabellen. VIII, 72 Seiten. Broschiert DM 53,-. ISBN 3-540-18456-2

Heft 190: J. W. Hanke

Luxationsfrakturen des oberen Sprunggelenkes

Operative Behandlung und Spätergebnisse

1988. 76 Abbildungen, 16 Tabellen. ETwa 145 Seiten. Broschiert DM 78,-. ISBN 3-540-18225-X

Heft 189: A. Pannike (Hrsg.)

50. Jahrestagung der Deutschen Gesellschaft für Unfallheilkunde e. V. 19.-22. November 1986, Berlin

Präsident: H. Cotta
Redigiert von A. Pannike
1987. 486 Abbildungen. LXXV, 1243 Seiten. (In zwei Bänden, die nur zusammen abgegeben werden.) Broschiert DM 348,-. ISBN 3-540-17434-6

Heft 188: R. Op den Winkel

Primäre Dickdarmanastomosen bei Peritonitis

Eine Kontraindikation?

1987. 102 Abbildungen. VIII, 122 Seiten. Broschiert DM 98,-. ISBN 3-540-17428-1

Heft 187: W. Hohenberger

Postsplenektomie-Infektionen

Klinische und tierexperimentelle Untersuchungen zu Inzidenz, Ätiologie und Prävention

1987. 11 Abbildungen. XI, 112 Seiten. Broschiert DM 46,-. ISBN 3-540-17429-X

Heft 186: U. P. Schreinlechner (Hrsg.)

Verletzungen des Schultergelenks

21. Jahrestagung der Österreichischen Gesellschaft für Unfallchirurgie, 3.-5. Oktober 1985, Salzburg
Kongreßbericht im Auftrage des Vorstandes zusammengestellt von U. P. Schreinlechner
1987. 244 Abbildungen. XX, 487 Seiten. Broschiert DM 198,-. ISBN 3-540-17431-1

Heft 185: D. Wolter, K.-H. Jungbluth (Hrsg.)

Wissenschaftliche und klinische Aspekte der Knochentransplantation

1987. 195 Abbildungen, 19 Tabellen. XII, 319 Seiten. Broschiert DM 155,-. ISBN 3-540-17312-9

Heft 184: C. Feldmeier, M. Pöschl, H. Seesko

Aseptische Mondbeinnekrose – Knieböck-Erkrankung

1987. 45 Abbildungen, 11 Tabellen. VIII, 78 Seiten. Broschiert DM 68,-. ISBN 3-540-17311-0

Preisänderungen vorbehalten

Springer-Verlag
Berlin Heidelberg New York
London Paris Tokyo Hong Kong

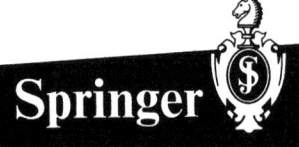

Springer

If you have any concerns about our products,
you can contact us on
ProductSafety@springernature.com

In case Publisher is established outside the EU,
the EU authorized representative is:
**Springer Nature Customer Service Center GmbH
Europaplatz 3, 69115 Heidelberg, Germany**

Printed by Libri Plureos GmbH
in Hamburg, Germany